Ricarda Kinnen • Dr. med. Jens Wurster

Diagnose Brustkrebs

Selbstbestimmt die Heilungschancen fördern

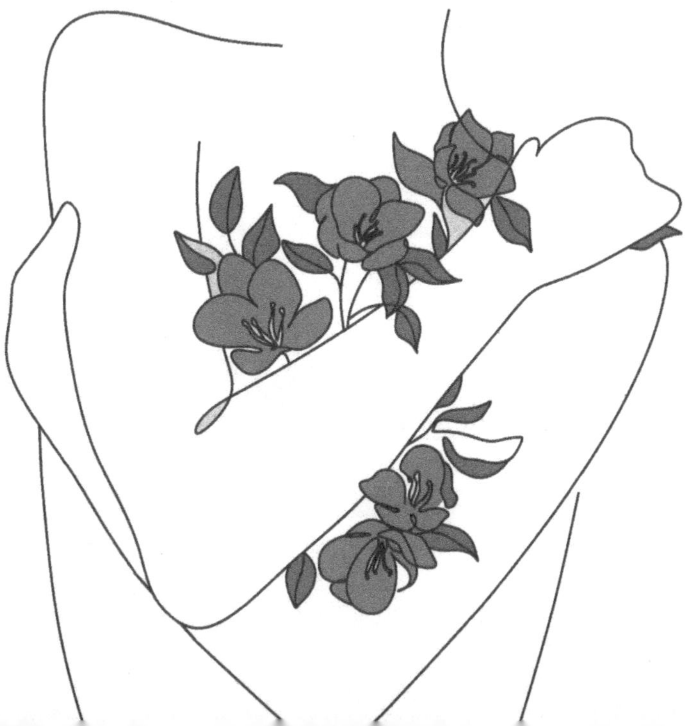

IMPRESSUM

1. Auflage

PROJEKTLEITUNG:
Inga Heckmann

LEKTORAT:
Dr. Ulrike Schöber

KORREKTORAT:
Susanne Schneider

HERSTELLUNG:
Claudia Scheike

SATZ:
KompetenzCenter, Mönchengladbach

UMSCHLAGGESTALTUNG UND KONZEPTION:
geviert.com unter Verwendung von Abbildungen von © shutterstock

DRUCK UND BINDUNG:
GGP Media GmbH, Pößneck

MIX
Papier aus verantwortungsvollen Quellen
FSC® C014496

Klimaneutral
Druckprodukt
ClimatePartner.com/14044-1912-1001

Penguin Random House Verlagsgruppe FSC® N001967

ISBN 978-3-424-15414-6

INHALT

Sei Königin deines eigenen Reiches, und du wirst wie eine Königin behandelt.
Achte dich selbst, achte auf dich, und du wirst geachtet.
Verzeihe, und alles kommt in die Balance.
Sei eigenmächtig, und niemand wird Macht über dich haben.

Luisa Francia

VORWORT

Wie jetzt? Brustkrebs? Vielleicht befindest du dich gerade am Anfang deines Therapiewegs. Oder du bist mittendrin und suchst Unterstützung für deine Heilung. Ich möchte dir mit meinem Ratgeber zur Seite stehen auf deinem individuellen Weg zu körperlicher, emotionaler und seelischer Heilung. Ich hoffe, dass dieses Buch dich begleiten darf – wie eine Freundin, die dich auf deiner Reise unterstützt. Sie nimmt dich in jeder Phase deines Wegs liebevoll an, mit all deinen Ängsten und Sorgen, mit all deinem Mut oder auch deiner Verzagtheit, mit all deinem Vertrauen und deiner Stärke, die dich voranschreiten lassen. Du bestimmst das Tempo, die Pausen und in welchem Reiseabschnitt du Unterstützung möchtest. Wenn du Fragen hast, kannst du das jeweilige Kapitel aufschlagen und dir Rat und Informationen holen, plus Tipps und Anregungen, wie du das in deinen Alltag einbauen beziehungsweise umsetzen kannst.

Meine persönliche Brustkrebsreise war eine emotionale, körperliche und seelische Achterbahnfahrt. Ein Gedanke brannte allerdings von Anfang an in mir: Ich möchte meinem Tumor auf allen Ebenen meines Seins begegnen. Ich spürte sofort, dass der Krebs nicht nur auf körperlicher Ebene behandelt werden kann, sondern dass mein Geist und meine Seele weitere Hauptrollen dabei spielen.

Es gibt vielfältige Faktoren, die ein Krebsgeschehen begünstigen können, wie zum Beispiel Umwelthormone, Schadstoffe oder genetische Mutationen, aber auch deine emotionale und mentale Verfassung, was du isst, wie du schläfst, was du denkst und fühlst beeinflusst dein Immunsystem. Ich finde es wichtig, sich immer wieder klarzumachen, dass die Ursachen der Erkrankung multifaktoriell sind. Viele verschiedene Bausteine in deinem Leben haben zu dieser Erkrankung geführt. Es gibt nicht die *eine* Ursache, genauso wenig wie es den *einen* Heilungsweg gibt. Alles ist vielschichtig und individuell, genauso wie *du.*

Als Heilpraktikerin und Ayurveda-Expertin hatte ich vielleicht einen kleinen Vorsprung in Sachen alternative Heilformen und auch das Glück, viele Fachleute aus Medizin und Naturheilkunde an meiner Seite zu haben. Die Arbeit des Mediziners und Homöopathen Dr. Jens Wurster im Bereich Krebstherapie hat mich schon immer fasziniert. Als nun Krebs unerwartet in mein Leben trat, war mir sofort klar, dass ich mich von diesem empathischen und kompetenten Arzt begleitend homöopathisch behandeln lasse. Als Dr. Wurster dann auch zustimmte, Co-Autor dieses Buches zu sein, war ich mehr als glücklich, in meiner Mission voranzuschreiten: ein ganzheitlicher Brustkrebs-Ratgeber, der die Heilung und Behandlung von Körper, Geist und Seele berücksichtigt.

In diesem Buch findest du Rat und Orientierung sowohl zu schulmedizinischen Therapieformen als auch zu begleitender alternativer Behandlung. Dabei geht es mir nicht um Entweder-oder: Das große Heilwissen der östlichen Medizin und der europäischen Naturheilverfahren bietet eine Fülle an erprobtem Wissen, um deine Therapie zu unterstützen und Nebenwirkungen abzumildern. Auch die bedeutsame Heilungskomponente von Ernährung und Lifestyle möchte ich dir in diesem Buch näherbringen. Ich stelle dir eine kulinarische Medizin vor und, wie du gezielt mit ausgewählten Nahrungsmitteln und einem gesunden Lifestyle den Krebszellen jeglichen Nährboden entziehst und damit dein Immunsystem stärkst. Da dein Geist und dein Körper untrennbar miteinander verbunden und der Schlüssel zu deinem Immunsystem sind, findest du Anregungen, wie du deine Selbstheilungskraft mit kleinen Übungen, Visualisierungen und Meditationen aktivierst und welche Möglichkeiten es über die psychoonkologische Behandlung hinaus für dich gibt.

Die Aktivierung meines inneren Heilpotenzials hat mich auch auf eine spirituelle Reise, auf meinen Seelenpfad geführt. Um »ganz heil« zu werden,

suchte ich ein neues Verständnis über die Verbindung von Körper, Geist und Seele und wie man durch eine spirituelle Praxis den eigenen Heilungsweg verstehen, begleiten und zum Abschluss auf allen Ebenen bringen kann.
Meinen persönlichen Therapieweg habe ich immer wieder mit meinem Bauchgefühl und mit wissenschaftlichen Daten abgeglichen und dann für mich entschieden, wohin die Reise geht. Auch du entscheidest eigenverantwortlich für dich – und egal, welcher Weg es ist, ob Schulmedizin oder komplementär oder eine Kombination aus beidem: Es ist deine Entscheidung und dein Weg. Was du für richtig und hilfreich erachtest, ist es auch, denn dein Körper verfügt über eine Entscheidungsinstanz. Die Therapievorschläge sollten sich für dich stimmig anfühlen und deine Entscheidungen sollten alle äußeren und inneren Aspekte miteinbeziehen.
Ich hoffe, dieses Buch begleitet dich im Prozess zu deinem selbstbestimmten, liebevollen und mächtigen Ich, zu der Heilerin in dir.

Deine Ricarda

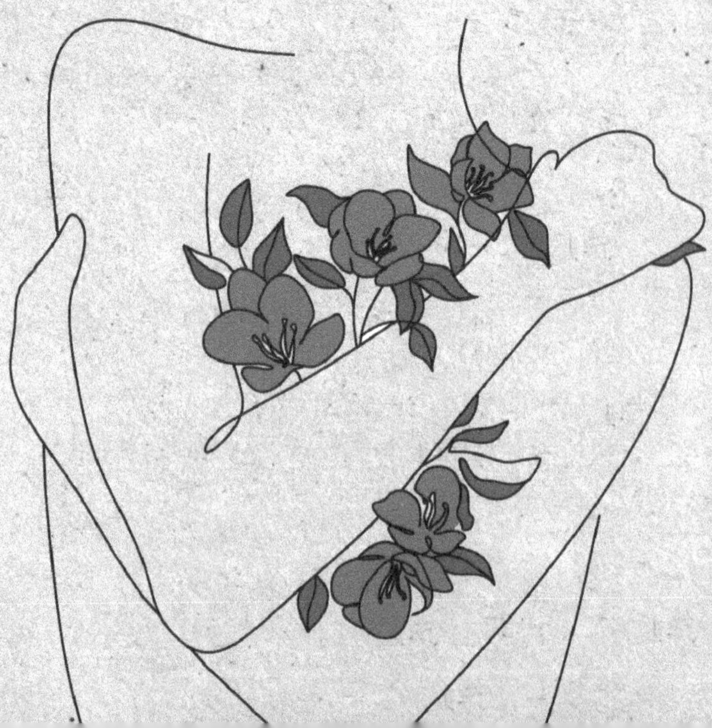

1

MEINE BRUSTKREBSREISE

LEIDER BÖSARTIG!

Ich höre die Stimme des Radiologen am Telefon. Den ganzen Tag habe ich auf diesen Anruf gewartet. Ich bin allein, habe mir für diesen Tag freigenommen. Einerseits, weil meine Wunde nach der Stanzbiopsie vor zwei Tagen noch schmerzt. Andererseits, weil ich diesen Anruf nicht zwischen Tür und Angel annehmen möchte. Ich bin seltsam ruhig am Telefon. Das habe ich erwartet, auch wenn ich Stunden vorher zwischen Hoffnung – das ist bestimmt nur mein Fibroadenom – und Worst-Case-Szenario hin- und hergependelt bin. Den schlimmsten Fall der Fälle male ich mir aus, um dann für die schlechte Nachricht gewappnet zu sein. Wenn ich zu viel Hoffnung habe und zu positiv denke, dann bin ich ja umso stärker enttäuscht, wenn es negativ ausgeht. So habe ich vor zwei Jahren noch gedacht.

Es ist der 3. April 2019, ungefähr 16 Uhr. Ich schreibe die Schlagworte des Arztes mit: gering differenziert, ein Lymphknoten befallen, schnelles Wachstum, Rezeptoren rausfinden, Chemotherapie oder Hormone, Staging machen lassen. Danach rufe ich meinen Mann an. Er ist beruflich verreist und nur die Mailbox meldet sich. Hastig spreche ich die Nachricht auf Band. Das fühlt sich im Nachhinein skurril an. So was spricht man doch nicht auf die Mailbox!? Irgendwie bin ich fast teilnahmslos, leite die Schocknachricht per Telefon ungefiltert weiter. Dann fange ich sofort an zu überlegen, was ich jetzt alles organisieren muss. Einen Onkologen suchen, mich über Therapiemöglichkeiten informieren, berufliche Termine für die nächsten Wochen, ja wahrscheinlich Monate absagen, mich krankmelden.

Ich trete in Aktion. Für dieses selbstbestimmte Handeln werde ich einerseits später von meiner Gynäkologin gelobt, andererseits merke ich irgendwann, wie sehr meine Seele hinterherhinkt. Dennoch ist diese ungeahnte innere Stärke, meinen Weg von Anfang an aktiv zu gestalten, ein wichtiger und hilfreicher Schritt für meine Gesundung. Meine Brustkrebsreise beginnt.

IM FALSCHEN FILM

Anfang 2019 entdecke ich einen Knoten, genau dort, wo seit drei Jahren ein diagnostiziertes Fibroadenom sitzt, eine gutartige Geschwulst aus Binde- und Drüsengewebe. Deshalb denke ich zuerst, es sind Hormonschwankungen der Wechseljahre, denn dann kann ein Fibroadenom auch wachsen. Mein Knoten befindet sich im oberen äußeren Quadranten der rechten Brust. Hm ... der Knoten wächst aber ganz schön schnell! Dann entdecke ich einen geschwollenen Lymphknoten in der Achsel. Jetzt ist mir klar: Das muss angeschaut werden.

Mein Fibroadenom wurde seit drei Jahren regelmäßig mittels Ultraschall und Mammografie kontrolliert. Der nächste Check-up wäre im August gewesen, aber meine Gynäkologin macht mir nach dem Abtasten der Brust sofort einen Termin in der Radiologie. Während der Ultraschalluntersuchung reagiert die Radiologin schon sehr merkwürdig und sendet mich gleich darauf in die Mammografie. Dort zeigt sich eine »verdichtete Raumforderung«, wie Ärzte einen Knoten in der Brust nennen, und zwar genau an der Stelle des Fibroadenoms. Dieses Ergebnis der Mammografie ist Grund genug, sofort einen Termin für eine Stanzbiopsie zu veranlassen. Ein kurzes Aufbäumen meinerseits (ich hatte schon von versprengten Krebszellen durch Biopsien gehört) wird sofort abgeschmettert: Kein Chirurg würde mich ohne pathologischen Befund operieren. Ich glaube ihr. Inzwischen weiß ich allerdings, dass das so pauschal nicht stimmt.

Die Biopsie wird sowohl vom Tumor als auch vom sogenannten Wächterlymphknoten gemacht, der schon befallen aussieht. Ein Wächterlymphknoten ist der erste Lymphknoten im Abflussgebiet des Tumors. Dann heißt es erst mal warten. »Wir rufen Sie an«.

Als der Anruf dann schließlich kommt, bin ich völlig fassungslos. Ich habe Brustkrebs? Das ist so abstrakt. *Ich* habe Brustkrebs? Brustkrebs? Bin ich im falschen Film? Das kann doch nicht sein! Ich habe bisher gesund gelebt, mich gut ernährt und bewusst krebserregende Toxine vermieden. Ich konnte mir für mich nie vorstellen, Krebs zu bekommen! Viel Zeit zum Sinnieren gönne ich mir allerdings nicht, sondern fange sofort an zu telefonieren und sitze am darauffolgenden Tag mittags schon bei einem Onkologen.

Da sitze ich nun, aber weiterhelfen kann mir der Arzt noch nicht, denn es ist noch kein abschließendes Ergebnis vom Pathologen da. Der pathologische Befund bestimmt die weitere Vorgehensweise in der Therapie. So höre ich das erste Mal von triple negativ, HER, hormonpositiv und was das für die Behandlung bedeutet. Im schlechtesten Fall, mit Diagnose triple negativ, sechs Monate Chemotherapie plus OP plus Bestrahlung. Zudem weiß ich von einer Freundin, dass triple negativ nicht der einfachste Tumor ist. Nach mehreren Nachtestungen ist es klar: Der Dreifache ist es auch bei mir. Bäm!

Die Kuh auf dem Eis

Parallel fange ich sofort an, mich über naturheilkundliche Therapien und komplementäre Behandlungen zu informieren. Für mich als Ayurvedatherapeutin ist völlig klar: Ich möchte von Anfang an eine ganzheitliche Therapie, die auch Naturheilverfahren miteinbezieht. Deshalb hole ich mir eine Zweitmeinung bei einem weiteren Onkologen mit angeschlossenem Brustkrebszentrum. Von diesem Arzt weiß ich, dass er auch individuelle, zielgerichtete und naturheilkundliche Therapien anbietet inklusive Kurkumainfusionen – mein geliebtes »heiliges« Kurkuma! Ich fasse sofort Vertrauen und meine Wahl des Onkologen ist abgeschlossen. Zur Ergänzung praktiziert in diesem Zentrum auch noch ein onkologischer TCM-Arzt, also ein Mediziner, der Krebs auch mit traditioneller chinesischer Medizin behandelt – für mich eine perfekte Verbindung.

Zur genaueren Bestimmung der individuellen Faktoren meines Tumors, also des Steckbriefs, lasse ich ein Onkobiogramm anfertigen (das erkläre ich genauer im nächsten Kapitel). Das Ergebnis zeigt: Mein Tumor ist ein ganz schönes Kaliber! Sowohl im Tumorgewebe selbst als auch im umliegenden Gewebe treten sehr viele ungünstige Faktoren auf. Es wird klar: Das wird eine wilde Fahrt. Einige Proteine deuten darauf hin, dass dem Tumor Chemotherapie und Bestrahlung total egal sind und dass er ein hohes Metastasierungspotenzial aufweist. Die Entzündungswerte im umliegenden Gewebe sind hoch, er besitzt eine regelrechte Tarnkappe. Allerdings zeigt das Onkobiogramm auch, dass ein Zytostatikum, also Chemotherapie, sehr gut wirken wird. Mir wurde kurz schwindelig, aber der Onkologe meint: »Wir kriegen die Kuh schon vom Eis.« Angesichts der brenzligen Lage und auch wegen des schnellen Wachstums entscheide ich mich für die klassische Chemotherapie mit komplementärer medizinischer Begleitung. Ich möchte nicht nur die Nebenwirkungen abmildern, sondern aktiv die Zytostatika in ihrer Arbeit mit natürlichen Mitteln unterstützen. Dass ich die Wirksamkeit meiner Therapie auch durch Gedanken und Gefühle erhöhen kann, eröffnet sich mir schon kurze Zeit nach dem ersten Chemozyklus.

Stand der Dinge also: triple negativ, G3, KI 80, N1 (siehe Seite 47), mein Tumor ist bei der Biopsie knapp über zwei Zentimeter groß.

Bis zu meinem ersten Chemozyklus vergehen vier langsame Wochen des Wartens. Es sind Osterferien und als ich Anfang Mai endlich starten kann, ist der Tumor schon auf über drei Zentimeter angewachsen. Mein Knochenszintigramm zeigt glücklicherweise keine Knochenmetastasen, und auch Lunge und Leber sind unauffällig. Jetzt muss der Port rein, dann kann es eigentlich losgehen. Ich bin immer noch im falschen Film. Am 11. April hatte ich die Portoperation in Kurzzeitnarkose, und das ist gut so. Schlurfi, mein Port, und ich – wir werden nicht unbedingt Freunde (ich habe sowohl dem Portkatheter als auch meinem Tumor einen Namen gegeben). Bei jeder Infusion schmerzt und brennt es, er sitzt zu dicht am OP-Schnitt, durch den er mir unter den Muskel platziert wurde, und ist auch, verglichen mit anderen, die ich gesehen habe, relativ groß. Aber eine Chemotherapie über die Venen im Arm ist nicht vertretbar, zumal ich eine ausgeprägte Nadelphobie habe.

Perspektivwechsel

Medizinisch ist alles abgeklärt, emotional noch lange nicht. Bevor ich mich wirklich gefühlsmäßig damit beschäftige, was diese Diagnose für mich bedeutet, schwebt ein Gedanke wie ein Damoklesschwert über mir: Wie sage ich es meinem Sohn? Wie sage ich es meinen Eltern? Im langsamen Begreifen meiner Situation schüttelt es mich anfangs mehrmals am Tag tränenreich durch. Ich weiß nicht, wie ich das durchstehen soll, obwohl mein Mann an meiner Seite sein wird, so gut er kann. Ich frage mich auch nach dem Sinn dieses Leids. Wie komme ich hier wieder heil raus? Könnte das bitte nur ein Traum sein, aus dem ich gleich erwache? Ich fühle mich total überfordert und hadere mit meinem Schicksal. Am liebsten würde ich einfach den Kopf in den Sand stecken, aber das liegt mir wohl nicht im Blut, wie mein Anfangsaktionismus zeigt. Trotz aller Verzweiflung über die niederschmetternde Diagnose gilt meine erste Sorge meinem damals 30-jährigen Sohn. Ich will nicht, dass er so früh seine Mutter verliert. Die Hiobsbotschaft meinen Liebsten zu überbringen, ist zu diesem Zeitpunkt meine größte Angst. Wie kann ich ihnen zumuten, dass ich Brustkrebs habe? Auf den nächtlichen Spaziergängen mit meinem Mann thematisieren wir das immer wieder. Ich will leben, damit mein Sohn noch länger eine Mama, die zukünftigen Enkel eine Oma haben. Irgendwann nimmt mich mein Mann in die Arme und sagt: »Sieh es doch einfach so: Wie wäre es, wenn DU noch deine Enkel aufwachsen sehen möchtest. Du möchtest leben, du möchtest es erleben, für DICH.« Derselbe liebevolle Gedanke bloß aus einem anderen, heilsameren Blickwinkel. Dieser Perspektivwechsel ist ein bedeutendes Aha-Erlebnis für mich. Das ist der Schlüssel zu meiner Heilung, ein Schritt zu mehr Selbstliebe und Selbstachtung. Ich finde, mein Mann ist ganz schön schlau.

Körperlich bin ich bestens auf die Therapie vorbereitet. Bücher und Studien über Ernährung und Naturheilverfahren sind gewälzt, mein individueller

Behandlungsplan für meinen Körper ist erstellt. Aber wie geht es meinem Verstand, meinem Geist, meiner Seele? Das erste Buch, dass mir am Anfang der Diagnose geschenkt wird, ist ein Exemplar von O. Carl Simontons *Wieder gesund werden.* Dieses Buch eröffnet mir eine neue Sichtweise auf meine Krankheit sowie auf den Zusammenhang von Gefühlen und Gedanken mit dem Immunsystem. Die Visualisierungsübungen im Buch faszinieren mich, ich probiere sie sofort aus. Ich spüre, dass das der richtige Weg für meine Seele ist. All die vielen Bilder- und Traumreisen in der Vergangenheit machen auf einmal Sinn. Die Macht zu meiner Heilung liegt in mir. Ich bin die Gestalterin, mein Körper folgt meinen Gedanken.

Ich erkenne, dass neben all den Lifestylefaktoren wie Ernährung, Bewegung und Schlaf meine Emotionen und der Umgang mit meinen Gefühlen erheblichen Einfluss auf meine Krebserkrankung und auch auf meine Heilung haben. So hole ich mir von Anfang an psychoonkologische Unterstützung. Die Psychologin bietet zusätzlich spirituelle schamanische Heilweisen an. Das ist genau das, was ich suchte. Die Themen meines Lebens eröffnen sich mir mehr und mehr und ich erkenne, wie wenig Achtsamkeit ich mir entgegenbringe. Das männliche Prinzip von Erfolg und Arbeit bestimmt mein Leben. Den weiblichen Prinzipien von Körper und Emotionen dagegen gebe ich sehr wenig Raum in meinem Alltag. Obwohl ich mit vielem unglücklich bin und mich gefangen fühle in einem Leben, das mir nicht mehr entspricht, halte ich einfach alles aus. Ich sorge nicht liebevoll für mich. Das ist es, was mein Tumor mir zeigt. Die psychologische Betreuung gibt mir die Gelegenheit, an meinen emotionalen Mustern zu arbeiten, zeigt mir den Weg zu mehr Selbstliebe und Selbstachtung.

So ist mein persönliches Heilkonzept zu einem schönen, bunten, individuellen Mosaik geworden, das den Weg zu ganzheitlicher Heilung von Körper, Geist und Seele ebnet. Diesen Weg möchte ich dir in meinem Buch zeigen, damit auch du dein persönliches Mosaik der Heilung erstellen kannst.

DIE SEGEL SETZEN

Mein begleitender Therapieplan sieht wie folgt aus: Ernährung mit hauptsächlich basischem Gemüse, Brokkolisamen und Kurkuma, Chemofasten vor dem Zyklus, Omega-3-Fettsäuren, Vitamin D, eine Portion Heidelbeeren und täglich mindesten 30 Minuten spazieren gehen, meditieren oder Visualisierungsübungen machen (Details dazu findest du in den kommenden Kapiteln). Mein Mann lässt sich den ersten Reikigrad geben und behandelt mich täglich. Mein anvisiertes Ziel ist, dass der Tumor schon nach dem dritten Chemotherapie-Zyklus verschwunden ist. Das ist meine Zukunftsvision, mein Wunsch, den ich ans Universum sende. Anfangs tut sich erstmal nichts, außer dass meine Leukozytenzahl nach dem ersten Zyklus schon auf 1100 runtergeht. Das sind die weißen Blutkörperchen, ein wichtiger Teil unseres Abwehrsystems, deren Normbereich zwischen 4000 und 10.000 liegt. Der zweite Zyklus hat schon stärkere Nebenwirkungen, mein ganzer Körper schmerzt und ich habe sogar bereits neurologische Beschwerden. Aber an der Tumorfront, da tut sich etwas, und zwar rasant. Ich kann wirklich täglich zusehen beziehungsweise ertasten, wie der Knoten immer kleiner und kleiner wird. Am Ende des zweiten Zyklus ist mein Tumor um 80 Prozent geschrumpft!

Inzwischen bin ich durch viele Recherchen zu dem Entschluss gekommen, dass ich die nächstmögliche beziehungsweise eine frühere Ausfahrt von der ärztlichen Leitlinien-Autobahn (siehe Seite 28 f.) nehme. Zum einen, weil mir klar wird, dass meine Tumorstammzellen (darüber später mehr) sowieso resistent gegenüber einem Zytostatikum, also einer Chemotherapie, sind. Zum anderen, weil inzwischen einige Wissenschaftler nahelegen, dass eine Chemotherapie mit bestimmten Mitteln (darunter auch Paclitaxel) die Entstehung von Metastasen fördern könnte. Das ist in meinem Fall relevant, da mein Tumor einen hohen EGFR-Wert aufweist (siehe Seite 50), der durch eine Chemotherapie getriggert werden kann, erst recht Metastasen zu bilden. Zudem leidet mein Körper sehr unter der Chemotherapie, das stehe ich nicht durch. All diese Informationen passen auch zu meinem Bauchgefühl. Ich brauche den Schubs der Chemotherapie, um schnell viel Tumormasse abzubauen, aber letztlich wird mich nur mein eigenes Immunsystem zur Heilung führen. Und das kann ich mit natürlichen Arzneien und psychischen, mentalen Übungen bestens unterstützen. Um das zu testen, entschließe ich mich nach dem zweiten Zyklus zu zwei Curcumin-Infusionen anstelle der Chemotherapie. Der Tumor schrumpft zügig weiter, sodass von einem über drei Zentimeter großen Knoten lediglich noch fünf Millimeter übrig sind. Das Curcumin hatte ganze Arbeit geleistet und auch in meinen Visualisierungen wird der Tumor immer kleiner und kleiner.

Hurra und Tränen

Jetzt will ich die Operation, danach weder die zwölf geplanten Paclitaxel noch die Bestrahlung. Okay? Der Operateur ist nicht begeistert, würde aber der Operation zustimmen, falls ich ein Go von meinem Onkologen bekomme. Dieser wiederum akzeptiert meine Entscheidung mit dem Verweis, dass die Zukunft der Krebsbekämpfung seiner Meinung nach in zielgerichteter Therapie und nicht im »Gießkannenprinzip« der Chemotherapie liegt.
Die Ausfahrt heißt also: brusterhaltende Operation plus Axilla I (siehe Seite 55f.). Das bedeutet, dass mir rund neun Lymphknoten entfernt werden. Ich habe wirklich Angst vor der Operation, mache noch mal Fotos von meiner schlanken rechten Brust und hoffe, dass der Chirurg seinem guten Ruf alle Ehre macht. Auch die Vorstellung der Drahtmarkierung finde ich gruselig. Lange Drähte werden in meine Brust geschoben? Doch Dank der Beruhigungsmittel amüsiere ich mich über die »Antennen«, die aus meiner rechten Brust ragen. Wäre ich ein Radiogerät, hätte ich bestimmt guten Empfang ...
Die Operation verläuft sehr gut, ich habe nur einen befallenen Lymphknoten und, wie gesagt, Resttumormasse von fünf Millimeter. Alles konnte mit ausreichendem Schnittrand entfernt werden. Hurra! Geschafft!
Meine Euphorie bekommt schnell einen Dämpfer, denn es entwickelt sich nach dem Eingriff eine äußerst schmerzhafte Neuralgie, die mich für Monate begleiten wird. Ich verliere die Fassung. Es fühlt sich an, als ob all meine Stärke und mein Durchhaltevermögen verbraucht seien. Tagelang liege ich

heulend im Bett, ich will und kann keine Schmerzen mehr aushalten. Meine Psychologin weist mich lächelnd darauf hin, dass ich die Krebstherapie so forsch und mutig durchschritten habe und eine – nicht eventuell tödliche – Diagnose mich nun völlig aus der Bahn wirft. Es ist wie ein Dammbruch. Endlich kann ich all die Trauer, Verzweiflung, Angst und Wut zu- und damit loslassen. Die Tränen reinigen mein System, ich gönne mir endlich auch mal Schwäche.

Meine weitere Therapie zur Rezidivprophylaxe, also zur Vermeidung eines Rückfalls, besteht aus einer homöopathischen Behandlung mit Hochpotenzen, regelmäßigen Kontrollen, einem individuellen Ernährungs- und Lifestyleplan, ausgewählten Nahrungsergänzungsmitteln, möglichst wenig toxischer Belastung – sowohl durch Dinge als auch durch Menschen – und eine regelmäßige spirituelle Praxis.

EIGENAUTORITÄT – AUF DIE INNERE STIMME HÖREN

Heilung ist leider nicht immer möglich, aber ich möchte alles dafür tun, um sie möglich zu machen. Für mich ist es von Anfang an wichtig, selbst zu handeln und mich nicht nur be-handeln zu lassen. Ich möchte die Eigenverantwortung voll und ganz übernehmen. Diese Verantwortung wird dir nicht gegeben, du musst sie dir nehmen. Das habe ich deutlich gespürt, als ich anfangs meine kritischen Gedanken an die Ärzte herangetragen habe. Aber je überzeugter und selbstbewusster ich auftrete, umso weniger Gegenwehr kommt vonseiten der Ärzteschaft. Ganz im Gegenteil, ich kommuniziere auf Augenhöhe und es wird mir, zumindest teilweise, durchaus signalisiert, dass mein Weg nicht total unverantwortlich oder abstrus ist. Die häufigsten Fragen, die ich mir immer wieder während der Therapie gestellt habe, sind: Tut mir das gut? Fühlt sich das richtig an? Bin ich überzeugt, dass mir diese Methode, dieses Medikament, diese Behandlung helfen wird? Wenn ich ein Ja fühlen konnte, dann bin ich mit Enthusiasmus, großem Engagement und einer starken Überzeugung in die Therapie gegangen. Ich wollte meinen Heilungsprozess nicht nur intellektuell verstehen, sondern auch emotional begreifen.

Nach der Diagnose befinden wir uns zunächst in einem Schockzustand, voller Angst. Ich merke aber, wie sich mein Geist öffnet, die Furcht und Unsicherheit sich verringert, als klar ist, auf welche Weise meine Behandlung komplementär oder naturheilkundlich begleitet werden kann. Es ist wie ein Zugang zu meiner inneren Stimme, der aufbricht. Meine innere Stimme, die ich mein ganzes Leben lang negiert habe, meldet sich ziemlich lautstark: Sie sagt mir sehr deutlich, welche Schritte ich in Bezug auf meine Therapie gehen soll. Ich empfinde es als wohltuende Eigenautorität, erst einmal mir selbst zu vertrauen, bevor ich mich nach außen wende. Zudem besänftigt meine neu gewonnene Selbstbestimmung viele meiner Ängste. Ich fühle mich nicht mehr ohnmächtig dem Geschehen ausgeliefert. Ich kann handeln, aktiv sein, mitdenken und mitgestalten. Meine innere Stimme gibt mir Halt und Orientierung und ermächtigt mich, einen selbstbestimmten Heilungsweg zu gehen.

HOL DIR DEINE KRONE ZURÜCK

In meinen vielen Recherchestunden stoße ich auf eine Masterarbeit einer Doktorandin der Universität Köln aus dem Jahr 2012. Hier wurden die Therapieverläufe von 274 Patientinnen mit Brustkrebs unter komplementärer naturheilkundlich-onkologischer Behandlung bei Dr. med. Achim Schuppert aus Bonn statistisch erfasst. Die Auswertung der Daten aus zehn Jahren zeigt, dass die Frauen, die postoperativ, also nach der Tumor-OP, tumorfrei eine komplementäre Behandlung bekamen, eine Fünf-Jahres-Überlebensrate von 96 Prozent aufwiesen. Bei bereits metastasierten Patientinnen lag sie immerhin auch bei 68 Prozent. 60 Prozent der Patientinnen von Dr. Schuppert hatten komplett auf die Chemotherapie verzichtet.

Wenn dir Zahlen und Statistiken Angst machen, überlies den folgenden Abschnitt. Ich selbst bin auch keine Freundin der Statistik, aber in diesem Fall möchte ich Vergleichswerte heranziehen. Die offizielle Heilungsrate des Mammakarzinoms unter rein konventioneller Behandlung liegt weltweit momentan immer noch bei nur 35 bis 45 Prozent, die Fünf-Jahres-Überlebensraten bei rund 50 Prozent und die Zehn-Jahres-Überlebensraten bei circa 30 Prozent. Diese Ergebnisse zeigen, dass eine kritische Haltung gegenüber der standardmäßig in den meisten Kliniken eingesetzten leitlinienkonformen Behandlung durchaus angebracht ist. (Die medizinischen Leitlinien bieten Ärzten eine Handlungsempfehlung, sind aber nicht bindend und sollten an die einzelne Patientin angepasst werden.)

Patientinnen, die nach der Operation tumorfrei waren und sich dennoch einer Chemotherapie unterzogen, hatten laut der Masterarbeit eine um 70 Prozent höhere Fernmetastasierungsrate als die Patientinnen, die auf die Chemotherapie verzichtet hatten. Eine Fernmetastasierung ist eine Absiedlung der Tumorzellen in andere Organe, die sich nicht in der Nähe des Ursprungstumors befinden. Bei ganzheitlich therapierten Patientinnen zeigte sich, dass eher ein Lokalrezidiv auftritt, also ein Wiederauftreten des Tumors am gleichen Ort. Da mir die Prognose für eine Metastasierung durchaus bewusst ist, scheint mir für meine Behandlung ein mögliches Rezidiv besser behandelbar und somit das »kleinere Übel« zu sein.

Die Schulmedizin sieht leider immer noch nicht, dass es sich bei Brustkrebs nicht nur um eine lokale Störung handelt, sondern dass die Tumorbildung Ausdruck einer Gesamtbelastung des Organismus ist. Entsprechend orientiert sich die Behandlung auch nur am Symptom, die Situation des übrigen Organismus wird nicht berücksichtigt.

Die Leitlinienmedizin ignoriert das heutige Wissen über den Tumorstoffwechsel. Wie du später im Buch lesen wirst, hatte Prof. Paul Gerhardt Seeger schon vor 60 Jahren nachgewiesen, dass sich Krebszellen in einem sauerstoffreichen Milieu wieder in normale Körperzellen zurückentwickeln können. Unter anderem auf dieser Erkenntnis basiert heute die ganzheitliche Krebstherapie.

Normalerweise wird einem als Rezidivprophylaxe eine Bestrahlung der Brust und manchmal auch der Achselhöhle angeraten. Bei der Strahlentherapie entstehen sehr viele freie Radikale, die jedoch unsere Mitochondrien zerstören – das sind die Kraftwerke in den Zellen. Wie oben schon erwähnt, geht man in der naturheilkundlichen Medizin davon aus, dass Krebs eine Stoffwechselerkrankung ist, und Krebszellen durch eine verbesserte Zellatmung in normale Zellen umgewandelt werden können. Da die Zellatmung in den Mitochondrien stattfindet, werde ich natürlich alles tun, um diese Kraftwerke zu schützen und zu stärken. Darüber wirst du in den anschließenden Kapiteln viele Tipps und Informationen finden. Gleichzeitig schwächt eine Bestrahlung den lymphozytären Wall, also die Lymphknotenketten, die verhindern, dass sich die Tumorzellen über die Lymph- und Blutbahnen weiter ausbreiten und eventuelle Metastasen bilden.

Bei einem triple-negativem Brustkrebs verbessert sich durch Bestrahlung das Rückfallrisiko um »nur« 11 Prozent. Das finde ich angesichts der massiven Nebenwirkungen und erwiesenen Langzeitfolgen als gering. Zur abschließenden Entscheidung »Bestrahlung – ja oder nein? «, stellte ich mir folgende Frage: Falls ich in der Zukunft ein Rezidiv entwickle, was fühlt sich schlimmer an? Wenn ich gegen meine Überzeugung eine Bestrahlung machen lasse oder wenn ich auf meinen inneren Arzt höre? Definitiv wäre die erste Variante belastender für mich. Außerdem: Eine Garantie gibt es sowieso nicht, weder mit noch ohne Bestrahlung. Ich verlasse mich auf die Weisheit meines Körpers. Das mag für manche von außen betrachtet schwer nachvollziehbar sein, aber für mich ist es stimmig und richtig.

Ich bin kein Opfer

Natürlich ruft eine Krebserkrankung starke Gefühle hervor. Wir fühlen uns anfangs schwach, hilflos oder mutlos und die Krankheit kann uns schnell in eine passive Opferrolle bringen. Diese Haltung versperrt mir allerdings den Zugang zu meinen inneren Ressourcen. Ich sehe nicht mehr meine Selbstwirksamkeit und meine Selbstverantwortung. Ich will über Therapien mitentscheiden, meine Selbstheilungskräfte nutzen und über meine Lebensqualität selbst bestimmen. Was kann ich selbst für mich tun? Was stärkt mich? Wie kann ich mich meinen tiefen Bedürfnissen und Wünschen zuwenden, um aus der stressigen Opferhaltung in eine freudige, sinnerfüllte Lebensart zu finden?

Für mich persönlich ist es sehr schmerzhaft und unangenehm zu erkennen, dass ich mich in meinem Leben meist als Opfer gesehen habe: Warum passiert mir so etwas Schlimmes? Warum habe ich nicht so ein tolles Leben wie die anderen? Warum tun mir andere Menschen so »böse« Dinge an? Selbst nach der erfolgreichen Behandlung war ich teilweise immer noch im Man-

gelmodus: Wann fühlt sich mein Leben denn endlich leichter an? Jetzt möchte ich aber vom Leben mal richtig verwöhnt werden. Das habe ich mir verdient, nach so viel Sch ... Obwohl ich so mutig und selbstbestimmt in die Therapie gegangen bin, ganz tief in mir lebte immer noch der Archetyp des Opfers. Ich habe eigentlich grundsätzlich Angst, wirklich die Verantwortung für mein Leben zu übernehmen. Die Diagnose stellt mich vor die Wahl: Will ich Opfer der Krankheit oder Gestalterin meines Lebens sein?
Die Krebsdiagnose zerrt all meine schlecht verheilten emotionalen Wunden wieder an die Oberfläche, meine Selbstzweifel, meine Ängste und nicht zuletzt das Gefühl von Ohnmacht und Verzweiflung. Ich erkenne, dass ich nie die Macht haben werde, mein Leben zu gestalten, geschweige denn diese Erkrankung zu meistern, wenn ich mich länger als Opfer betrachte. Natürlich habe ich immer noch Ängste, fühle mich manchmal klein, verlassen und ungeliebt. Aber was ist die Alternative? Darauf zu warten, dass die Umstände sich ändern oder andere Menschen über mein Leben bestimmen? Ich übe mich lieber in Selbstbestimmung und klopfe mir jeden Tag ein wenig auf die Schulter, wenn ich den Tag in Liebe und Freude gestaltet habe. Und wenn ich stattdessen wütend oder verzweifelt bin, dann ist es auch in Ordnung. Ich bin okay, so wie ich bin. Ich übe einfach weiter, mein Leben aktiv zu gestalten.
Wir alle sind mehr oder weniger verwundet. Angesichts der Todesangst, die eine Krebsdiagnose auslöst, haben wir die Chance, zu unserer machtvollen Authentizität unseres Seins zu gelangen. Der Brustkrebs führte mich zu mehr selbstbestimmtem Handeln, zu mehr Eigenmacht, zu mehr Vertrauen in meine Patientenkompetenz und letztlich Schritt für Schritt raus aus meiner Opferhaltung. Ich sehe nicht nur den Mangel in meinem Leben, sondern versuche, wieder in die Fülle zu kommen, ins pralle Leben.

Sei Königin

Das Gedicht von Luisa Francia »Sei Königin«, das ich dem Vorwort vorangestellt habe, begleitet mich schon seit einiger Zeit. Ganz ehrlich, hinter keinen dieser Punkte könnte ich in meinem Leben vor der Diagnose einen

Haken machen. Von außen betrachtet mag das anders aussehen, aber innerlich funktioniere ich mehr, als mich zu entfalten. Ich orientiere mich meist an der Meinung oder der vermeintlichen Erwartung anderer. Ständig finde ich Dinge an mir, die verbesserungswürdig sind und optimiert werden müssen. Ich singe nicht gut genug, ich bin nicht schön genug, stark genug, selbstbewusst genug, erfolgreich genug. Ich bin einfach nicht genug. Mein Kopf will alles positiv sehen, zuversichtlich sein, aber mein Innerstes ist voller Zweifel, Angst und Traurigkeit. Meinen Selbstwert muss ich mir verdienen, erarbeiten und die negativen, ängstlichen Gedanken am besten verstecken. Einfach nur für mein Sein geliebt werden? Im tiefsten Inneren glaube ich das nicht. Selbstfürsorge bedeutet schließlich Egoismus! Selbst wenn ich das nicht bewusst denke, trage ich diesen Glaubenssatz in mir und handle unbewusst danach.

Hinzu kommt, dass ich ein empathischer und sensibler Mensch bin, der sofort merkt, wie sich der andere fühlt und was er braucht. Aber auch hier kann ich nicht den Vorteil sehen, weil ich das Bedürfnis des anderen über mein eigenes stelle. Für mich selbst wirklich einzutreten, Grenzen zu setzen und auf die positiven Qualitäten meiner Persönlichkeit zu vertrauen, scheint unmöglich. Nein sagen fällt mir generell schwer. Ich möchte niemanden vor den Kopf stoßen, ein Nein meinerseits könnte ja bedeuten, dass ich abgelehnt, nicht mehr geliebt werde. Gleichzeitig bin ich schnell wütend oder traurig, wenn jemand über meine Grenzen geht, zeige es aber nicht. Woher soll mein Gegenüber es denn dann wissen? Wenn ich selbst nicht für mich und meine Bedürfnisse einstehe, wer dann? Dann bin ich das Opfer, und das Opfer gibt alle Macht ab.

Rückblickend kann ich sagen: Anfang des Jahres 2019 bin ich an einem Punkt in meinem Leben angelangt, an dem ich mich in einer Sackgasse befinde. Ich bin unzufrieden, wütend, traurig, enttäuscht von mir und anderen, fühle mich gefangen in einem Leben, das mir nicht mehr wirklich entspricht. Ich habe das Gefühl »Das Leben lebt mich« und nicht »Ich lebe mein Leben«. So komisch das klingt, meine Krebserkrankung gibt mir die Möglichkeit kurz auf »Pause« zu drücken, um mich und mein Leben zu betrachten. Die ganze Verantwortung fällt von meinen Schultern, ich muss nicht die liebe Ricarda sein, die alles aushält und versteht. Ich kann ohne schlechtes Gewissen sagen, was ich will und was nicht. Ich muss es niemandem recht machen, ich muss nicht funktionieren. Ich bin dann mal raus, ich habe Krebs.

Ich fange an zu meditieren, Tagebuch zu schreiben, in mich hineinzuspüren, zu üben, mich selbst anzuerkennen und wertzuschätzen, losgelöst von dem, was andere von mir erwarten. Mein Brustkrebs ist für mich Ausdruck des bisher ungelebten Lebens und ein Aufruf, statt weiter nur zu funktionieren mein innerstes Wesen zu entfalten. Ich habe das Gefühl: Wenn ich meinen Krebs verstanden habe, dann kann er gehen.

Schritt für Schritt überlege ich, was mir wirklich wichtig ist in meinem Leben und wie ich es aktiv gestalten möchte. Welche Menschen sollen in meinem Leben sein? Wie verbringe ich meine Zeit auf Erden sinnvoll? Was ist vielleicht sogar meine Aufgabe in diesem Leben? Der Brustkrebs führt mich auf einen spirituellen Weg, zu meinem Heilungspotenzial, zu meiner inneren Ärztin und letztlich näher zu meinem wahren Ich – zumindest fühlt es sich so an. Durch die Arbeit an meinen emotionalen Mustern und die liebevolle Hinwendung zu mir selbst ist es eine Reise zu mehr Selbstbestimmung und Selbstermächtigung geworden. Ich möchte frei und aufrecht im Leben stehen. Mich selbst so liebevoll behandeln wie jemanden, der mir wirklich am Herzen liegt. Ich sehe meinen Wert und höre auf, mich ständig zu kritisieren oder mit anderen zu vergleichen. Ich lerne, Grenzen zu setzen und Nein zu sagen. Ich erkenne »toxische« Menschen, die mir nicht guttun und mir Energie rauben. Ich umgebe mich mit Liebe und habe Spaß an der Spielwiese namens Leben. Ich bin dankbar und erkenne das Gute in meinem Leben und das Gute in mir selbst.

Wundervolle Dinge passieren auf meiner Reise. Großartige Menschen sind in mein Leben getreten, haben mir geholfen, mich unterstützt und mich inspiriert. So viel Liebe wird mir gegeben und ich möchte diese Liebe und Unterstützung weitergeben mit diesem Buch. Gleichzeitig geht für mich ein Kindheitstraum in Erfüllung: Ich schreibe ein Buch.

Vielleicht habe ich diese Herausforderung in meinem Leben gebraucht, um die bisherigen Stationen in meinem Leben zu betrachten. Erkenne ich einen roten Faden, einen Sinn hinter allem? Mit welchen Qualitäten habe ich mein Leben gestaltet und welche Erfahrungen haben es mir ermöglicht, eine innere Kraft zu entwickeln? In Dankbarkeit und Wertschätzung versuche ich, meinen Fußabdruck in diesem Leben zu hinterlassen und anzufangen, auf meine innere Kraft zu vertrauen, um meine Zukunft bestmöglich zu gestalten.

Heilung kann auf so vielfältige Weise entstehen. Für mich geht es um die Frage, wofür ich mich entscheide und ob ich die Bereitschaft habe, zu lernen und an meinem Leben etwas zu verändern. Es ist eine spirituelle Reise zur Anerkennung einer urweiblichen Kraft in mir, die keine Bestätigung von außen braucht.

Die weibliche Energie, eine Macht, die wir allein durch unser Dasein erfahren, stärkt und nährt die Königin in uns. Wir alle tragen einen Wert in uns, den uns niemand nehmen kann. Ich wünsche mir, dass du deine Einzigartigkeit erkennst. Sei die Königin deines Reiches, hol dir deine Krone zurück, sie gehört dir, schon immer.

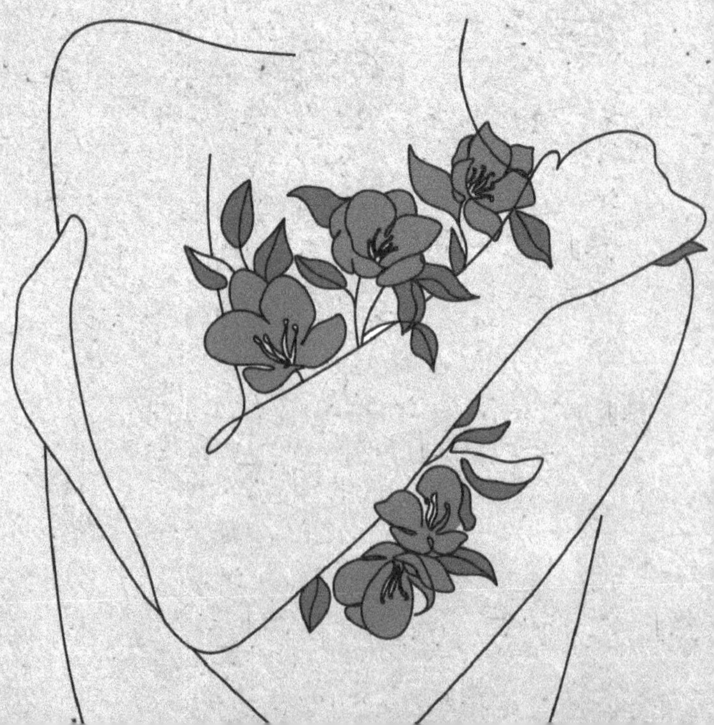

2

SCHULMEDIZIN

DAS MAMMAKARZINOM

Das Mammakarzinom ist mit etwa 30 Prozent die häufigste Krebsart, denn die Wahrscheinlichkeit für eine Frau, im Lauf ihres Lebens an Brustkrebs zu erkranken, liegt bei 10 Prozent. Die steigende Zahl an Brustkrebsbetroffenen seit den 1980er-Jahren führen viele Forscher auf die zunehmende Umweltbelastung mit Chemikalien zurück. Umweltschadstoffe, die als hormonwirksam gelten, haben oft östrogene Eigenschaften. Zudem zeigen Untersuchungen, dass Brustkrebsgewebe mit Schadstoffen, vor allem mit Parabenen, Pestiziden und Schwermetallen überlastet ist.

Bedenklich finde ich daher, dass jedes dritte Kosmetikprodukt in Deutschland hormonell wirksame Zusatzstoffe enthält. Das geht aus einer Studie hervor, die der Bund für Umwelt und Naturschutz Deutschland 2014 veröffentlichte. Für uns Verbraucherinnen gibt es inzwischen glücklicherweise kostenfreie Apps (siehe Anhang), mit deren Hilfe wir schon im Laden Produkte checken können – Kosmetika mit Schadstoffen müssen also nicht mehr im Einkaufskorb landen.

Brustkrebs kann in jedem Alter in unterschiedlichen Stadien und Formen auftreten. Nicht immer ist ein Knoten tastbar, und wenn doch, dann liegt leider meist kein frühes Tumorstadium vor. Der Unterschied zwischen gutartigen und bösartigen Gewebeveränderungen ist, dass sich Krebszellen nicht mehr an das ursprüngliche Wachstumsprogramm des Brustgewebes halten. Sie führen quasi ein Eigenleben, teilen sich schneller und dringen auch ins Nachbargewebe ein. Krebszellen können mit neuen Adern den

Blutkreislauf anzapfen (Neo-Angiogenese), sich so ernähren und auch über die Blut- und Lymphbahnen in andere Gewebe abwandern (streuen).
Am häufigsten schlägt Brustkrebs im oberen äußeren Quadranten der Brust zu. Stell dir die Brust wie eine Uhr vor die in Viertel eingeteilt ist. Häufig erfolgt die Lagebeschreibung auch als Uhrzeit, also: Knoten, rechte Brust, auf 11 Uhr. So war es bei mir.

WAS PASSIERT IN MEINER BRUST?

Eine Brustveränderung kann auch eine harmlose Ursache haben. Die häufigsten gutartigen Erkrankungen der Brust sind Zysten, Fibroadenome, eine Brustdrüsenentzündung (Mastitis) und Mastopathie. Letzteres ist eine Veränderung, die meist durch hormonelle Schwankungen ausgelöst wird. Die Brust fühlt sich knubbelig an und kann schmerzen. Zysten sind mit Flüssigkeit oder Schleim gefüllte gutartige Blasen in der Brustdrüse und treten oft zusammen mit einer Mastopathie auf.
Die häufigsten gutartigen Tumore sind Fibroadenome. Sie bestehen überwiegend aus Bindegewebe, haben einen glatten Rand und entarten selten. Leider bin ich ein seltener Fall und nach meinen Recherchen scheint es mir, dass Fibroadenome doch häufiger entarten, als allgemein gesagt wird.
Folgende Warnsignale deiner Brust solltest du laut der deutschen Krebsgesellschaft ernst nehmen:

- einseitige Schmerzen in der Brust, die unabhängig von der Periode auftreten,
- tastbare Knoten oder Verhärtungen in der Brust,
- Schwellungen in der Achselhöhle,
- eine Brust wird größer als die andere,
- Unterschiede in der Bewegung der beiden Brüste beim Anheben der Arme,
- Veränderungen der Farbe oder Empfindlichkeit der Brusthaut, des Warzenvorhofs oder der Brustwarze,

- eine Brustwarze zieht sich ständig nach innen, obwohl du keine Schlupfwarzen hast,
- aus einer oder beiden Brüsten tritt Flüssigkeit aus (milchig, blutig, schwarz).

Ich persönlich füge als Anzeichen noch heftiges anhaltendes Jucken an einer Stelle der Brust hinzu, denn ungefähr sechs Monate bevor ich den Knoten tasten konnte, hat diese Stelle permanent gejuckt, und das kommt auch bei anderen Brustkrebspatientinnen häufiger vor. Jede dieser Veränderungen ist ein Grund, deine Brust genau untersuchen zu lassen. Dein erster Weg sollte dich also möglichst bald zu deiner Gynäkologin führen. Sie veranlasst die weitere Diagnostik.

Diagnose ohne Strahlung

Die Untersuchung mit Ultraschall (Sonografie) ermöglicht eine erste Abklärung von tastbaren und nicht tastbaren Veränderungen der Brust. Sie erzeugt keine Strahlenbelastung und vor allem der Hochfrequenzultraschall ist bei sehr dichtem und auch fibrozystischem Brustgewebe (also falls du zu vermehrter Bindegewebsbildung und Zysten neigst) aussagekräftiger als die Mammografie. Mit der Dopplersonografie kann man sogar Blutgefäße sichtbar machen. Da Tumore eine besondere Art haben, Blutgefäße zu bilden, kann man so auch Kleinsttumore besser aufspüren. Der 3-D-Ultraschall liefert ein dreidimensionales Bild. Das erleichtert auch die Abgrenzung zwischen gutartigen und bösartigen Brusttumoren. Außerdem ist der Ultraschall bei einigen Fragestellungen wie Zysten oder gutartigen Tumoren besser als die Mammografie geeignet.
Durch Magnetfelder (ohne Strahlen) werden in der *Magnetresonanztomografie* der Brust, kurz *Mamma-MRT*, wesentlich aussagekräftigere Abbildungen des Brustgewebes möglich als bei anderen Untersuchungen. Bei dichtem Brustgewebe und zur Früherkennung eines Lokalrezidivs nach brusterhaltender Operation ist diese Untersuchungsmethode die beste Wahl. Sie besitzt auch eine hohe Aussagekraft bezüglich einer Ausschlussdiagnostik, das heißt, bei

unauffälligen Befunden ist ein bösartiger Herd nahezu sicher ausgeschlossen. Obwohl wissenschaftlich der hohe Aussagewert eindeutig erwiesen ist und auch die privaten Krankenkassen die Kosten übernehmen, hat sich das Mamma-MRT noch nicht entsprechend durchgesetzt. Nur für Frauen mit familiärem Risiko, bei Verdacht auf einen neuen Tumor oder Metastasen und bei vergrößerten Lymphknoten in der Achsel wird die jährliche Mamma-MRT-Untersuchung auch von den gesetzlichen Krankenkassen übernommen.

Eine andere Untersuchung neben der Kernspintomografie und dem Ultraschall ist die sogenannte *Infrarot-Thermografie*. Dabei handelt es sich um eine Wärmemessung des menschlichen Körpers vor und nach einer Abkühlung. Diese Methode eignet sich insbesondere zur Früherkennung von Brustkrebs oder anderen Krankheiten, die mit einer Wärmeveränderung einhergehen. Die Idee hinter dieser Methode ist, dass Krebs oft auf Entzündungen beruht oder aus ihnen entstehen kann. Eine Entzündung geht immer mit einer Überwärmung einher, und das kann die Wärmebildkamera erfassen. Die Thermografie ist auch sehr nützlich, um Neubildungen eines Tumors in Form von Angiogenese zu beobachten, auch wenn noch kein Knoten tastbar ist.

Eine halbjährliche Untersuchung mit Thermografie und 3-D-Ultraschall sind mein Duo der Nachsorge, das ich für sinnvoll halte. Ergänzend rundet ein jährliches Mamma-MRT das Ganze ab, allerdings ist das MRT eine echte Herausforderung für mich und meine Klaustrophobie. Die Thermografie wird momentan noch nicht von den Kassen bezahlt, aber ich gönne es mir und meiner Gesundheit. Dann eben ein Paar Schuhe weniger pro Jahr …

Die *Mamma-Elastografie* ist ein neueres Verfahren zur Ergänzung der Ultraschalluntersuchung. Sie nutzt die unterschiedliche Beschaffenheit von Tumoren und des sie umgebenden gesunden Gewebes. Das Tumorgewebe ist häufig härter und fester als gesundes Gewebe. Ähnlich wie bei der Tastuntersuchung wird bei der elastografischen Untersuchung mit dem Schallkopf ein geringer Druck auf die zu untersuchende Region ausgeübt. Die unterschiedliche Verformbarkeit (Elastizität) des Gewebes wird entsprechend farblich kodiert angezeigt. Eine internationale Studie unter Federführung der Universitäts-Frauenklinik Heidelberg testet nun, wie gut sich die Gewebeauffälligkeiten mit der Elastografie einschätzen lassen. Ziel ist es, gutartige Veränderungen auch ohne Biopsie sicher als solche zu erkennen und damit einem Großteil der Frauen einen unnötigen invasiven Eingriff zu ersparen.

Die Kosten für eine Mamma-Elastografie belaufen sich auf ungefähr 100 Euro pro Diagnosesitzung – die gesetzlichen Krankenversicherungen sind nicht zur Kostenübernahme verpflichtet, aber du kannst trotzdem nachfragen.

Diagnose mit Strahlung

Mit regelmäßigen Röntgenuntersuchungen, der sogenannten Mammografie, versucht man, dem Brustkrebs frühzeitig auf die Spur zu kommen. So werden seit 2004 alle in der gesetzlichen Krankenversicherung versicherten Frauen von Beginn des 51. Lebensjahres bis zur Vollendung des 70. Lebensjahres alle zwei Jahre zur Teilnahme am nationalen Mammografie-Screening-Programm eingeladen.

Untersuchungen ergaben, dass in einem Zeitraum von zehn Jahren vier von 1000 Frauen, die regelmäßig mammografiert wurden, an Brustkrebs starben. Im Unterschied dazu starben fünf in der Vergleichsgruppe von 1000 Frauen, die nicht mammografiert wurden.

Das bedeutet, dass statistisch gesehen eine von 1000 Frauen durch eine Mammografie gerettet wird. Ist das für dich viel oder wenig? Entscheide selbst.

Die Mammografie liefert zudem auch Fehlbefunde. 100 von 1000 Frauen wurde nach der Mammografie gesagt, sie hätten vermutlich Krebs, obwohl das nicht der Fall war. Die Technologie hinter den Mammografien ist mittlerweile nämlich so ausgefeilt, dass selbst winzig kleine Tumore, die bei so ziemlich jedem Menschen vorkommen, entdeckt werden – ob sie nun gefährlich sind oder nicht.

Ein weiteres Argument gegen den serienmäßigen Einsatz der Mammografie ist, dass der Rückgang der Brustkrebssterblichkeit in den meisten Ländern schon seit Einführung des Mammografie-Screenings vor 10 bis 15 Jahren eingesetzt hat. Eine Forschergruppe um Phillippe Autier vom internationalen Institut für Präventionsforschung in Lyon hat je zwei europäische Nachbarländer verglichen. Danach hat ein Mammografie-Screening nicht direkt mit der Sterblichkeitsrate zu tun, denn in der Gruppe der 40- bis 49-Jährigen nimmt die Sterblichkeit zwar kontinuierlich ab, aber diese werden ja nicht in das Screening miteinbezogen. Bei Frauen, die jünger als 50 Jahre alt sind, ist von einer Mammografie wegen der hohen Strahlenbelastung auf das meist dichte Brustdrüsengewebe eher abzuraten. Bei begründetem Verdacht auf eine Brustkrebserkrankung ist die Mammografie jedoch sinnvoll. Apropos Strahlenbelastung: Es gibt durchaus Wissenschaftler, die anmerken, dass durch die Bestrahlung des Brustgewebes überhaupt erst Krebs entstehen kann. Wird Gewebe nämlich sehr oft einer entsprechenden Bestrahlung ausgesetzt, kann es zu Mutationen und damit auch zu Krebs kommen. Ferner könnten bereits vorhandene, aber noch schlummernde Krebszellen durch die Bestrahlung aktiviert werden.

Manchmal verstecken sich Karzinome hinter gesundem Brustgewebe. Bei der *Tomosynthese* bewegt sich das Gerät während der Aufnahme um die Brust herum und macht mehrere Aufnahmen aus verschiedenen Winkeln. Aus diesen dreidimensionalen Bildern erzeugt der Computer dann Schichtaufnahmen. Dieses Verfahren ist besonders für Frauen mit dichtem Brustgewebe geeignet. Die Strahlenbelastung ist ähnlich wie bei einer normalen Mammografie.

Frage deinen Radiologen nach der Dichte deiner Brust, denn mit zunehmender Dichte des Brustgewebes nimmt die Empfindlichkeit der Mammografie für die Erkennung von Brustkrebs ab.

Diagnose per Gewebeprobe

Eine Stanzbiopsie, die Entnahme von Gewebe mit einer feinen Nadel aus der Brust, wird bei einem verdächtigen Befund bei den meisten Frauen routinemäßig durchgeführt, um festzustellen, ob ein bösartiger oder gutartiger Tumor vorliegt. Inzwischen gibt es erste Hinweise, dass dieses Vorgehen das Ausschwemmen von Tumorzellen fördern und so die Ausbreitung von Tumorzellen in die Lymphknoten beeinflussen kann.

Diese Erkenntnis ist nicht neu, dennoch sind die Auswirkungen einer Biopsie bisher noch wenig erforscht. So wurde in einer Studie mit insgesamt 676 Patientinnen untersucht, ob die Nadelbiopsie die nachfolgende Ausbreitung von Tumorzellen in die Wächterlymphknoten beeinflusst. Die Frauen, die eine Nadelbiopsie erhielten, waren einer um 50 Prozent höheren Wahrscheinlichkeit ausgesetzt, Krebs in den Wächterlymphknoten zu entwickeln, als die Frauen, deren Tumor einfach nur chirurgisch entfernt worden war. Allerdings weiß man inzwischen auch, dass jeder invasive Tumor bereits lange vor der Biopsie seine Krebszellen über die Blut- und Lymphbahnen in andere Organe geschickt haben kann.

Wenn du unsicher bist, ob du eine Punktion durchführen lassen möchtest, kannst du als weitere Abklärung zum Beispiel ein MRT durchführen lassen. Hier plädiere ich ebenfalls dafür, deiner Intuition zu folgen, auch wenn du Gegenwind bekommst vom Radiologen. Ich selbst hätte mir gerne die Punktion gespart, aber die Radiologin meinte, ohne Biopsie würde mich kein Arzt operieren. Inzwischen weiß ich jedoch von einer Freundin, die sehr wohl eine OP ohne Stanzbiopsie bekommen hat. Das Ergebnis war ein »im Ganzen« entfernter Tumor, der wie ein Blumenkohl alle Krebszellen fest eingeschlossen hatte. Beim Anschnitt quollen quasi alle Krebszellen heraus – ein Anblick der selbst den Pathologen ziemlich erstaunte. Gut, dass man den Blumenkohl nicht im Körper per Nadel angepikst hat.

Die Stanzbiopsie ist die am häufigsten angewandte Untersuchungstechnik. Nach einer örtlichen Betäubung wird eine Führungskanüle eingeführt, über die per Stanzpistole die eigentliche Stanznadel »abgeschossen« wird. Für eine hohe Ausbeute an Zellmaterial muss der Tumor mehrmals durchlöchert werden. Das Verfahren ist unter Ultraschallkontrolle oder mithilfe der Mammografie möglich.

Die schonendere Vakuumbiopsie ermöglicht die Entnahme von mehreren Gewebeproben mit einem Einstich. Unter der Kontrolle eines digitalen Mammografiegeräts oder eines MRT wird eine drei Millimeter dicke Hohlnadel eingeschossen. Die Hohlnadel verfügt über einen seitlichen Schlitz und saugt das Gewebe wie ein Staubsauger ein. Da sich die Hohlnadel um ihre eigene Achse dreht, kann man mit einem Einstich zahlreiche Gewebeproben entnehmen. Bei nicht tastbaren Veränderungen der Brust ist dies eine alternative Möglichkeit der Gewebeentnahme, deren Kosten leider nur auf Antrag von den gesetzlichen Kassen übernommen werden.

BRUSTKREBS IST NICHT GLEICH BRUSTKREBS

Hat sich deine Gewebeprobe als Brustkrebs bewahrheitet, nimmt der Pathologe sie nun ganz genau unter die Lupe. Bei dieser feingeweblichen Typisierung unterscheidet man zwischen invasiven und nicht-invasiven Karzinomen (Karzinom = CA).

Nicht-invasive, auch In-situ-Karzinome genannt, zeigen unter dem Mikroskop alle Eigenschaften von Krebszellen. Sie sind jedoch noch nicht in Nachbargewebe eingedrungen, gelten aber als mögliche Vorstufe von Brustkrebs. Diese sesshaften Karzinome streuen nicht und bilden auch keine Metastasen.

Karzinome werden allgemein in zwei Formen unterteilt: intraduktal (in den Milchgängen) und lobulär (in den Drüsenläppchen).

Das *duktale Carcinoma in situ (DCIS)* ist meist nicht tastbar und weist die typische Mikrokalkspur in der Mammografie auf. Allerdings gibt es aggressivere Formen des DCIS, die zu einem invasivem CA werden können. Diese kann man besser durch ein MRT entdecken.

Invasive Karzinome fassen alle Krebsformen zusammen, die in das benachbarte Gewebe eingedrungen sind. Damit besteht die Gefahr, dass Krebszellen in den Körper gestreut wurden, was letztlich zu Metastasen führen kann. Deshalb ist invasiver Brustkrebs immer als systemische Erkrankung zu betrachten, die sich nicht nur allein auf die Brust beschränkt. Die genaue Einteilung des Krebstyps trifft der Pathologe bei der Gewebeuntersuchung. Das *invasiv-duktale Mammakarzinom* (nach der neuen Nomenklatur invasives Karzinom NST genannt) hat seinen Ursprung in den Milchgängen und ist mit 75 Prozent das häufigste Karzinom der Brust. Meist zeigt es ein knotiges Wachstum, welches in der Mammografie und im Ultraschall gut zu sehen ist.

Ein *invasiv lobuläres CA (ILC)* entwickeln etwa 12 Prozent der betroffenen Frauen. Es lässt sich schwerer tasten und ist auch in der Mammografie schwieriger zu diagnostizieren.

Ein eher seltener Brustkrebstyp ist das *inflammatorische Mamma-CA* (entzündlicher Brustkrebs). Es geht mit einer sichtbaren Veränderung der Brust einher, wie Schwellung, Rötungen oder kleinen Dellen, die aber meist keine Beschwerden verursachen. Erst die Gewebeprobe klärt, ob nur die Haut oder auch das Innere der Brust betroffen ist.

Das *Paget-Karzinom* ist ein besonderer Brustkrebstyp, der mit einer schuppenden Rötung der Brustwarze oder des Warzenhofs einhergeht. Meist tritt er Verbindung mit einem DCIS auf und kann mit einer Biopsie richtig diagnostiziert werden.

Das histologische Gutachten

Über diese Einteilung hinaus ist jeder Brustkrebstyp mit bestimmten Gewebemerkmalen ausgestattet. Nun kommt dein histologisches Gutachten ins Spiel (Histologie ist die Wissenschaft der biologischen Gewebe.) Neben einer feingeweblichen Typisierung werden Ausreifungsgrad (Grading, G 1-3) und Zellteilungsrate (Ki-67) sowie Hormonrezeptorstatus (ER und PR) und Wachstumsrezeptorstatus (Her2) für die Ausarbeitung einer zielgerichteten Therapie herangezogen. All diese Eigenschaften lassen sich anhand der Biopsie bestimmen. Grundsätzlich ist es gut, so viel wie möglich über die Eigenschaften deines Brustkrebses zu erfahren, denn die Zukunft der Brustkrebsbehandlung geht hoffentlich weg vom »Gießkannenprinzip« hin zu einer individuelleren Behandlung (siehe Seite 80 f.).

Beginnen wir mit der sogenannten *TNM-Klassifikation*:

- *T* steht für Tumor und die Zahl, die darauf folgt, ist die Größeneinteilung deines Tumors. Die Größe wird in Gruppen eingeteilt: T1 bedeutet, dass der Tumor bis zu zwei Zentimeter groß ist. T2 schließt Brustkrebstumore zwischen zwei und fünf Zentimetern ein und T3 Brustkrebstumore, die größer als fünf Zentimeter sind. T4 steht für alle Brusttumore, die sich auf die Haut oder die Brustmuskulatur ausgedehnt haben, ohne Berücksichtigung der Tumorgröße.
- *N*, das Kürzel für Node, ist der Fachbegriff für Lymphknoten. Zu den regionären Lymphknoten zählen die Lymphknoten in der Achsel derselben Brustseite und hinterm Brustbein. Steht noch ein kleines p vor dem N bedeutet das: pathologisch gesichert, also vom Pathologen untersucht.
- So sieht das dann aus: pNx heißt, die Lymphknoten können nicht beurteilt werden. Bei pN0 sind keine Lymphknoten befallen und pN1 beschreibt befallene, aber bewegliche Lymphknotenmetastasen in der Achselhöhle. Sind die Lymphknoten miteinander verbacken, schreibt man pN2, und sind die Lymphknoten hinter dem Brustbein befallen, schreibt man pN3.
- Wird nur der Wächterlymphknoten entnommen und untersucht, schreibt der Pathologe ein sn hinter das N für Node, also N(sn).
- Das *M* steht für Fernmetastasen, also alle bösartigen Tochtergeschwülste (was für ein Wort!) in anderen Organen. MX bedeutet, dass die Suche nach Metastasen noch nicht erfolgt ist, M0 (Null), dass keine Metastasen gefunden wurden, und M1 besagt, dass Fernmetastasen entdeckt wurden.

Kommen wir nun zum *Grading*, also dem Grad der Differenzierung beziehungsweise Bösartigkeit des Tumors. Es gibt drei Stufen: G1, G2 und G3. Je höher die Stufe, desto mehr weicht das Tumorgewebe vom normalen Brustgewebe ab und umso schneller wächst der Tumor. Mein Tumor war G3 und zum Schluss konnte ich fast zusehen, wie er täglich wuchs. Dieser »Lumpi«, so habe ich ihn genannt, war rasend schnell. Warum mein Tumor einen Namen bekommen hat, erzähle ich dir später auf Seite 194.

Abschließend wird das sogenannte *Staging* veranlasst. Das ist die Stadieneinteilung, die den Schweregrad der Erkrankung bewertet. Der Sinn des Staging liegt darin, Patientinnen in einer Gruppe zusammenzufassen, die einen ähnlichen Krankheitsverlauf erwarten lassen.
Vielleicht hast du die Bezeichnung *Ki-67* in deinem Befund gelesen? Das ist eine weitere Klassifikation und gibt die Wachstumsgeschwindigkeit von Tumorzellen an. Erhöhte Werte lassen ein gutes Ansprechen auf die Chemotherapie vermuten. Dies wurde allerdings noch nicht eindeutig in klinischen Studien bewiesen.
Ich bin keine Freundin von allgemeinen Prognosen. Du bist ein einzigartiges Wesen und brauchst eine individuelle, auf dich abgestimmte Behandlung. Glaube der Diagnose und nicht der Prognose. Wenn ich mich gedanklich schon mit einer »schlechten« Prognose befasse, sende ich meine Energie in diese Richtung, denn die Energie folgt der Aufmerksamkeit. Der Glaube an einen guten Verlauf deiner Erkrankung ist viel wichtiger und machtvoller als jede Statistik. Anregungen dazu findest du im Kapitel »Body-Mind-Soul-Medizin«.

Das Tumorprofil

Der Pathologe untersucht eine entnommene Gewebeprobe nicht nur auf die Art des Krebses und das Aussehen der Zellen, sondern auch, ob die Tumorzellen hormonempfindlich sind oder vermehrt ein Eiweiß namens HER2 auf ihrer Oberfläche tragen.
Oft besitzen Brusttumore Rezeptoren (Bindungsstellen), an denen die weiblichen Sexualhormone Östrogen und Progesteron andocken können und dadurch die Krebszellen zum Wachstum antreiben. Der Nachweis von *Östrogenrezeptoren (ER+)* oder *Progesteronrezeptoren (PR+)* hat eine grundlegende Bedeutung für die weitere Therapie, denn für solche Tumore bietet sich die Möglichkeit einer Hormontherapie an: Durch die gezielte Veränderung des Hormonhaushalts besteht die Chance, die Entstehung von abgesiedelten Krebszellen, also Metastasen, zu verhindern und das weitere Wachstum des Tumors zu verlangsamen.

Viele Brustkrebsarten sind positiv für den *Östrogenrezeptor*. Blockiert man nun diesen Rezeptor, wird der Krebs in seinem Wachstum gezielt gehemmt. Ähnlich verhält es sich beim *Progesteronrezeptor*. Ist ein Tumor hormonsensitiv, kann er mit einer Antihormonbehandlung angegangen werden (siehe Seite 70 ff.).

Außerdem wird bei etwa 10 Prozent aller Frauen das Wachstum von Brusttumoren nicht vom Östrogen, sondern von den männlichen Sexualhormonen, den Androgenen, gefördert, die auch im weiblichen Organismus gebildet werden. Schätzungen zufolge sind die dafür verantwortlichen Androgenrezeptoren bei 20 bis 32 Prozent aller triple-negativen Tumoren vorhanden, sodass hier zukünftig andere Behandlungsstrategien ähnlich wie bei der antihormonellen Therapie beim Prostatakrebs möglich sein könnten.

Ein weiterer Rezeptortyp, der routinemäßig überprüft wird, ist der *HER2/neu*-Rezeptor. Er befindet sich auf der Oberfläche von gesunden Brustzellen, aber auch auf den meisten Brustkrebszellen. HER ist die Abkürzung für »human epidermal growth factor receptor«. Es handelt sich um Wachstumsfaktor-Rezeptoren auf Krebszellen. Werden sie aktiviert, führt das zur Entwicklung und Wachstum der Zelle. Gezielte, gegen HER2 gerichtete Antikörpertherapien blockieren diese Rezeptoren und hemmen damit das Zellwachstum (siehe Seite 65 f.).

Der östrogen-negative Brustkrebs wird von Fachleuten auch als basaler Brustkrebs bezeichnet. Fehlen auch die weiteren Rezeptoren, handelt es sich um triple-negativen Brustkrebs. Das bedeutet, dass genau dieser Brustkrebs keine Rezeptoren für Östrogen, Progesteron oder HER2 hat. Sein Wachstum ist also vollkommen unabhängig von diesen Hormonen und Rezeptoren. Diese Art des Brustkrebses entzieht sich allen gegenwärtigen verfügbaren zielgerichteten Therapien, weil er keine Andockstellen für Medikamente bietet.

Die besondere Bedeutung der Biomarker

Es gibt noch andere Faktoren, die Rückschlüsse auf die Wirksamkeit einer Behandlung und auch auf die Gefahr eines Rückfalls erlauben. Leider ist die pathologische Untersuchung der meisten der nachfolgenden Biomarker noch nicht als Standard in den Leitlinien festgelegt. Die kleine Auswahl kann dir bei der Suche nach einer angemessenen Behandlung helfen:

EGFR, der auch *HER1,* ist ein Verwandter des HER2-Faktors. EGFR fördert die Zellteilung und die Angiogenese, also die Bildung neuer Blutgefäße zum Tumor. Auch die Gefahr von Metastasen ist vermutlich größer. Gegen diesen Rezeptor wurden bereits einige Blocker entwickelt. Dagegen zeigt sich derselbe Rezeptor wenig beeindruckt von der herkömmlichen Chemotherapie oder Bestrahlung.

u-PA und PAI-1 sind zwei Eiweißstoffe, die sich in den Brustkrebszellen befinden. Wenn deine Werte niedrig eingestuft wurden, kannst du darüber nachdenken, dir eine Chemotherapie mit all ihren Nebenwirkungen zu sparen. Bei einem niedrigen Wert wäre die Chemo nicht besonders effizient in Bezug auf Wirksamkeit und Rückfallrisiko (Tests siehe Anhang).

Das Enzym *COX-2* kontrolliert entzündliche Prozesse im Körper, spielt aber auch eine wichtige Rolle bei der Entstehung von bösartigem Brustkrebs. Nicht selten findet man im Brustkrebsgewebe einen Überschuss des Entzündungsenzyms COX-2. Durch Schmerzmittel wie Aspirin oder COX-2-Hemmer kann dieses Enzym gebremst werden. Da sich bei meinem Tumor im Onkobiogramm (siehe Seite 53) zeigte, dass mein COX-2 Faktor stark erhöht ist, entschied ich mich für die naturheilkundliche Bremse mit Curcumin, ebenfalls ein exzellenter COX-2-Hemmer.

Metastasensuche

Nun hast du eine Art Visitenkarte deines Tumors, aber die bange Frage bleibt: Haben sich Tumorzellen schon auf den Weg gemacht und in anderen Organen Metastasen gebildet?

Deshalb wird nun eine große Fahndung eingeleitet, es wird also in Organen gesucht, die häufig Fernmetastasen bei Brustkrebs aufweisen.

Die Suche nach Absiedelungen beginnt in den Knochen mittels eines Knochenszintigramms. Dazu wird dir eine radioaktive Substanz gespritzt, die vorübergehend in den Knochen gespeichert wird. Nach einer Stunde zeichnet ein Messgerät die eingelagerte Radioaktivität auf. Krebszellen nehmen die radioaktive Substanz schneller auf und sind als dunkle Flecken im Knochenszintigramm zu erkennen. Der Strahlenbelastung kannst du durch reichliches Trinken entgegenwirken. So werden die Radionuklide schnell wieder ausgeschieden.

Rund 30 Prozent der Metastasen findet man in der Leber. Sie können mithilfe von Ultraschall aufgespürt werden. Durch ein Röntgenbild der Lunge sind dort eventuelle Absiedlungen zu entdecken. Seit 2019 wird die Metastasensuche in Lunge und Leber mittels Computer-CT angeraten. Ich persönlich habe mich auf die altbewährte Methode mit Ultraschall und Thoraxröntgen verlassen, um meinen Körper vor zusätzlicher Strahlenbelastung zu schützen.

Dieses Staging zeigt dir nun den statistischen Behandlungserfolg, der aufgrund von Studienergebnissen errechnet wird. Eine Garantie für den Behandlungserfolg gibt es nicht. Du entscheidest, wie viel Therapiesicherheit du willst und welche Risiken und Belastungen du in Kauf nehmen willst.

ANREGUNGEN UND TIPPS

Rezeptorstatus doppelt prüfen

Internationale Studien zeigen, dass jede fünfte Bestimmung des Rezeptorstatus falsch ist. Besonders groß ist die Gefahr einer negativen Befundstellung, wenn bei deinem Tumor nur wenige Rezeptoren vorhanden sind. Deshalb rate ich dir, im Zweifelsfall die Bestimmung der Faktoren bei einem anderen pathologischen Institut wiederholen zu lassen. Dies ist an fast jeder Universitätsklinik möglich. Du kannst einfach beim Pathologen dein bereits entnommenes Gewebe für eine weitere Untersuchung anfordern.

Genexpressionstests

Zusätzliche Entscheidungshilfen für deine Therapie sind vor allem der uPA/PAI-1-Test sowie Gentests wie beispielsweise die Tests Oncotype DX oder der MammaPrint. Diese Genexpressionstests messen die Aktivität von 70 (MammaPrint) beziehungsweise 21 Genen (Oncotype DX) und ermöglichen anhand dieser Daten eine Prognose über das Rückfallrisiko. Wenn beispielsweise bei negativem Lymphknotenbefall, negativem HER2-Rezeptor und G2-Tumor ein niedriger uPA/PAI-1 (uPA unter 3 Nanogramm pro Milligramm und PAI-1 unter 14 Nanogramm pro Milligramm) festgestellt wurde, dann lebten auch ohne Chemotherapie nach zehn Jahren noch fast 90 Prozent der Patientinnen.
Der Oncotype DX Breast Recurrence Score Test gibt Aufschluss darüber, inwieweit eine Chemotherapie zusätzlich zur Hormontherapie das Risiko verringert, dass der Krebs erneut auftritt. Nach der Analyse des Tumorgewebes erhält man ein Recurrence Score®-Ergebnis, das in einer Zahl zwischen 0 und 100 ausgedrückt wird. Ein niedrigerer Score bedeutet: Es ist unwahrscheinlich, dass eine Chemotherapie das Risiko eines erneuten Auftretens des Krebses verringert. Ein höherer Score bedeutet, dass man mit größerer Wahrscheinlichkeit von einer Chemotherapie profitiert. Patientinnen mit einem niedrigen Recurrence-Score (RS unter 18) im Oncotype-DX-Test haben sehr gute Heilungschancen mit einer alleinigen Antihormontherapie – und das bei bis zu drei befallenen Lymphknoten oder G3-Tumoren. Die Kosten des MammaPrint-Tests betragen circa 2600 Euro und die des Oncotype DX rund 3200 Euro. Da beide Tests noch keine Regelleistung der Kassen sind, beantragst du eine Kostenerstattung am besten vor Durchführung der Testverfahren. Falls dies vorab nicht klappt, besteht die Möglichkeit einer Notwendigkeits- beziehungsweise Dringlichkeitserklärung durch den behandelnden Arzt. Die Tatsache, dass der Oncotype DX in den aktuellen Leitlinien der Arbeitsgemeinschaft gynäkologische Onkologie, kurz AGO bei Patientinnen ohne Lymphknotenbefall empfohlen wird, könnte dir beim Antrag auf Kostenerstattung helfen.

Der EndoPredict-Test ist der erste Genexpressionstest, der neben elf Genen auch klinische Risikofaktoren einschließt. Prosigna, der 50 Gene untersucht, kann ähnlich wie der EndoPredict-Test vor Ort von geschulten Pathologen durchgeführt werden und muss nicht an auswärtige Labore verschickt werden. Der EndoPredict-Test und der Prosigna-Test sind glücklicherweise wesentlich preisgünstiger als der MammaPrint-Test oder der Oncotype DX Test.

Onkobiogramm

Es gibt verschiedene Institute, die kostenpflichtig ein sogenanntes Onkobiogramm anbieten. Dazu wird Brustkrebsgewebe, das während der OP oder per Biopsie entnommen wurde, auf molekularer, genetischer und intrazellulärer Ebene untersucht. Die Spezialuntersuchung gibt konkretere Hinweise auf eine maßgeschneiderte Behandlung.

Im Rahmen dieser molekularbiologischen Tumortypisierung werden 23 Eiweißstoffe (Proteine) im Tumorgewebe überprüft. Nahezu alle diese Proteine sind Ziele für Medikamente. Sind diese Eiweiße und damit die Ziele vorhanden, ist der Einsatz der entsprechenden Medikamente sinnvoll. Sind sie nicht vorhanden, kannst du darauf verzichten. Es werden zum Beispiel die beiden Unterformen des Östrogenrezeptors bestimmt, der Östrogenrezeptor alpha und beta. Ist der Östrogenrezeptor alpha nachweisbar, ist es sinnvoll, diesen mit Tamoxifen zu blockieren oder die Entstehung der beiden Östrogene Estradiol und Estron mithilfe von sogenannten Aromatasehemmern zu verhindern. Ist der Östrogenrezeptor beta nachweisbar, kann dieser aktiviert werden, weil er als Tumorunterdrücker (Tumorsuppressor) wirkt. Aktiviert werden kann der Östrogenrezeptor beta mit dem dritten Östrogen, dem Estriol. Dies ist auch naturheilkundlich möglich mit dem Phytoöstrogen Genistein, das in Soja und Rotklee vorkommt oder mit den sekundären Pflanzenstoffen aus der Mariendistel.

Dies ist zum Beispiel in meinem Onkobiogramm der Fall. So weiß ich, dass ich trotz triple negativem Brustkrebs mit der Genisteineinnahme mein Rückfallrisiko senken kann. Daneben wurden noch die beiden Formen des Progesteronrezeptors und der Androgenrezeptor bestimmt. Beide unterdrücken das Tumorwachstum, wenn sie mit den entsprechenden Hormonen Progesteron oder Testosteron aktiviert werden. Zusätzlich wurde in meinem Onkobiogramm auch ein Chemosensibilitätstest durchgeführt. Das bedeutet, man konnte sehen, inwieweit Taxane, Gemcitabine oder Anthrazykline wirken, die drei gängigen Medikamente gegen meinen Krebstyp. Auch die Mikroumgebung des Tumors (Cox-2) und die Immunreaktion (PD-L1) wurden getestet. Die Adresse der Firma, die mein Onkobiogramm erstellt hat, findest du im Anhang.

THERAPIE-MÖGLICHKEITEN

Um einen Tumor wirksam zu bekämpfen, bietet die Schulmedizin unterschiedliche Therapien an. Sie sieht eine Operation bei Brustkrebs in der heilbaren Situation meist als unentbehrlich an. Daneben stehen aber noch weitere Möglichkeiten zur Verfügung, die abhängig von der genauen Klassifikation des Tumors und in der Regel ergänzend zur Operation durchgeführt werden. Das sind Bestrahlung, Chemotherapien, Antihormontherapien und zielgerichtete Therapien im gesamten Körper. Mit Letzterem möchte man auch möglicherweise verstreuten einzelnen Tumorzellen oder Metastasen entgegenwirken.

So individuell wie du und jede andere Frau, so individuell ist auch dein Brustkrebs. Bevor die Therapie beginnt, wird ein Behandlungsplan aufgestellt. Dieser wird im Rahmen einer sogenannten interdisziplinären Tumorkonferenz festgelegt. Wie für viele andere Krebsarten gibt es auch für Brustkrebs verschiedene nationale und internationale Leitlinien, die auf Grundlage der neuesten Forschungsergebnisse entwickelt und regelmäßig aktualisiert werden. Eine der wichtigsten deutschen Behandlungsempfehlungen für Brustkrebs ist die S3-Leitlinie der Deutschen Krebsgesellschaft. Sie beinhaltet die Früherkennung, Diagnostik, Behandlung sowie die Nachsorge des Mammakarzinoms. Die aktuelle Fassung, die galt, als ich dieses Buch geschrieben habe, war die Version 4.3-2020.

Bestrahlung und medikamentöse Therapien schließen sich oftmals an die Operation an. Das nennt man adjuvante, also begleitende, unterstützende

Behandlung. Es ist aber auch möglich, sie bereits vor der Operation einzusetzen, also neoadjuvant. So kann ein Tumor mitunter überhaupt erst operabel gemacht oder so verkleinert werden, dass eine brusterhaltende Therapie möglich ist.

Nach der Diagnose Brustkrebs bleibt dir genügend Zeit, dich genau über die verschiedenen Kliniken zu informieren und dich dann in Absprache mit deinen Ärzten für eine von ihnen zu entscheiden. Nicht jede Klinik ist für die Behandlung von Brustkrebs geeignet. Dabei sollte nicht nur die Nähe zu deinem Wohnort ausschlaggebend für deine Wahl sein. Die Qualität der Behandlung ist ein wichtiges Kriterium und auch, ob du dich in der Klinik wohl- und gut betreut fühlst. Ist es ein zertifiziertes Brustzentrum? Fühlst du dich eher in einer großen Klinik gut aufgehoben oder bei einem Onkologen in der Praxis? Bietet die Klinik auch komplementäre Behandlungen mit an, falls du das möchtest? Schau dir ruhig die Räumlichkeiten vorab an und wie die Patientinnen von den Chemoschwestern betreut werden. Die Schwestern sind das Herz der Onkologie. Wenn du dich gut aufgehoben fühlst, gehst du mit mehr Sicherheit und Vertrauen in die Therapie.

OPERATION

Bei über 70 Prozent der Brustkrebspatientinnen kann eine kleine, also brusterhaltende, Operation durchgeführt werden, bei der nur das befallene Gewebe entfernt wird. Früher hat man zwischen dem Tumorrand und dem gesunden Gewebe einen möglichst großen Abstand gelassen. Inzwischen weiß man, dass eine schmale tumorzellfreie Lage mit einem Minimum von einem Millimeter ausreichend ist und keine nachteiligen Folgen für das Überleben hat.

Während der Operation werden Lymphknoten aus der Achsel entnommen und untersucht. Sind Lymphknoten befallen, besteht ein erhöhtes Rückfallrisiko. Inzwischen werden bei Frauen nicht mehr wie früher üblich sehr viele Lymphknoten entfernt, sondern zunächst nur der sogenannte Wächterlymphknoten, also der erste Lymphknoten im Lymphabflussgebiet der

Brust. Weitere Lymphknoten werden erst dann entfernt, wenn der Wächterlymphknoten befallen ist. Dieses Verfahren nennt sich Sentinel-Lymphonodektomie. Dadurch bleibt den Patientinnen das Auftreten von späteren Lymphödemen im Arm erspart. Allerdings wird die Sentinelentfernung nur bei Tumoren unter drei Zentimetern angewendet und wenn in der Achselhöhle noch keine tastbaren Lymphknoten zu finden sind. Besprich mit deinem behandelnden Arzt genau, welches Tumorstadium vorliegt. Bei Frauen, die brusterhaltend operiert werden und deren Tumor T 1 bis 2 eingestuft ist und nur einen bis zwei befallende Lymphknoten aufweist, ist von einer radikalen Lymphknotenentfernung laut Gesellschaft für biologische Krebsabwehr abzuraten.

Eine totale Brustamputation, die sogenannte Mastektomie, wird meist nur durchgeführt, wenn der Tumor in der Brust zu groß ist (ab circa drei bis vier Zentimeter) oder wenn er schwer zugänglich liegt. Auch beim inflammatorischen Mamma-CA rät man zu einer Brustentfernung.

Bei triple-negativ und inflammatorischem Brustkrebs sowie bei einem sehr großen Tumorvolumen wird häufig eine Chemotherapie vor der Operation durchgeführt. Diese neoadjuvante Therapie wird meist empfohlen, um einen Tumor so zu verkleinern, dass anschließend statt einer vollständigen Entfernung eine brusterhaltende OP möglich ist. Das Ziel ist außerdem, bei einer neoadjuvanten Therapie rasch zu beurteilen, ob die ausgewählte Chemotherapie wirkt. Das kann für eine spätere Therapie oder Metastasenbehandlung bei triple-negativem Brustkrebs entscheidend sein.

Besser vorab klären

Brustkrebs muss nicht übereilt operiert werden. Du hast Zeit! Der Tumor ist nicht erst seit wenigen Tagen in deiner Brust. Experten schätzen, dass die Zeit zwischen der ersten entstandenen Krebszelle und dem tastbaren Tumor rund fünf bis sieben Jahre beträgt. Wichtig ist, sich bereits vor dem Eingriff umfassend über alle Möglichkeiten zu informieren.

Falls du einen Genexpressionstest, eine Chemosensitivitätstestung oder einen uPA/PAI-1-Test möchtest, sprich am besten vor der OP mit deinen behandelnden Ärzten, weil dafür das Tumorgewebe häufig auf spezielle Art während der Operation entnommen werden muss. Da dieser Test von deutschen Fachgesellschaften empfohlen wird, sind die Chancen groß, dass die Kosten (250 bis 300 Euro) für die Bestimmung von uPA/PAI-1 von der Krankenkasse übernommen werden.

Vorteilhaft vor der Operation ist auch die Abklärung der Möglichkeit einer Tumorimpfung für die Nachbehandlung oder einer Chemosensitivitätstestung. Generell kannst du immer um einen aussagekräftigen Paraffinblock mit deinem Tumorgewebe bitten, um eine zweite Meinung der Pathologie über einen molekularen Test einzuholen.

Frag vor der Operation auch nach einer Kernspinuntersuchung beider Brüste. Damit kann die Tumorausdehnung besser abgeschätzt werden und du ersparst dir eventuell eine unnötige Nachoperation. Lass dich über die Operationswege so verständlich wie möglich aufklären. Frag nach, wie radikal die Lymphknoten in der Achsel operiert werden und ob es aus ästhetischer Sicht für deine Ausgangssituation verschiedene Operationstechniken gibt. Falls das Thema Brustaufbau miteinbezogen wird, kannst du auch hier detailliert nachfragen. Je aufgeklärter und sicherer du dich fühlst, umso »entspannter« kannst du in die Operation gehen.

Verschiedene Methoden

Es gibt verschiedene, amputierende bis brusterhaltende Operationsmethoden, die ich dir im Folgenden kurz erläutere.

Die *radikale Mastektomie* (Brustamputation) stellt die ausgedehnteste Brustkrebs-OP dar, allerdings hat sich in den Operationstechniken viel getan. Wo früher mit der Entfernung des großen Brustmuskels sehr radikal operiert wurde, wird heutzutage die Brustdrüse so schonend wie möglich mitsamt der Brustwarze entfernt. Zurück bleibt eine strichförmige Narbe über einige Zentimeter.

Bei der sogenannten *Skin-Sparing-Mastektomie* wird ein Schnitt um die Brustwarze herumgeführt und alles Brustgewebe bis hin zum großen Brustmuskel entfernt. Die Brustwarze wird auch entfernt.

Bei der *brusterhaltenden Brustkrebs-OP* wird nur der vom Tumor befallene Teil der Brustdrüse entfernt. Der Vorteil dieser Operationsmethode liegt natürlich im Erhalt der Brust, die für unsere Weiblichkeit eine immense Rolle spielt. Folgende Methoden stehen hier zur Verfügung:
Bei der *Segmentresektion* muss das gesamte befallene Läppchen mitsamt den Milchgängen (Segment) und dem Tumor entfernt werden. Natürlich gehen die entnommenen Gewebeteile dem Volumen der Brust verloren, aber durch moderne Operationsmethoden kann man den Verlust ziemlich gut kaschieren. Wenn ein bösartiger Tumor direkt hinter der Brustwarze liegt oder die Brustwarze sogar vom Krebs befallen ist, muss diese mitsamt dem Tumor entfernt werden. Das nennt man *zentrale Segmentresektion.*
Mit der *Quadrantresektion* kann auch bei größeren Tumoren eine brusterhaltende Operation versucht werden. Hierbei muss dann gegebenenfalls ein ganzer Quadrant (ein Viertel der Brustdrüse) entfernt werden. Obwohl der Tumor immer mit einem gewissen Sicherheitsabstand zum gesunden Gewebe vom Operateur entfernt wird, kann es sein, dass Krebsvorstufen in der Brust verblieben sind. Diese Krebsvorstufen sind nicht sichtbar oder tastbar und können nur unter dem Mikroskop erkannt werden. Deshalb wird nach der OP das entnommene Gewebe vom Pathologen untersucht, um festzustellen, ob der Tumor »im Gesunden« herausgeschnitten wurde und ob sich im Gewebe eventuelle Krebsvorstufen befinden. Bei mir war das der Fall, aber das sogenannte DCIS (siehe Seite 45) wurde mit ausreichendem Abstand zum gesunden Gewebe vom Operateur entfernt. Insofern hat es sich gelohnt, dass mein Chirurg sich an der ursprünglichen Größe meines Tumors orientiert hat, nicht am Restchen von fünf Millimetern.

Du hast ein Recht auf schöne Brüste

Krankenkassen übernehmen in der Regel plastisch-chirurgische Eingriffe nach einer Brustkrebserkrankung. Dazu gehört nicht nur der Aufbau nach einer Brustamputation, sondern auch der Ausgleich eines deutlichen Größenunterschieds nach einer brusterhaltenden OP. Die Kasse bezahlt in diesem Fall eine Verkleinerung der gesunden Brust, wenn du das möchtest.

Falls deine Brustwarze mitentfernt wurde, können dir auch plastisch-rekonstruktive Operationen helfen.

Wann und wie gestaltest du den Brustaufbau nach einer Mastektomie? Der Brustaufbau kann als Sofortrekonstruktion in derselben Narkose unmittelbar nach der Amputation erfolgen. Der Vorteil hierbei ist, dass du keine zweite Narkose benötigst und der Operateur seine Schnittführung mit dem anschließenden Ersatz abstimmen kann. Eventuell ist es für dich tröstlich, nicht ohne Brust, sondern nur mit einer anderen Brust aus der Narkose aufzuwachen.

Möglicherweise möchtest du aber noch etwas mehr Zeit, um in dich hineinzuspüren, welche Art von Brustaufbau du möchtest oder ob das überhaupt für dich infrage kommt. Manche Frauen möchten sich erst dem Verlust der Brust widmen, spüren, wie sich das anfühlt, und dann entscheiden, wie es weitergeht. Der Brustaufbau steht dir jederzeit nach der OP zur Verfügung. Das bedeutet zwar einen weiteren Eingriff oder mehrere neue Eingriffe, aber alles sollte sich für dich stimmig anfühlen – die richtige Methode zum richtigen Zeitpunkt.

Der Brustaufbau ist mit körpereigenem Gewebe, mit Fremdmaterial, also einem Implantat, oder einer Kombination aus beidem möglich. Dabei werden kissenartige Implantate entweder hinter oder vor dem Brustmuskel platziert. Sie bestehen vollständig aus Silikon oder aus einer Silikonhülle, die mit verschiedenen Substanzen gefüllt ist: Kochsalzlösung, Silikongel oder einer Mischung aus beidem.

Beim sogenannten netzgestützten Wiederaufbau wird zusätzlich ein Kunststoffnetz eingesetzt, das den Brustmuskel verstärkt beziehungsweise in Position hält und damit ein Absacken des Implantats verhindert. Nicht jedes Netz wird von der Krankenkasse bezahlt. Hier musst du unter Umständen vor der Operation die Kostenübernahme beantragen.

Die Implantatchirurgie ist weniger aufwendig als die Brustrekonstruktion mit Eigengewebe. Die Lebensdauer von Prothesen ist allerdings begrenzt und auch das kosmetische Ergebnis nicht unbedingt dauerhaft. Für den Brustaufbau mit Eigengewebe werden Hautlappen vom Unterbauch, Gesäß

oder Rücken verpflanzt. Die Brustrekonstruktion mit Eigengewebe ist nicht nur aufwendiger als das Einsetzen eines Implantats, sondern auch mit mehr Komplikationen verbunden. Zudem entstehen auch Narben an den Körperstellen, von denen der jeweilige Lappen stammt. Ein Vorteil dieser Methode ist jedoch das natürliche und dauerhafte kosmetische Ergebnis, bei dem selten spätere Korrekturen notwendig werden.
Solltest du einen Wiederaufbau der Brust nicht wünschen – oder falls es nicht möglich ist –, kannst du eine äußerliche Brustprothese tragen. Diese Kissen bestehen aus Schaumstoff oder Silikon und es gibt eine Vielzahl von Modellen unterschiedlichster Größe und Form. Sie werden in einen speziellen BH so eingelegt, dass zwischen der operierten Seite und der gesunden Brust kein Unterschied mehr zu sehen ist. Die Kosten für eine solche Brustprothese übernehmen die Krankenkassen. Außerdem gewähren sie auch Zuschüsse für spezielle Prothesen-Badeanzüge.

CHEMOTHERAPIE

Die weitere Vorgehensweise nach der Operation richtet sich nach deiner Brustkrebsart und deinem Tumorprofil. Nach Abschätzung von Wiedererkrankungsrisiko, Tumorgröße, Grading und Rezeptorstatus wirst du eine Therapie gemäß der Leitlinienempfehlung erhalten. Die verschiedenen Risikogruppen erhalten in der Regel folgende Therapien:

- Frauen mit hormonrezeptorpositiven Tumoren und dem Befund keine Lymphknoten befallen, Tumorgröße maximal zwei Zentimeter, Grading G1, keine Gefäßinvasion, HER2-negativ und über 35 Jahre alt, wird meistens keine weitergehende Therapie empfohlen, nur in manchen Fällen eine Antihormontherapie.
- Allen anderen Patientinnen mit Brustkrebs im Frühstadium, unabhängig von ihrem Alter, wird heute eine vorbeugende Chemotherapie angeraten. Patientinnen mit einem Hormonrezeptor-positiven, HER2-negativen Brustkrebs und hohem Rückfallrisiko (wie Lymphknotenbefall, hoher

Entartungsgrad) erhalten erst eine Chemotherapie und danach eine antihormonelle Behandlung. Patientinnen mit einem HER2-positiven Brustkrebs erhalten eine Chemotherapie in Kombination mit einer gegen HER2-gerichteten Antikörpertherapie.

- Dem triple-negativen Brustkrebs kommt aufgrund des erhöhten Rückfallrisikos eine besondere Bedeutung zu. Generell wird diesen Frauen eine vorbeugende Chemotherapie empfohlen. Neuerdings werden zielgerichtete Antikörpertherapien mit sogenannten Checkpoint-Inhibitoren durchgeführt, weil andere Therapieansätze aufgrund der fehlenden Rezeptoren nicht Erfolg versprechend sind.

Der Chemofahrplan

Wenn du weißt, wie deine Therapie aussehen wird, und du dir ein kompetentes Ärzteteam oder Brustzentrum ausgesucht hast, dem du vertraust, dann bekommst du ein Therapieschema. Dazu gehört, in welcher zeitlichen Abfolge, in welchen zeitlichen Abständen und in welcher Dosierung die einzelnen Medikamente gegeben werden.

Die Wirkstoffe, die bei einer Chemotherapie verabreicht werden, hemmen die Vermehrung der Tumorzellen. Deshalb nennt man sie Zytostatika, also Zellstopper. Ihre Wirksamkeit an den Zellen ist umso höher, je schneller sich diese vermehren. Da Krebszellen sich in der Regel schnell teilen, sind sie gegenüber der Chemotherapie empfindlich. Allerdings werden auch gesunde Zellen an der Zellteilung gehindert – und das führt zu den typischen Chemotherapie-Nebenwirkungen wie Übelkeit, Erbrechen und Haarausfall. Es gibt verschiedene Gruppen von Zytostatika, die in unterschiedliche Phasen des Zellzyklus eingreifen. Bei Brustkrebs kommen meist folgende Wirkstoffklassen zum Einsatz: Alkylantien (Cyclophosphamid), Anthrazykline (Doxorubicin, Epirubicin), Antimetabolite (Fluorouracil/5-FU, Capecitabin, Gemcitabin), Platinderivate (Carboplatin, Cisplatin) und Taxane (Paclitaxel, Docetaxel, Nab-Paclitaxel).

Die verschiedenen Wirkstoffe werden in einer sogenannten Polychemotherapie verabreicht. Die Kombinationsmöglichkeiten tragen Namenskürzel

wie DAC (Docetaxel + Doxorubicin + Cyclophosphamid) oder EC-P (Epirubicin + Cyclophosphamid, gefolgt von Paclitaxel).
Wenn du dich für eine Chemotherapie entschieden hast, achte darauf, dass du eine Therapie mit aufeinanderfolgenden Medikamenten bekommst. Ob du den für dich theoretisch größtmöglichen Behandlungserfolg mit mehr Nebenwirkungen oder vielleicht ein weniger wirksam erscheinendes Konzept mit geringeren Nebenwirkungen wählst, ist allein deine Entscheidung.
Eine Chemotherapie wird in der Regel in mehreren Zyklen (meist 6 bis 16) durchgeführt. Innerhalb eines Zyklus werden die Medikamente an einem oder mehreren Tagen hintereinander verabreicht. Anschließend erfolgt eine Behandlungspause, die unterschiedlich lang andauern kann. In der Pause sollen sich die gesunden Zellen von den Auswirkungen der Therapie erholen Die Durchführung in Zyklen soll außerdem ermöglichen, dass die Tumorzellen in unterschiedlichen Phasen der Zellteilung erfasst werden. So können beispielsweise Tumorzellen, die sich während des ersten Behandlungszyklus in einer Ruhephase befinden, oftmals in einem späteren Zyklus durch die Medikamente besser beeinflusst werden.
Zytostatika werden primär als Infusion über eine Vene verabreicht. Da sie zu Reizungen der engen Armvenen führen können, wird das Anlegen eines sogenannten Portsystems empfohlen. Hierbei wird unterhalb des Schlüsselbeins unter der Haut eine kleine »Metallkammer« platziert, die Zugang zum Gefäßsystem schafft. Ein Silikonschlauch führt über das Venensystem direkt in die großen Blutgefäße vor dem Herzen, wo die Medikamente aufgrund der größeren Blutmengen weniger Schaden anrichten können. Der Port vermeidet außerdem wiederholte, sehr unangenehme Einstiche.
Für Patientinnen mit metastasiertem Brustkrebs oder Brustkrebsrezidiv stehen laut Leitlinie auch orale Chemotherapien zur Verfügung, also Behandlungen mit Tabletten. Das erspart den Patientinnen nicht nur die möglichen Beschwerden durch die Infusionen, auch Nebenwirkungen wie Haarausfall oder Übelkeit können milder ausfallen.

Mit welchen Nebenwirkungen musst du rechnen?

Jedes Medikament greift in die natürlichen Abläufe deines Körpers ein. Bei der Chemotherapie gilt den Nebenwirkungen jedoch ein besonderes Augenmerk, weil sie wirklich folgenschwer sind. Häufige Nebenwirkungen sind anhaltende Erschöpfung und Müdigkeit (Fatigue), Übelkeit und Erbrechen, Durchfall, Appetitlosigkeit, Entzündungen der Mundschleimhaut, Schmerzen beim Schlucken, Haarausfall, Hautausschlag, Veränderungen der Finger- und Zehennägel und Störungen der Blutbildung mit Blutarmut.

Einige Arzneimittel haben zusätzliche Nebenwirkungen, die auch zu anhaltenden Störungen führen können. Dazu zählen: mögliche Herzschädigung, Herzmuskelschwäche (Herzinsuffizienz), erhöhte Anfälligkeit für spätere Tumore des blutbildenden Systems (Leukämien) und Gefühlsstörungen an Händen und Füßen (Neuropathie). Zudem können die Eierstöcke geschädigt werden oder es entwickelt sich eine Eierstockinsuffizienz, die den Verlust der Periode, Wechseljahresbeschwerden und Unfruchtbarkeit bedeutet. Außerdem ist da noch »Chemobrain« oder auch »Chemoheimer«, wie ich es augenzwinkernd nenne: die vorübergehende Störung geistiger Funktionen wie Konzentrationsschwäche und Beeinträchtigung der Merkfähigkeit – eine Nebenwirkung, die zwar wieder verschwindet, sich aber dabei manchmal leider viel Zeit lässt.

Einige Nebenwirkungen einer Chemotherapie können heute durch Begleitmedikamente wirksam verhindert oder gemildert werden. Du bekommst Tabletten gegen Übelkeit und Erbrechen oder zur Minderung von Gefühlsstörungen verabreicht. Durch die Chemotherapie ist dein Immunsystem geschwächt, sodass du anfälliger für Infekte bist. Mit regelmäßigen Blutkontrollen kann man dies rechtzeitig erkennen und gegebenenfalls abfedern. Es gibt noch eine ganze Reihe von anderen Möglichkeiten, die helfen können, die Nebenwirkungen einer Chemotherapie zu lindern. Dazu erfährst du mehr im Kapitel »Komplementärmedizin«. Nehmen die Nebenwirkungen überhand und gefährden eine Fortführung der Therapie, kann die Gabe einer Infusion verschoben oder eine Therapiepause eingelegt werden. Auch eine Verringerung der Dosis ist prinzipiell möglich.

Sprich ganz offen mit deinem Onkologen. Du musst nicht alles tapfer erdulden. Ich habe meine EC-Infusionen jedes Mal um eine Woche verschoben, weil meine Leukozyten (weißen Blutkörperchen) einfach länger brauchten, um sich zu erholen. Diese Zeit habe ich meinem Körper gegönnt. Der Zyklus deiner Chemotherapie ist aufgrund einer Statistik berechnet. Du bist aber kein Durchschnittsmensch, sondern ein individuelles Wesen. Jeder Mensch reagiert anders. Hör auf deinen Körper und frag nach, wenn dir etwas seltsam vorkommt.

Gut nachgefragt ist halb gewonnen

Die Mehrzahl der Patientinnen hat eine Brustkrebserkrankung, bei der keine Lymphknoten mit Tumorzellen befallen sind. Obwohl laut Studien die meisten dieser Frauen nie einen Rückfall erleiden würden, erhalten viele trotzdem die Empfehlung, eine vorbeugende Chemotherapie durchzuführen. Vielleicht stellst auch du dir die durchaus berechtigte Frage, ob für eine Patientin mit geringem Rückfallrisiko die Toxizität einer Chemotherapie mehr schadet als hilft? Wenn man sich die absoluten Zahlen einer Zusammenfassung von etwa 33.000 Patientinnen aus 102 Studien zum Nutzen einer Chemotherapie anschaut, sind diese eher ernüchternd. Laut der Gesellschaft für Biologische Krebsabwehr e. V. (siehe Anhang) reduzierte bei Frauen unter 50 Jahren eine Chemotherapie das Rückfallrisiko um 12,4 Prozent und das Sterberisiko um 10 Prozent. Bei Frauen zwischen 50 und 69 Jahren reduzierte sich das Rückfallrisiko um 4,2 Prozent und das Sterberisiko um 3 Prozent.

Die wichtigsten Merkmale, die für eine Chemotherapie sprechen, sind laut Expertenmeinung der Ausreifungsgrad G3, ein positiver HER2-Rezeptor, ein triple-negativer Brustkrebs und ein hoher Ki-67-Wert.

Wichtig ist, dass du dich ausreichend informierst und dich nicht zu einer Therapie drängen lässt. Es geht um dich und deinen Körper! Du darfst alle Fragen der Welt stellen! Essenziell ist, dass deine innere Ärztin hinter der Entscheidung steht. Du hast eine Patientenkompetenz: Frag nach Alternativen zu deinem Therapieplan und lass dir das Wiedererkrankungsrisiko mit

oder ohne Chemotherapie berechnen. Dieses ist mit einem von der Universität Cambridge entwickelten Modell möglich (siehe Anhang).
Zusammenfassend kann man sagen, dass der Nutzen einer Chemotherapie am besten über den HER2- und den Hormonrezeptor-Status zu bestimmen ist. Bei gut differenzierten, hormonrezeptorpositiven, HER2-negativen Tumoren ohne Lymphknotenbefall ist eine Chemotherapie eher wenig hilfreich. Hier wäre eine antihormonelle Therapie durchaus ausreichend.

Zielgerichtete Therapie

Die Antikörpertherapie bei Brustkrebs gehört zu den zielgerichteten Therapien. Diese Behandlung funktioniert, indem sie bestimmte Oberflächenstrukturen auf den Tumorzellen erkennt und bindet. Somit stoppt sie das Wachstum der Krebszellen. Die zielgerichteten Therapien wirken also nicht systemisch, im gesamten Organismus, sondern direkt an bestimmten Zellstrukturen. Die Wirkstoffe setzen an spezifischen Merkmalen der Tumorzellen an, die auf oder in gesunden Zellen kaum oder gar nicht vorkommen. Deshalb sind die Begleiterscheinungen gering verglichen mit den Nebenwirkungen von Bestrahlungen oder Chemotherapien.
Bei Antikörpern handelt es sich um Bestandteile des körpereigenen Immunsystems zur Abwehr von Krankheitserregern. Sie heften sich an alle vom Immunsystem als körperfremd erkannten Strukturen, wie etwa Bakterien, und bekämpfen sie. Hingegen arbeiten sie normalerweise nicht aktiv gegen körpereigene Zellen. Das Dumme ist, dass Tumorzellen körpereigene Zellen sind und daher vom Immunsystem leider nicht erkannt werden. Deshalb stellt man im Labor künstliche Antikörper her. Sie können Tumorzellen erkennen und greifen sie gezielt an. Gesunde Zellen werden dabei weitgehend geschont.
In der Behandlung von Brustkrebs stehen insbesondere Antikörper, die gegen den Rezeptor HER2 gerichtet sind, zur Verfügung (Anti-HER2-gerichtete Therapien). Bei etwa 20 Prozent aller Brustkrebspatientinnen ist die Anzahl der HER2-Rezeptoren auf den Tumorzellen deutlich erhöht. Daher ist der HER2-Status-Check besonders wichtig.

Durch die zielgerichtete Antikörpertherapie werden die HER2-Rezeptoren blockiert, die Tumorzellen können sich nicht weiter teilen und sterben ab. Diese Therapie wird als Infusion oder per Spritze verabreicht und ist generell gut verträglich. Häufige Begleiterscheinungen sind zum Beispiel grippeähnliche Symptome wie Fieber, Schüttelfrost und Kopfschmerzen. Diese treten häufig nur bei der ersten Gabe auf und verschwinden dann wieder. Da die Antikörper jedoch in seltenen Fällen herzschädigend sein können, muss die Herzfunktion unter der Therapie regelmäßig kontrolliert werden. Im Falle einer Schädigung bessert sich diese nach Absetzen der Antikörpertherapie in der Regel wieder.

Auf eine andere zielgerichtete Therapie, die Angiogenesehemmer, möchte ich an dieser Stelle noch kurz eingehen. Das Wort »Angiogenese« setzt sich zusammen aus den griechischen Wörtern für »Gefäß« und »Entstehung« und meint die Bildung neuer Blutgefäße. Ab einer bestimmten Größe – die kleineren Tumore ernähren sich noch aus dem Gewebe – benötigt ein Tumor eigene Blutgefäße, um sich ausreichend versorgen zu können. Dafür bildet er sogenannte Wachstumsfaktoren. Diese funktionieren wie ein Signal zur Bildung neuer Blutgefäße. Der Wachstumsfaktor VEGF (Vascular Endothelial Growth Factor) ist dabei entscheidend. Empfängt ein Blutgefäß vom Tumor das VEGF-Signal, werden weitere Blutgefäße in die Richtung des Signals ausgebildet. So wird der Tumor immer besser versorgt und kann sich weiter ausdehnen.

Die Angiogenesehemmer sind speziell für diesen Prozess entwickelte Antikörper. Sie fangen das vom Tumor gebildete VEGF-Signal ab und blockieren somit die Blutgefäßneubildung. Bereits bestehende Blutgefäße an den Tumorzellen bilden sich zurück. Dieser Mechanismus wird auch als »Aushungern« des Tumors bezeichnet.

Die Antiangiogenese-Behandlung erfolgt vorwiegend in Kombination mit einer Chemotherapie. Dadurch wird der Tumor von zwei Seiten angegriffen: Die Chemotherapie zerstört die sich teilenden Tumorzellen, der Angiogenesehemmer blockiert die Blutversorgung des Tumors. Die Kombinationstherapie wird meist alle zwei bis drei Wochen als Infusion verabreicht.

BESTRAHLUNG

Die meisten Frauen, mit denen ich gesprochen habe, fürchten, neben der Chemotherapie, eine Behandlung durch radioaktive Strahlung. Irgendwie auch verständlich, denn man verbindet damit auch Tschernobyl und Atombunker. Außerdem entziehen sich Strahlen unserer normalen Wahrnehmung, denn man kann sie nicht sehen, riechen oder fühlen. Wozu brauchen wir also die Strahlentherapie? Durch eine Bestrahlung sollen vor allem örtliche Rezidive verhindert werden. Nach einer brusterhaltenden Operation wird deshalb fast immer eine Bestrahlung durchgeführt, denn es lässt sich nicht ausschließen, dass bei der Operation winzige Krebsnester im Brustgewebe übersehen werden. Allerdings – und das finde ich eine sehr wichtige Information: Nur Frauen mit Lymphknotenbefall profitieren von einer Strahlentherapie hinsichtlich des Gesamtüberlebens.

Laut Studien treten ohne Bestrahlung bei 32 Prozent und mit Bestrahlung bei 10,3 Prozent der Frauen örtliche Rezidive auf. Wird das Risiko berücksichtigt, innerhalb von fünf Jahren an der Brustkrebserkrankung zu versterben, so senkt eine Bestrahlung das Risiko von 25,2 auf 21,4 Prozent.

Es ist also durchaus sinnvoll, die individuelle Notwendigkeit einer Bestrahlung zu hinterfragen. Du solltest beim Gespräch mit den Onkologen oder Radiologen deinen histologischen Befund griffbereit haben, damit du ihn als Entscheidungsgrundlage heranziehen kannst.

Von meiner Entscheidung gegen eine Bestrahlung habe ich dir ja schon erzählt. Dennoch möchte ich dir die vielfältigen Informationen und neuesten Erkenntnisse bezüglich der Strahlentherapie geben, damit du eine gute Entscheidung für dich treffen kannst. Bei einem Verzicht auf die Strahlentherapie empfehle ich dir, alle drei bis sechs Monate deine Brust und Achselhöhle von deiner Ärztin mit Ultraschall untersuchen zu lassen, damit Rezidive rechtzeitig erkannt werden.

Wie funktioniert eine Strahlentherapie?

Radioaktive Strahlen treffen mit hoher Energie auf die Zellen. Dabei entstehen freie Radikale, die in den Zellen wie Gift wirken. Sie schädigen das

Erbmaterial der Zellen, sodass die Zellen sich nicht mehr teilen können und absterben. Den Tumorzellen wird also ihre krankhafte Teilungssucht zum Verhängnis, denn sie sind den Strahlen schutzlos ausgeliefert.

Im Gegensatz zu anderen Therapieformen wirkt die Strahlentherapie bei Brustkrebs nur lokal im Brustgewebe. Die Strahlen wirken aber nicht spezifisch nur auf die Tumorzellen, sondern schädigen auch das Erbmaterial gesunder Zellen. Allerdings funktioniert die Erbgut-Reparatur in gesunden Zellen besser als in Krebszellen und sie können sich wieder regenerieren. Nicht alle Krebsarten sind für Strahlenattacken gleich empfänglich. Bösartige Brusttumore jedoch sprechen gut auf diese Therapie an.

Wenn die Wunde der Brustoperation gut verheilt ist, kann mit der Bestrahlung begonnen werden. Generell wird damit drei bis sechs Wochen nach der Operation gestartet. Die Bestrahlung erfolgt über einen Zeitraum von fünf bis sechs Wochen an mehreren Tagen pro Woche in 25 Sitzungen. Die einzelne Sitzung selbst dauert nur wenige Sekunden und erfolgt ambulant in einer Klinik oder Strahlentherapiepraxis. Bei manchen Frauen wird schon während der Operation mit der Bestrahlung begonnen. Das nennt sich IORT (Intraoperative Radiotherapie). Damit kann die Nachbestrahlung um ein bis zwei Wochen verkürzt werden. Ob durch diese IORT die Nebenwirkungen wirklich reduziert werden können, wird unter Fachleuten noch diskutiert. Eine Bestrahlung kann für dich sinnvoll sein. Allerdings hat die Dichte des Brustgewebes nicht nur Einfluss auf die Brustkrebsentstehung und das erhöhte Rückfallrisiko, sondern Frauen mit einer geringen Brustdichte scheinen auch eher weniger von einer Bestrahlung zu profitieren. Falls du also Bedenken hast bezüglich der Bestrahlung, frag deinen Arzt nach der Brustdichte.

Für Frauen über 50 Jahren ohne Lymphknotenbefall gibt es auch die Möglichkeit der hypofraktionierten Bestrahlung. Hier reichen bereits 15 anstatt der üblichen 25 Strahlensitzungen aus, denn es werden höhere Einzeldosen verabreicht, dafür aber etwas weniger Gesamtdosis. Laut der Deutschen Krebsgesellschaft legen aktuelle Studiendaten nahe, dass die hypofraktionierte Bestrahlung mindestens so effektiv ist wie die übliche Bestrahlung.

Übrigens wird in der aktuellen S3-Leitlinie die hypofraktionierte Bestrahlung bereits empfohlen.

Mit oder ohne Lymphe

Die Empfehlungen, wann welche Lymphregionen in die Bestrahlung miteinbezogen werden, sind in der Krebsmedizin nicht immer eindeutig. Wäge den Nutzen und die Nebenwirkungen dieser Behandlung ab. Vereinbare mit deinem Arzt einen Behandlungsplan, der deinem Sicherheitsbedürfnis entspricht und gleichzeitig zu deinem individuellen Krankheitsstadium passt.

Es gibt drei Lymphabflussgebiete: die Achsel- und die Schlüsselbeinlymphknoten sowie die Lymphknoten hinterm Brustbein. Die Bestrahlung der Achsellymphknoten kann ein Lymphödem und auch Nervenschädigungen zur Folge haben. Bis zu drei tumorpositive Lymphknoten sind noch kein Grund für eine Bestrahlung. Nur wenn die Knoten »verbacken« waren und mehr als die Hälfte der Noduli befallen, kann die Achselhöhle in die Bestrahlung miteinbezogen werden.

Die Bestrahlung der Schlüsselbeinregion wird nur empfohlen, wenn der Tumor sich entweder im Zentrum der Brust breitgemacht hat oder wenn mehrere Lymphknoten, die in Richtung des Schlüsselbeins liegen, Metastasen aufweisen. Allerdings lässt sich das auch im MRT und CT schwer nachweisen, weil die Lymphknoten erst ab einer bestimmten Größe erkennbar sind.

Nebenwirkungen und Langzeitfolgen

Eine Bestrahlung kann kurzfristige Nebenwirkungen hervorrufen wie Hautreizungen, aber auch Langzeitfolgen, die oft erst Jahre später erkennbar sind. Es kann zu Entzündungen und Rötungen kommen oder auch zu einer vermehrten Wassereinlagerung, dem Strahlenödem. Zwar klingen diese Hautreaktionen nach ein bis zwei Wochen wieder ab, aber es können sich bleibende Pigmentstörungen entwickeln. Manchmal entsteht ein sogenannter Strahlenkater. Man fühlt sich müde und schlapp, hat eventuell Kopfweh, die Symptome ähneln einer Erkältung oder einem grippalen Infekt. Steht die Müdigkeit im Vordergrund, nennt man diesen Zustand Fatigue. Yoga, Qigong, viel frische Luft sowie die Gabe von Selen helfen bei der Fatigue-Bekämpfung.

Beim Arm-Lymphödem können Arm und Hand massiv anschwellen, was schmerzhaft ist und die Beweglichkeit einschränkt. Das kann auch Monate nach der Bestrahlung noch auftreten. Am besten beginnst du möglichst schnell mit Lymphdrainage, einer speziellen Form der Massage, damit gestaute Lymphe gut abfließen kann und dein Körper Unterstützung findet, neue Lymphgefäße zu bilden. Eine tägliche Substitution von 200 Mikrogramm Selen beugt übrigens auch Lymphödemen vor.

Die Bestrahlung der Achselhöhle führt bei einer von 200 Frauen zur Schädigung des Nervengeflechts. Je höher die Dosierung, desto höher das Risiko.

Zu den Spätfolgen zählt auch ein erhöhtes Risiko für einen Verschluss der Herzkranzgefäße, vor allem wenn die linke Brust bestrahlt wurde. Hier empfehlen Fachleute regelmäßige Herzkontrollen durch Echokardiografie.

Laut der Gesellschaft für biologische Krebstherapie Heidelberg geben einige Therapeuten zu bedenken, dass die hinter dem Brustbein liegende Thymusdrüse durch die Bestrahlung beeinträchtigt wird. Nach der Strahlentherapie findet man häufig einen niedrigen Wert an T-Zellen (Thymus-Lymphozyten) im Blut. Diese Zellen haben eine sehr wichtige Funktion in unserem Immunsystem. In ähnlicher Weise wird vermutlich auch die Thymusdrüse durch eine Chemotherapie geschädigt. Dies ist noch nicht abschließend wissenschaftlich geklärt.

HORMONTHERAPIE

Ein bisschen Glück im Unglück? Hormonempfindlicher Brustkrebs ist wohl leichter in den Griff zu bekommen. Du bekommst eine zielgerichtete Behandlung durch die Antihormontherapie und Metastasen treten auch seltener auf als bei anderen Brustkrebsarten.

Durch die bisherige Behandlung hast du eventuell schon viele Aspekte deiner Weiblichkeit – zumindest vorübergehend – eingebüßt. Ja, die Haare kommen wieder, aber deine Hormone stehen für weibliche Formen, Vitalität, sexuelles Verlangen, Schwangerschaft ... Je jünger du bist, desto schauriger ist sicher die Vorstellung, verfrüht in die Wechseljahre zu kommen, zumal eine Antihormonbehandlung mindestens fünf Jahre dauert. Brustkrebs allein ist für mich symbolisch schon eine Attacke auf die Weiblichkeit. Die Antihormontherapie ist noch mal ein Angriff auf ganz anderer Ebene, quasi von innen. Mit der Wahrscheinlichkeit von Libidoverlust, Stimmungsschwankungen und Hitzewellen wirst du von jetzt auf gleich in die Wechseljahre katapultiert.

Eine individuell für dich richtige Entscheidung ist der richtige Weg. Wenn du die antihormonelle Therapie gut verträgst und sie dir ein Gefühl der Sicherheit vermittelt, dich vor einem Rezidiv zu schützen, dann ist sie hilfreich für dich. Falls du eine innere Ablehnung verspürst und die Therapie massiv deine Lebensqualität einschränkt, gib dir Zeit und überdenke sie kritisch.

Hormone austricksen

Die Antihormontherapie bewirkt entweder, dass Hormone nicht mehr gebildet werden oder dass sie die Andockstellen (Rezeptoren) auf den Tumorzellen blockieren. Dadurch erhält der Tumor kein Wachstumssignal mehr und kann nicht weiterwachsen. Welches Antihormonpräparat eine Frau mit Brustkrebs erhält, hängt unter anderem davon ab, ob sie schon in den Wechseljahren ist oder nicht.

Bei einer Hormontherapie mit Antiöstrogenen wird nicht die Östrogenproduktion gestoppt, sondern die Wirkung des Östrogens auf die Tumorzellen blockiert. Der erste Vertreter der sogenannten Antihormontherapie war das *Tamoxifen.* Es soll verhindern, dass sich Östrogen an die Östrogenrezeptoren des Tumors bindet, indem es diese Empfangsstellen blockiert. Allerdings entwickeln manche Tumore im Lauf der antihormonellen Therapie eine Resistenz gegenüber Tamoxifen.

Die Nebenwirkungen einer Tamoxifen-Behandlung sind Wechseljahresbeschwerden wie Hitzewallungen, Schweißausbrüche, Übelkeit, Schlafstörungen und auch depressive Verstimmungen.

Laut der deutschen Krebsgesellschaft kann die Tamoxifen-Gabe, wenn auch selten, zu Gebärmutterschleimhaut-Krebs führen. Bei älteren Frauen können sich außerdem die Augenlinsen eintrüben (Grauer Star). Solltest du eine Tamoxifen-Therapie erhalten, achte darauf, dass vor der Therapie dein Augenhintergrund untersucht wird. Während der Behandlung solltest du vierteljährlich deine Leber und halbjährlich deine Gebärmutter per Ultraschall anschauen lassen.

Tamoxifen blockiert also direkt die Hormonrezeptoren des Tumors, während die sogenannten Aromatasehemmer (wie das Medikament Letrozol) durch ein Enzym verhindern, dass sich überhaupt erst Östrogen aus den Östrogenvorstufen bildet. Da Aromatasehemmer die Östrogenproduktion nur im Muskel- und Fettgewebe verhindern, nicht aber in den Eierstöcken, sind sie nur für Frauen geeignet, die ihre Wechseljahre bereits hinter sich haben. Andernfalls können durch Aromatasehemmer mehr Nebenwirkungen auftreten als bei einer Therapie mit Tamoxifen.

Als Nebenwirkungen der Aromatasehemmer treten ebenfalls Wechseljahresbeschwerden auf, schwerwiegende Folgen wie Thrombosen oder bösartige Gebärmuttertumore kommen jedoch seltener vor als bei Tamoxifen. Allerdings verringert sich die Knochendichte (Osteoporose), wodurch es schneller zu Knochenbrüchen kommen kann. Deswegen sollte die Knochendichte vor Therapiebeginn und danach in regelmäßigen Abständen unbedingt kontrolliert werden. Zudem sollten Kalzium und Vitamin D eingenommen werden. Auch regelmäßige Bewegung und Sport helfen, weil das die Knochen stabilisiert.

In der Regel wird eine antihormonelle Therapie über fünf Jahre empfohlen. Der Trend, bei Frauen, die nach fünf Jahren Tamoxifen-Therapie in die Wechseljahre kommen, die Antihormontherapie um weitere fünf Jahre mit einem Aromatasehemmer oder mit Tamoxifen zu verlängern, ist umstritten. Die Gesamtzahl der Rezidive und die Brustkrebssterberate sinken um

3 bis 4 Prozent, wenn Tamoxifen über zehn Jahre gegeben wird. Aber nachdem neue Ergebnisse zeigten, dass zwei und nicht fünf zusätzliche Jahre ausreichen können, wird von der Erweiterung auf zehn Jahre wieder etwas Abstand genommen.

Hormone stoppen oder ersetzen

GnRH-Analoga sind Wirkstoffe, die so ähnlich aufgebaut sind wie das gleichnamige körpereigene Hormon GnRH (Gonadotropin-Releasing-Hormon) oder auch LHRH (LH-Releasing-Hormon). Dieses Hormon hat eine wichtige Aufgabe bei der Steuerung des weiblichen Zyklus: Es regt die Ausschüttung bestimmter Hormone an, die dann wiederum die Produktion von Östrogen in den Eierstöcken bewirken. Die künstlichen Hypothalamushormone (GnRH-Analoga) belegen die Bindungsstellen an der Hirnanhangsdrüse für Östrogen, sodass dieses nicht gebildet werden kann und schließlich die Östrogenproduktion zum Erliegen kommt.

Verabreicht werden GnRH-Analoga (wie Zoladex, Enantone) als monatliche Injektion unter die Haut. Es stehen auch Spritzen mit der Wirkstoffmenge für drei Monate zur Verfügung. Die Dauer der Behandlung ist individuell unterschiedlich.

Auch bei diesen Medikamenten sind die typischen Nebenwirkungen Wechseljahresbeschwerden und Verringerung der Knochendichte. Nach Ende der Therapie verschwinden die Wechseljahresbeschwerden und bei den Frauen setzt je nach Alter und vorheriger Therapie die Regelblutung wieder ein.

Klingt komisch, aber es gibt auch die Möglichkeit einer Antihormonbehandlung mit Hormonen. Dein hormonabhängiger Brustkrebs kann durch die Verabreichung von Gestagen, dem Gegenspieler von Östrogen, im Wachstum gestoppt werden. Durch die hohe Gabe an Gestagen gehen die Hormonrezeptoren zugrunde und das Selbstmordprogramm in den Zellen wird ausgelöst. Diese Behandlung wird jedoch meist nur bei fortgeschrittenem Krebsstadium eingesetzt, weil Gestagene durchaus Nebenwirkungen wie Gewichtszunahme, Thrombosen und hohen Blutdruck haben.

Eine kleine Entscheidungshilfe

Die folgenden Gedanken möchte ich dir bei deiner Entscheidung für oder gegen eine Antihormontherapie als Hilfestellung mitgeben. Grundsätzlich ist die Antihormonbehandlung umso erfolgreicher, je mehr positive Hormonrezeptoren vorhanden sind. Wenn beispielsweise der Tumor östrogenrezeptor-positiv, aber progesteronrezeptor-negativ ist, verringert sich das Ansprechen auf eine antihormonelle Therapie um etwa die Hälfte. Bei Frauen nach den Wechseljahren kann auch der Blutspiegel von Östrogen, insbesondere von Östradiol, eine Entscheidungshilfe sein. Generell kann man sagen: Je weniger Östrogen noch in den Eierstöcken gebildet wird, umso geringer ist der Nutzen einer Antihormontherapie. Deshalb ist die antihormonelle Therapie im Einzelfall zu prüfen, vor allem, weil man inzwischen weiß, dass der Tumor im Lauf der Behandlung gegenüber der antihormonellen Therapie resistent werden kann.

Auch deshalb erscheint es mir wenig sinnvoll, eine Antihormontherapie über mehr als fünf Jahre zu verlängern. Wie du aus dem Kapitel zum Tumorprofil weißt, gibt es bereits mehr als 40 verschiedene Rezeptortypen, die miteinander interagieren und eine genaue Vorhersage über die Wirksamkeit einer antihormonellen Therapie schwierig machen.

Zum Beispiel kann der Androgen-Rezeptor eine große Rolle spielen, weil Frauen mit diesem Rezeptor anscheinend häufiger eine Resistenz gegen Tamoxifen haben. Auch Frauen mit einem hohen EGF-Rezeptor (Seite 50) profitieren wahrscheinlich nicht von einer Antihormontherapie. Man nimmt an, dass dies wahrscheinlich auf einer Wechselwirkung zwischen dem EGFR und den Hormonrezeptoren beruht. Anscheinend nutzt der Tumor bei Blockade des einen Rezeptors vermehrt einfach eine andere Andockstelle als Wachstumssignal.

Auch bei dieser Entscheidung gilt: Wer fragt, kommt weiter. Löchere deinen Arzt, frag nach allen Fakten, sei eigenständig, ja sogar eigensinnig. Du bist zwar dann nicht unbedingt Doktors Liebling, aber aufmüpfige Krebskranke leben länger.

ANREGUNGEN UND TIPPS

Nebenwirkungen abmildern

Bis zum Beginn deiner Therapie ist meist genügend Zeit, um Informationen zu sammeln und eigene Wege im Umgang mit der Erkrankung zu finden. Solltest du die Behandlung nicht gut vertragen, kannst du durchaus mit der Therapie pausieren oder sie sogar ganz abbrechen.

Bei *Appetitlosigkeit, Übelkeit und Brechreiz* helfen Bitterstoffe wie zum Beispiel ein Magentonikum oder das Kauen auf einem Stückchen frischen Ingwer. Auch Akupressurbänder können helfen, Übelkeit und Erbrechen zu verhindern. Die Homöopathie bietet wunderbare begleitende Hilfe bei der Chemo- und Strahlenbehandlung. Davon berichtet dir Dr. Jens Wurster im nächsten Kapitel »Komplementäre Medizin« ausführlich. An dieser Stelle weise ich deshalb nur kurz auf ein klassisches homöopathisches Mittel hin: Nux vomica. Am besten vor und nach jeder Chemotherapie je zwei bis drei Kügelchen Nux vomica C30 im Mund zergehen lassen. Auch 10-prozentiges CBD-ÖL hilft sowohl gegen Übelkeit als auch bei Schlafproblemen. Möglicherweise kann eine Reduktion auf 500 bis 1000 Kalorien am Tag der Chemotherapie und am Tag nach der Chemotherapie die Nebenwirkungen auf die Verdauung (Übelkeit, Appetitlosigkeit) vermindern. Diese Kalorienmenge erreichst du relativ einfach durch die Beschränkung auf passierte Gemüsesuppen oder Gemüsesäfte (siehe dazu »Chemofasten« bei den Tipps im Kapitel »Ernährungsmedizin«).

Gegen die *Schleimhautentzündungen und Mundtrockenheit* hilft Ölziehen, am besten mit Sesamöl, in dem Kurkuma enthalten ist. Lindernd wirkt auch Myrrhen-Tinktur oder das Lutschen gefrorener Ananas. Bei Mundtrockenheit hilft regelmäßige Lippenpflege mit Fettsalbe, zuckerfreie Bonbons lutschen oder Pfefferminz- und Zitronentee trinken, denn sie fördern die Speichelbildung.

Die Einnahme von Enzymen hemmt nicht nur Entzündungen, sondern aktiviert auch deine Abwehrzellen und macht deine Tumorzellen angreifbarer für die Chemotherapie. In der unterstützenden Krebstherapie haben sich vor allem Enzyme wie Bromelain aus der Ananas oder Papain aus der Papaya bewährt. Meine Empfehlung ist hier ein Präparat, das eine Kombination aus Selen, Biotin, pflanzlichen Enzymen und Lektin aus der Linse bietet. Hiermit kannst du auch Schleimhautschäden im Magen und Darmbereich vorbeugen (siehe Anhang).

Bei Entzündungen der Blase oder im Unterleib solltest du mindestens 2,5 Liter pro Tag trinken, vorzugsweise Nieren- Blasen-Teemischung oder Wasser ohne Kohlensäure. Homöopathische Cantharis-Globuli helfen im Fall einer Blasenentzündung sehr gut.

Gegen eine Scheidenentzündung oder Pilzbefall kannst du Sitzbäder mit Kamille oder Salbei vornehmen oder ein Majoran-Vaginalgel verwenden.
Durch die Zytostatika bei der Chemotherapie kann es zu Verdauungsstörungen kommen, oft zu Verstopfung. Dem kannst du vorbeugen, indem du pro Tag zwei bis zweieinhalb Liter Flüssigkeit trinkst und dich ausreichend bewegst. Generell ist es hilfreich, morgens direkt nach dem Aufstehen ein Glas lauwarmes Wasser zu trinken, um deinen Stoffwechsel anzuregen. Bei Verstopfung haben mir die Anagallis Comp. Globuli sehr gut geholfen und die ayurvedische Kräutermischung Triphala. Sie reguliert auf natürliche Weise deine Darmtätigkeit. Dazu abends vor dem Schlafengehen drei Kräuterpresslinge mit lauwarmem Wasser einnehmen. Bei hartnäckiger Verstopfung hilft auch frühmorgens ein Einlauf (Klistier) mit lauwarmem Wasser oder Sesamöl (Basti-Einlauf nach Ayurveda).
Zur Vorbeugung und Behandlung von Störungen der Sensibilität an Fingern und Zehen *(Parästhesien)* kannst du die Olivenöl-Zucker-Behandlung täglich anwenden. Hierzu zwei Anteile (zum Beispiel Teelöffel) Olivenöl und einen Anteil Zucker auf die Hand geben und gut verreiben. Mit dieser Mischung betroffene Hände und Füße zweimal täglich etwa fünf Minuten einreiben. Danach mit warmem Wasser und, wenn nötig, Seife wieder abspülen. Wichtig ist, immer die gesamte Hand und den gesamten Fuß zu massieren, nicht nur die Stellen mit den Taubheitsgefühlen. Bitte vorsichtig massieren, da sonst Gefahr von Hautreizungen oder Verletzungen besteht. Falls dennoch Beschwerden auftreten, kann die Anwendung von Hanföl oder einer hanfhaltigen Salbe ergänzend oder alternativ zur Olivenöl-Zucker-Behandlung helfen.
Nahrungsergänzungen zur Vorbeugung von neurotoxischen Nebenwirkungen sind Alpha-Liponsäure in einer Dosierung von 800 Milligramm pro Tag, Glutamin, zweimal 15 Gramm pro Tag, Glutathion 1500 Milligramm pro Tag, Vitamin B12 (1000 Mikrogramm pro Tag) und Omega-3-Fettsäuren (600 bis 800 Milligramm pro Tag). Diese Medikation besprichst du am besten mit deinem hoffentlich ganzheitlich orientierten Arzt.
Eine Chemotherapie mit Antrazyklinen – wie auch die Antikörperbehandlung – birgt das Risiko einer *Herzschädigung*, die sich oft erst Monate später entwickelt. Zum Herzschutz haben sich zwei Medikamente in zahlreichen Studien bewährt: Co-Enzym Q10 und L-Carnitin. Für die gesamte Dauer der Chemo wird eine Dosierung von dreimal 100 Milligramm Co-Enzym Q10 (auch Ubichinon genannt) empfohlen. Anschließend sind 100 Milligramm pro Tag ausreichend. L-Carnitin als Kapseln nimmst du am besten zweimal täglich 250 Milligramm während der Chemo, anschließend mit zweimal 50 Milligramm fortsetzen. Das Doppelpack hat sich bewährt, weil sich beide Substanzen wohl gegenseitig unterstützen.

Generell kann ich dir die Bachblüten-Notfalltropfen (Rescue-Tropfen) empfehlen. Sie können als Begleittherapie während einer Chemo – oder Strahlentherapie hilfreich sein. Eine gute homöopathische Medikation vor und nach der Bestrahlung sind drei Globuli Radium bromatum C30 (im Mund zergehen lassen).
Unter einer Strahlentherapie können im bestrahlten Bereich leichte bis schwere Hautveränderungen entstehen. Das kann sich äußern in roten Flecken, Ausschlag, Jucken, Hautverfärbungen, Nässen oder Blasenbildung. Auch Sonnenempfindlichkeit tritt auf mit Veränderungen wie braunen Flecken, einer dunkleren Hautfarbe oder Verdickungen. Reinige deine Haut nur mit lauwarmem Wasser oder eventuell mit sehr milder, neutraler Seife. Als Pflegemittel natürliche Öle (Sesamöl oder Mandelöl) oder Lotions auftragen, am besten Öl-in-Wasser-Emulsionen. Auch Aloe-vera-Gel ist sehr wirksam bei entzündeter, brennender Haut. Du solltest außerdem möglichst kein Parfüm oder Deodorant benutzen, da diese wiederum hautreizend wirken können.
Im nächsten Kapitel wird dir Dr. Jens Wurster wertvolle Informationen und Tipps zu ergänzenden Maßnahmen im Rahmen der Brustkrebstherapie liefern. Er ist selbst ausgebildeter Mediziner, der sich seit Jahrzehnten mit Homöopathie beschäftigt und insbesondere mit der Behandlung von Krebs. Dr. Wurster hat mir während meiner Behandlung sehr geholfen und ist in der Rezidivprophylaxe immer noch an meiner Seite.

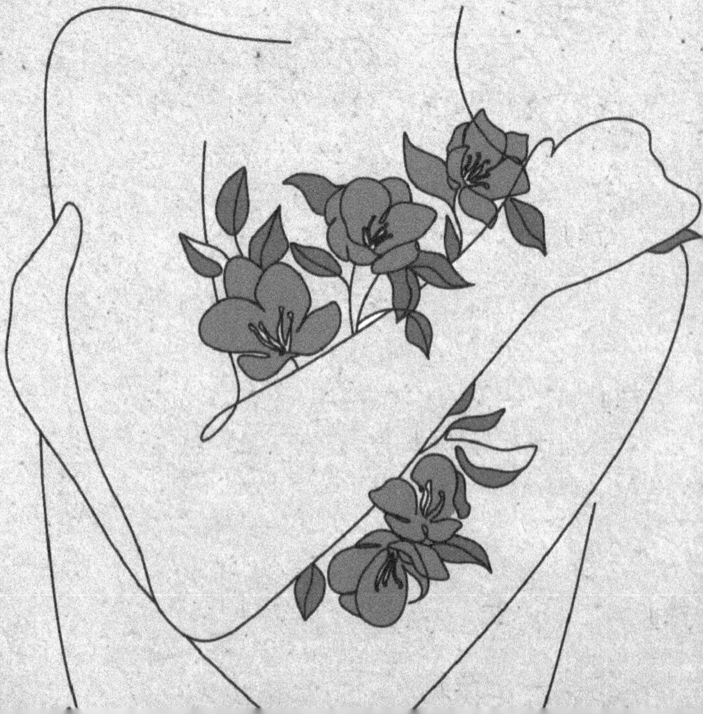

3

KOMPLEMENTÄRE MEDIZIN

Von Dr. Jens Wurster

KREBS ALS KRANKHEIT DES IMMUNSYSTEMS

Die Diagnose Krebs trifft immer mehr Menschen. Operation, Chemotherapie und Bestrahlung beseitigen jedoch nie die Ursache, warum ein Organismus Krebs entwickelt hat. Ich habe 20 Jahre lang in einer homöopathischen Klinik im Tessin und seit 2019 in meiner Praxis in Locarno hauptsächlich Tumorpatienten behandelt und kann aus Erfahrung sagen: Es ist nicht nur wichtig, wie man einen Tumor behandelt, sondern es ist von großer Bedeutung, was wir tun, um die Tumorentstehung zu verhindern. In diesem Zusammenhang greift die Komplementärmedizin, weil sie den gesamten Menschen – seine Seele, seinen Geist und seinen Körper – in die Behandlung einbezieht.

Viele meiner Patientinnen mit Brustkrebs kamen rund zwei bis drei Jahre nach einer konventionellen Therapie (Operation, Chemotherapie und Strahlentherapie) mit einem erneuten Rezidivtumor in meine homöopathische und naturheilkundliche Behandlung. Man hatte zwar den Tumor herausgeschnitten, aber nicht die Ursache der Krebsentstehung behandelt. Die Frage ist nämlich bei einem Krebsgeschehen: Warum hat das Immunsystem die Tumorzellen nicht mehr unter Kontrolle halten können? Die Antwort könnte beispielsweise sein: Dauerhaft schlechte Ernährung und/oder nicht verarbeiteter Stress haben das Abwehrsystem geschwächt.

Wenn das Immunsystem hingegen in die Lage versetzt wird, den Tumor als solchen zu erkennen, dann kann es ihn auch bekämpfen. Deswegen wird die Zukunft der Krebsmedizin in personalisierten Behandlungen liegen, die das Abwehrsystem anregen, den Tumor aufzuspüren und gezielt anzugreifen. Es ist bereits jetzt festzustellen, dass der Trend der Medizin in Richtung Bioimmunwissenschaften geht, weil man verstanden hat: Der Schlüssel zur Heilung von Krebs ist das intakte Immunsystem.

Ein gutes Zusammenwirken von Schulmedizin, Homöopathie, Naturheilkunde und zielgerichteter Immunstimulation mit bioaktiven Substanzen ist deswegen meiner Meinung nach die Therapie der Zukunft. Ich habe viele Patientinnen mit bereits metastasiertem Brustkrebs behandelt, die mithilfe der Homöopathie und Naturheilkunde eine Stabilisierung oder gar Heilung erreichen konnten.

Diese Aufgabe steht der Medizin bevor: Wir müssen versuchen, die wahren Zusammenhänge der Krebsentstehung zu ergründen, und, wie oben bereits angedeutet, herausfinden, was das Immunsystem so geschwächt hatte, dass überhaupt ein Tumor entstehen konnte. Es gibt viele Faktoren, die das Immunsystem eines Menschen schwächen können, seien es psychische Ursachen, falsche Ernährung, ständiger Stress, Umwelttoxine, Parasiten, chronische Entzündungen und vieles mehr. Mit einer ausführlichen und tiefgreifenden Anamnese kann man die Hintergründe und Zusammenhänge einer Krebserkrankung erforschen und neue Wege öffnen, um dem Menschen zu helfen, seine mentale und körperliche Gesundheit wiederherzustellen. Zusätzlich ist es ebenso wichtig, die Entgiftungsprozesse des Körpers zu verbessern, vorausgegangene Therapien auszuleiten und mit gezielter Ernährung oder spezifischen Nahrungsergänzungen das Abwehrsystem wieder anzuregen.

Ich möchte in diesem Kapitel die Möglichkeiten der Komplementärmedizin erläutern: Zum einen die grundsätzliche Vorgehensweise bei der homöopathischen und naturheilkundlichen Behandlung, zum anderen werde ich die Mittel vorstellen, die man begleitend zu einer Operation, Chemotherapie oder Bestrahlung geben kann, um Nebenwirkungen zu mildern und den Therapieerfolg zu erhöhen.

HEILKUNDE IM KREUZFEUER DER KRITIK

Es wurde viel über den Wirkmechanismus der Homöopathie spekuliert und lange konnte man es sich nicht erklären, warum sie überhaupt wirken kann. Die Patienten erfahren die positiven Wirkungen zwar am eigenen Leibe, die Ärzte können bei den Patienten objektive Verbesserungen der Laborwerte oder der Tumormarker im Blut sehen und über 70 Prozent der Deutschen haben bereits positive Erfahrungen mit der Homöopathie gemacht. Solange aber der zugrunde liegende wissenschaftliche Wirkmechanismus nicht eindeutig dargestellt werden kann, wird es weiter Zweifler geben, die die Homöopathie trotz ihrer weltweiten Erfolge ablehnen oder als unwissenschaftlich abstempeln. Dabei ist es kein ungewöhnlicher Vorgang in der Geschichte der Menschheit, dass über Erfahrung und Beobachtung Erkenntnisse gewonnen wurden und der wissenschaftliche Beweis erst später erfolgte.

Ein berühmtes und tragisches Beispiel war der Chirurg und Geburtshelfer Ignaz Semmelweis (1818–1865), der vor über hundert Jahren von der Wissenschaft wegen seines Einsatzes für mehr Hygiene in Krankenhäusern verspottet wurde. Daraufhin bekam er Depressionen und wurde in die Psychiatrie gesteckt, in der er auf bis heute ungeklärte Weise dort verstarb. Er hatte gefordert, dass sich die Ärzte nach Leichensektionen die Hände desinfizieren sollten, bevor sie zur Entbindung junger Frauen gingen. Im 19. Jahrhundert starben noch 30 Prozent der Wöchnerinnen an Kindsbettfieber, verursacht durch die schlimmen hygienischen Zustände in den Kliniken. Heute ist Desinfektion nicht nur in Krankenhäusern, sondern auch im Alltagsleben eine Selbstverständlichkeit.

Ein modernes Beispiel ist Dr. Robert Schleip, dessen Theorie von den Faszien, also den bindegewebigen Häuten um unsere Zellen, noch vor 20 Jahren nicht anerkannt war und von vielen Wissenschaftlern belächelt wurde. Inzwischen wurden hochempfindliche Geräte entwickelt, mit denen wir die Faszien und auch ihre Veränderungen sehen können. An ihrer Existenz besteht kein Zweifel mehr.

So schnell, wie die Forschung und die Medizintechnik voranschreiten, verändert sich unser Wissen um die Zusammenhänge in der Medizin ständig. Manches wird bald veraltet sein und vieles, was bis jetzt auf Erfahrung beruht, wird erklärbar sein. Zum Glück gibt es viele ernsthaft denkende und suchende Ärzte und Wissenschaftler, die eine Zusammenarbeit der traditionellen Medizin und der Homöopathie befürworten und praktizieren.

HOMÖOPATHIE: ÄHNLICHES HEILT ÄHNLICHES

Samuel Hahnemann (1755–1843), der Begründer der Homöopathie, entwickelte ein Heilsystem, das auf dem Prinzip der Heilung von Ähnlichem durch Ähnliches basiert: »Similia similibus curentur.« Hahnemann erkannte das homöopathische Prinzip, als er 1790 einen Selbstversuch mit Chinarinde unternahm. Er wusste, dass Zustände von Wechselfieber (Malaria) mit hohen Dosen von Chinin behandelt werden und der Wirkstoff bei Gesunden in hoher Dosierung ähnliche Zustände wie bei Wechselfieber hervorruft. Das bedeutet, dass ein Arzneimittel, das bei einem Gesunden Symptome hervorrufen kann wie bei einem ähnlichen Krankheitsbild, auch in der Lage ist, diesen Zustand zu heilen. Das sogenannte Simileprinzip war geschaffen. Hahnemann erkannte, dass eine winzige Menge des potenzierten Arzneistoffs genügt, um die Lebenskraft des Patienten so anzuregen, dass die Krankheit vertrieben werden kann. Mehr noch: Durch Verreibung, Verdünnung und Verschüttelung der Arzneisubstanzen werden spezielle Kräfte frei, die in den Ursubstanzen so nicht zu finden sind.

Wissenschaftler von beiden Seiten

Ich selbst hatte ein eindrückliches Erlebnis mit einem Wissenschaftler: Vor gut zehn Jahren verbrachte ich mit meiner Familie und unseren zwei Hunden Ostern an der ligurischen Küste. Wir nahmen gerade das leckere Ostermenü in einem Restaurant ein, als meine Frau mit der Dame am Nachbartisch, die ebenfalls Hundebesitzerin war, auf die üblichen Hundethemen zu sprechen kam. Gelangweilt starrten die beiden Ehemänner Löcher in die Luft, bis plötzlich die unbekannte Dame voller Stolz zu erkennen gab, dass ihr Mann Arzt sei. Darauf meinte meine Frau, dass auch ihr Mann (also ich) Arzt sei. Worauf die andere noch stolzer sagte: »Aber mein Mann ist Chefarzt.« Darauf meldete ich mich zu Wort und sagte: »Ich bin Homöopath.« Ich hatte schon befürchtet, das ganze Osteressen mit dieser »schändlichen« Äußerung verdorben zu haben, aber es entwickelte sich ein sehr intensives Gespräch mit meinem Kollegen. Dr. Berghäuser erzählte mir, dass er seit über 20 Jahren Tumorzellforschung betreibe. Um die Geschichte zu verkürzen: Nach gutem Wein und ausgiebigem Essen postulierten wir beide, dass es doch wissenschaftlich sei, wenn wir die homöopathischen Mittel an seinen Tumorzelllinien testen. So taten wir uns zusammen und begannen, gezielt homöopathische Mittel an Tumorzellen zu testen. Das Resultat überraschte ihn mehr als mich. Er konnte nachweisen, dass bestimmte homöopathische Mittel eine starke Hemmung auf Tumorzelllinien ausübten, die teilweise sogar stärker ausfiel als die mancher Chemotherapeutika. Das Erstaunlichste für ihn war aber, dass vor allem die hohen Potenzstufen, also C30 und C200, die größte Tumorzellhemmung aufwiesen. Ab der Stufe D23 ist kein Molekül der Ausgangssubstanz mehr enthalten, es ist also offiziell nichts darin – dennoch wirkt es. Da wird der echte Denker und Wissenschaftler hellhörig. Wir begannen, in den nächsten Jahren verschiedene Zelllinien von verschiedenen Tumorarten systematisch auszutesten, und kamen immer wieder auf reproduzierbare Ergebnisse. Die Ergebnisse ließen sich also wiederholen – und das ist eines der wichtigsten Kriterien für naturwissenschaftliche Studien. Es war uns sozusagen die Sensation des Jahrhunderts gelungen: endlich einen wissenschaftlichen Wirkungsnachweis für die Homöopathie zu erbringen. Voller Freude wollten wir diese Erkenntnisse im *Lancet Journal*, einer der renommiertesten medizinischen Fachzeitschriften veröffentlichen, aber wir wurden kategorisch abgelehnt.

Wasser als Informationsträger

Mein Wunsch, die Homöopathie wissenschaftlicher erklären zu können, führte mich zu einer Veröffentlichung von Auguste Meessen, Professor der Physik der Katholischen Universität von Louvain in Belgien, aus dem Jahr 2018. Darin berichtete er über Wasserbindungsphänomene, die ein Erklärmodell für die Wirksamkeit der Homöopathie liefern könnten. Ich habe ihn gleich angeschrieben, und seitdem sind wir in Kontakt und in einem angeregten wissenschaftlichen Diskurs, der auch dazu führte, dass er 2020 eine Veröffentlichung herausbrachte, die die Wirkungsweise der Homöopathie weiter erklären kann.

Früher dachte man, dass die Moleküle im Wasser nur über Wasserstoffbrückenbindungen verbunden sind. Nach neuesten wissenschaftlichen Erkenntnissen liegen Wassermoleküle in einer Art Kettenform aneinander und sind durch Elektronen verbunden. Jede winzige Änderung an einem Wassermolekül überträgt sich schnell auf alle anderen Wassermoleküle. Wenn also ein Wassermolekül eine bestimmte Information bekommt, erhalten alle anderen Wassermoleküle ebenfalls über ihre Verbindung diese Information. Prof. Meessen folgerte nach weiteren Forschungen: »Diese Ketten werden dann zu Informationsträgern, die durch autokatalytische Prozesse multipliziert werden, und bestehen selbst dann noch, wenn alle aktiven Moleküle eliminiert wurden.«

In der Homöopathie wird nach langem Verreiben einer Arzneisubstanz eine bestimmte Information, also bestimmte Eigenschaften einer Pflanze oder ihre spezifische Wirkrichtung, auf das Medium Wasser mithilfe der sogenannten Potenzierung übertragen. Wir haben nur die Information der Pflanze im Wasser gespeichert. Unser Körper besteht bekanntlich ebenfalls zu über 90 Prozent aus Wasser – so kann die Information schnell weitergeleitet werden.

Es eröffnen sich noch viele Wege in der modernen Physik, aber je weiter wir auf eine ganz tiefe molekularbiologische Ebene stoßen, desto mehr nähern wir uns Hahnemann an.

HOMÖOPATHISCHE ANAMNESE

Zur Behandlung von Krebspatienten und um sie auf ihrem Weg zu begleiten, versuchen wir, die ganze Lebensgeschichte des Patienten zu erfassen. Es ist wichtig, die Entwicklung der Krankheitsentstehung zu erkennen und zu erfahren, ob es eventuelle Auslöser gegeben hat. Das kann bei Brusttumoren ein Schlag auf die Brust sein (oft haben sich hier Mittel wie Conium und Bellis perennis bewährt), der plötzlich das Gesamtbild ändert, oder eine schlimme Kummersituation wie der Tod eines geliebten Menschen, der die Patientin aus dem Gleichgewicht bringen kann (manchmal ein Hinweis auf Natrium muriaticum). Nach gründlicher Anamnese und Symptomerhebung erfolgt eine Analyse und Bewertung der Symptome, die Hinweise auf die Arzneimittelwahl geben sollen. Die größte Schwierigkeit besteht dabei darin, zu erkennen, welche Symptome dem Wesen der Krankheit und der Patientin am ehesten entsprechen. Erst nach einer umfassenden Anamnese können wir Sicherheit für die Arzneimittelwahl bekommen. Deswegen sollte man sich an einen erfahrenen homöopathischen Arzt oder Homöopathen wenden, der die Behandlung bestmöglich unterstützen kann.

Im Folgenden stelle ich zwei von vielen Fällen aus meiner Praxis vor, Fälle von Patientinnen, die Dank der Homöopathie und auch spezifischer Nährstofftherapie wieder gesund geworden sind.

Ein hoffnungsloser Fall?

Ein sehr eindrucksvoller Fall war der einer Brustkrebspatientin mit 17 Lungenmetastasen, die die Schulmedizin nach erfolglosen Chemotherapien bereits aufgegeben hatte. Die behandelnde Ärztin versuchte unserer Patientin

im Juli 2004 schonend beizubringen, dass sie wahrscheinlich im nächsten Jahr sterben würde.
Für unsere Patientin war die Aussage der Ärztin natürlich ein schwerer Schock und sie verlor zunächst alle Hoffnung im Kampf gegen den Krebs. Dann aber hörte sie von der Möglichkeit einer homöopathischen Tumorbehandlung. Sie schrieb mir einen netten Brief und bat um eine Behandlung. Die Patientin kam ziemlich niedergeschlagen hier an, hatte jedoch einen unglaublichen Willen. Sie wiederholte immer wieder, dass sie es schaffen wolle, sie möchte noch nicht sterben und wir müssten alles tun, um ihr zu helfen.
Ich sagte ihr, dass wir alles versuchen würden und es eine kleine Chance gebe, wenn es uns gelänge, die passenden Mittel für sie zu finden und ihr Immunsystem wieder in die richtigen Bahnen zu lenken – und wenn auch der liebe Gott mithelfe. Die Heilung macht die Patientin letztlich eigentlich selbst, aber erst durch gut gewählte homöopathische Mittel werden bestimmte Kanäle geöffnet, sodass eine Selbstheilung möglich wird.
Die 47-jährige Patientin beschrieb sich in der Anamnese als eine sehr ehrgeizige, zielstrebige Frau, die geregelte Ordnung brauche. Sie würde schnell nervös und ungeduldig. Beim Essen vertrage sie keine Zwiebeln, die würden Blähungen verursachen. Die Zunge weise Zahneindrücke auf. Immer wieder beobachte sie rezidivierende Herpesschübe an den Lippen. Bei der Menstruation habe sie Bauchkrämpfe, die bis in die Beine hinunterzögen. Immer einen Tag vor der Menstruation bekäme sie Rückenschmerzen und es sei ihr sehr kalt.
Bei der Untersuchung der Brust zeigte sie bereitwillig die Narben. Sie tanzte sehr gern. Enges am Hals und am Bauch konnte sie nicht ertragen, Einengung im Allgemeinen gefiele ihr nicht. Sie klagte außerdem über Hitzewallungen und ziehenden Schmerz in der Brust. Der Tumor hatte bereits die Skelettmuskulatur infiltriert und es entwickelte sich auch ein ziehender, bohrender Schmerz am Brustbein. In letzter Zeit geriet sie immer schneller außer Atmen wegen der Lungenmetastasen und schon bei geringer Anstrengung bekam sie Schweißperlen auf der Nase. Die Nase war morgens meist

verstopft. In der Nacht hatte sie einen ganz trockenen Mund und musste immer wieder etwas trinken. Ganz verzweifelt erzählte sie unter Tränen am Ende der Anamnese: »Ich tanze doch so gerne, aber das wird wegen der Lungenmetastasen und der Atemnot natürlich immer schwieriger, und so kann ich nicht mehr tanzen gehen. Nach der Diagnose hatte ich so eine Angst, da musste mich mein Mann immer in den Arm nehmen, das tat sehr gut. Ich will noch nicht sterben.«

Wieder einmal kein leichter und vor allem kein ganz eindeutiger Fall, weil sich klare Symptome vermischen, die zu mehreren Mitteln gehören.

Sepia für den Anfang

Die Analyse der Symptome ergab das Mittel Sepia, also begannen wir damit in der Hochpotenz Q3. Die Patientin fühlte sich die ersten Tage mit Sepia ganz gut, dann träumte sie zum ersten Mal in ihrem Leben von Pferden, die Augen tränten noch im Raum und die Atemnot wurde nicht besser. Sie bekam Hitzegefühle, die den Rücken hinaufstiegen. Sie spürte ein Ziehen in der Leiste, was sie noch nicht kannte. Wir mussten nun die Analyse noch feiner machen. Die Träume von Pferden waren ein wichtiges neues Symptom.

Das ist das Gute an den Q-Potenzen: dass wir oft bei genauer Beobachtung der auftretenden Symptome Hinweise auf ein neues Mittel bekommen. Selbst wenn die anfängliche Mittelwahl falsch gewesen ist, wird diese Q-Potenz dazu beitragen, Symptome zu produzieren, die uns zum nächsten Mittel führen können. Dann ist es wichtig, dass wir den zuletzt aufgetretenen Symptomen einen höheren Stellenwert geben.

Nun hatten wir deutliche Hinweise auf Phosphor und beim Zurückgehen zur Erstanamnese konnten wir sehen, dass Phosphor sehr viele Symptome abdeckt. Sie hatte zwar viele chronische Symptome von Sepia, aber es konnte sein, dass sie im Lauf der Tumorerkrankung immer mehr in einen Phosphorzustand gekommen war – darauf deuteten die zuletzt aufgetretenen Symptome hin. Zudem wollte sie viel Trost und Nähe, das sprach auch für Phosphor. Wir hatten nichts mehr zu verlieren, schließlich wurde die Patientin

schulmedizinisch bereits für quasi tot erklärt. Wir versuchten, mithilfe der Homöopathie das Leben dieser Frau zu retten, also gaben wir Phosphor zunächst in Q3, dann weiter in aufsteigenden Q-Potenzen: Q4, Q5, Q6.
Laut CT der Lunge hatten sich die Metastasen nicht verkleinert. Aber auch die vor Beginn der homöopathischen Therapie eingesetzte Chemotherapie konnte die Lungenmetastasen nicht verkleinern. Die Patientin war total niedergeschlagen, sie hatte alle Hoffnung in die Homöopathie gesetzt. Aber ich hatte das Gefühl, dass man dennoch nicht aufgeben durfte. Man musste die homöopathischen Mittel weitergeben und versuchen, das Immunsystem, das durch die palliative Chemotherapie sehr geschwächt worden war, wieder aufzubauen. Zur Entgiftung der Leber gab ich ihr Carduus marianus in der Urtinktur, zweimal fünf Tropfen am Tag dazu. Mit dem Phosphor sollte sie weitermachen.

Es geht bergauf
Im Januar 2005 besserten sich ihre Parameter. Ihre Beschwerden nahmen langsam ab, das war ein gutes Zeichen. Kurz darauf meldete sie sich telefonisch: »Es geht eigentlich ganz gut, ich war sogar wieder beim Tanzen und es hat sehr gutgetan.« Allerdings spüre sie hin und wieder ein verstärktes Reißen und Ziehen im Bereich des Brustbeins und im Schultergürtel. In der Hoffnung, dass es sich um ein neues Pseudosymptom handelte, fuhr ich mit Phosphor fort, weil ich weiß, mit was für einer unglaublichen Kraft Phosphor auf Tumore einwirken kann.
Das Ziehen am Brustbein verschwand unter kontinuierlicher Gabe von Phosphor bis zur Potenz Q8 ganz. Ende Mai rief sie an: »Ich war heute zum CT. In der Grobeinschätzung wurde festgestellt, dass die zwei großen Tumore in der Lunge eindeutig kleiner geworden sind. Einer ist fast um die Hälfte geschrumpft. Ich bin überglücklich und könnte Luftsprünge machen!«
Im Oktober kam sie als Touristin ins Tessin und bei mir in der Klinik vorbei. Sie sah blendend aus und war voller Tatendrang. Im Dezember schrieb sie mir, dass sich alle Tumore fast vollständig zurückgebildet hatten. Sie sei in der Woche zuvor bei der Ärztin in der Sprechstunde gewesen, die sie im

Juli 2004 operiert hatte und ihr aufgrund der Metastasen keine Hoffnung gemacht hatte. »Sie sagte, dass der positive Verlauf dieser Krankheit an ein Wunder grenzt und sie es nicht fassen kann, dass es mir so gut geht. Sie hat sich riesig gefreut und hofft, dass es so gut weitergeht. Ich bin eine große Ausnahme und ein richtiges Wunder.«

Auch weitere Befunde in der Brust fielen negativ aus. Im Juli 2006 rief die Patientin wieder an: »Die 17 Metastasen sind verschwunden, es ist einfach alles weg. Es ist mittlerweile so, dass überall, wo ich hinkomme, die Leute sagen: ›Da kommt das medizinische Wunder.‹ Letzte Woche war ich in der Ostsee baden, ich bin so fit und voller Energie.«

Unserer Patientin ging es dann jedes Jahr immer besser. 2015 hatte sie die Zehn-Jahres- Überlebensrate erreicht. Im Mai 2015 kam sie noch einmal nach Locarno und berichtete voller Freude, wie gut es ihr gehe und dass selbst 35 Liegestütze am Stück nun kein Problem mehr für sie darstellten. Ihr ist es laut eigener Aussage völlig egal, warum oder wie die Homöopathie wirkt und was die Wissenschaft dazu sagt.

Signifikant höhere Lebensqualität

Im Rahmen einer Studie in Zusammenarbeit mit der Universitätsklinik Freiburg im Breisgau und der Klinik, in der ich 20 Jahre arbeitete, wurde in einer prospektiven Untersuchung an über 600 Tumorpatienten (260 homöopathisch und 380 konventionell behandelte Patienten) speziell die Lebensqualität untersucht. Meine Patientin wurde auch in diese Studie aufgenommen und daher ab 2004 alle drei Monate von der Universitätsklinik angeschrieben, damit sie über ihren Gesundheitszustand berichtete. Alle Arztberichte und Diagnosen waren von unabhängigen Prüfärzten begutachtet worden.

Es konnte gezeigt werden, dass die homöopathisch behandelten Patienten eine signifikante höhere Lebensqualität hatten. Diese Studie wurde 2012 mit dem Hufeland-Forschungspreis ausgezeichnet.

Allerdings hatte man nach zwei Jahren aufgehört, die Patientin zu befragen, wie es ihr geht, weil alle Daten schon erhoben waren. Die Studie untersuchte leider nicht das Langzeitüberleben nach fünf Jahren, wie es ursprünglich vorgesehen war: Zehn Jahre später waren bereits alle Patienten aus der schulmedizinischen Kontrollgruppe gestorben und in der homöopathisch behandelten Gruppe lebten nach zehn Jahren noch über 30 Prozent. Dass sich das Gesamtüberleben bei Tumorpatienten mit Lungentumoren, die homöopathisch behandelt werden, verlängern kann, zeigt sehr eindrücklich auch eine 2020 veröffentlichte, randomisierte Doppelblindstudie von Prof. Michael Frass aus Wien (siehe Anhang).

Die Liegestütz-Challenge

Die Patientin wurde bis 2017 weiter mit Phosphor in Q-Potenzen behandelt, aber auf einmal zeigten sich im CT und im MRT wieder Lungenmetastasen. Es wurde von ärztlicher Seite eine Chemotherapie empfohlen.

Ich fragte mich: Wie kann es sein, dass nach über zehn Jahren wieder Tumore auftauchen? Ist Phosphor nicht mehr das angezeigte Mittel?

Nach genauer Befragung gab die Patientin an, dass sie in letzter Zeit immer nervöser geworden war, reizbarer auf alles, was ihr Mann mache. Ihr ging nichts schnell genug. Es schien, als kämen wieder deutliche Symptome von ihrem Grundmittel Sepia heraus und ich wechselte auf Sepia in Q-Potenzen. Außerdem gab ich ihr ein spezielles Nahrungsergänzungsmittel, das ich entwickelt habe (siehe Kapitel über Salvestrole Seite 161 ff.).

Zum Erstaunen der Ärzte stabilisierte sich die Patientin. Nach weiteren drei Jahren mit Sepia in Q-Potenzen und der kontinuierlichen Einnahme von Salvestrolen kam sie im Oktober 2020 bei mir in meiner neuen Praxis vorbei. Es ging der inzwischen 64-Jährigen sehr gut, sie sah super aus und war nun seit 16 Jahren bei mir in homöopathischer Behandlung.

Sie war natürlich älter geworden, aber dennoch immer fitter und sportlicher. Nun kam es bei unserem Treffen zu einem ganz besonderen Moment: Sie forderte mich zu einer Liegestützen-Challenge heraus! Dazu muss man sagen, dass ich Kung-Fu-Lehrer bin, eine Kung-Fu-Schule habe und viel Sport treibe – also für meine 54 Jahre noch recht fit war. Natürlich nahm ich die Challenge sofort an und ihre Tochter dokumentierte alles auf Video.

Wir machten nebeneinander Liegestütze und ich schaffte 55 am Stück – und diese Patientin, die einst von der Schulmedizin aufgegeben worden war, schaffte mit ihren 64 Jahren doch tatsächlich 64 Liegestütze!
Am 3. Mai 2021 schrieb sie mir: »Lieber Herr Dr. Wurster, wie Sie schon sagten, dürfen wir die Liegestützaktion nicht aus den Augen verlieren. Es wäre zu schön, wenn Ihre Vision eintreffen würde: 80-jährige ehemalige Krebspatientin macht täglich 80 Liegestütze.«
Nicht schlecht für eine Patientin, der man 2004 gesagt hat, dass sie das Jahr 2005 nicht mehr erleben werde, oder?

Ein unkomplizierter Fall

Es gibt auch Fälle, die relativ leicht zu behandeln sind, wie den folgenden: Bei einer 27-jährigen Frau erfolgte wegen einer Fehlbildung des Gewebes am Gebärmutterhals und einer Verhärtung eine Konisation, also eine kegelförmige Abtragung des veränderten Gewebes. Die Fehlbildung wurde als Vorstufe zum Gebärmutterhalskrebs gedeutet. Drei Monate später hatte die Patientin ständige Schmerzen beim Koitus, sechs Monate später litt sie unter dem völligen Verlust der Libido. Sie entwickelte eine Reizbarkeit und Abneigung ihrem Mann gegenüber. Die Brustwarzen wurden sehr schmerzhaft und empfindlich, sie bekam Panikattacken und Herzrasen in der Nacht. Eine Psychotherapie brachte keinen Erfolg. Ein Jahr später entdeckte sie einen schmerzhaften Brustknoten (zweimal zwei Zentimeter). Sepia in Q-Potenzen normalisierte die Psyche, und der Brustknoten verschwand innerhalb von sechs Monaten.

HOMÖOPATHISCHE BEGLEITUNG DER CHEMOTHERAPIE

Mit bestimmten homöopathischen Mitteln können wir eine Chemotherapie begleiten und mögliche Nebenwirkungen gezielt behandeln. Die Symptome, die sich während einer Chemotherapie bei Patientinnen zeigen, sind durchaus sehr individuell. Oft berichten die Frauen über allgemeine Übelkeit, aber es zeigen sich auch ganz individuelle Symptome, die uns ganz genau zu dem angezeigten Mittel führen. Wenn eine Patientin beispielsweise während einer Chemotherapie Reizhusten, Nasenbluten und bestimmte Ängste entwickelt und das Bedürfnis nach Gesellschaft hat, kann es sein, dass ihr jetzt gerade Phosphor für die belastenden Symptome helfen kann. Aber es kann auch sein, dass unter der Chemotherapie spezielle Symptome des Grundmittels der Patientin an die Oberfläche treten und dass Phosphor ihr dann auch im Gesamten und für den Tumor helfen wird.

Alle folgenden Empfehlungen sollten unbedingt mit einem homöopathisch arbeitenden Arzt oder Homöopathen abgesprochen werden.
Bewährte homöopathische Mittel für die Behandlung der Nebenwirkungen der Chemotherapie sind unter anderem: Arsenicum album, Nux vomica, Cadmium sulfuricum, Phosphor, Okoubaka, Sulfur, Tabacum, Ipecacuanha, Chininum sulfuricum. Im Folgenden stelle ich sie kurz vor.

Arsenicum album

Wenn man sich das Bild einer Arsenvergiftung vor Augen führt, kann man ähnliche Symptome bei der Patientin beobachten wie nach einer Chemotherapie. Was bewirkt Arsen im Organismus? Die Enzyme der Atmungskette werden blockiert, es kommt zu Merkmalen der inneren Erstickung, die von starker ängstlicher, nervöser innerer Unruhe und Ruhelosigkeit begleitet wird. Die Betroffene befindet sich in einem ständigen Panikzustand und will daraus schnell entfliehen.
Die Patientin ist sehr schwach, verzweifelt und frostig und leidet unter Übelkeit und Appetitlosigkeit. Im Zentrum steht oft der gesamte Magen-Darm-Trakt mit Brennen im Magen, begleitet von Angst und Unruhe. Trotz des Magenbrennens verlangt die Patientin nach Wärme und warmen Auflagen, die ihr Linderung verschaffen. Die Patientin weist eine große Empfindlichkeit am Bauch auf und ist sehr sensibel gegen leichteste Berührung. Es besteht eine große Schwäche. Sie erbricht häufig und hat reiswasserartige,

schwächende Durchfälle. Es kommt vor, dass sich die Patientin schon nach der kleinsten Menge Essen oder Trinken sofort erbrechen muss. Das Erbrochene ist gelb wie Galle oder schwarz wie Kaffeesatz und zeichnet sich durch einen sehr üblen Geruch aus.

Sie klagt über Übelkeit, die durch Gerüche und Bewegung verschlimmert wird, obwohl die Patientin das Bedürfnis hat, sich ständig zu bewegen. Es besteht ein intensiver Durst und die Patientin verlangt nach warmen Getränken, welche sie oft in kleinen Schlückchen trinkt. Kaltes Wasser löst bei Arsenicum album Magenschmerzen aus. Bei Phosphor dagegen werden die Magenschmerzen durch kaltes Wasser gebessert.

Wir können bei der angezeigten Gabe von Arsenicum album eine nächtliche Verschlimmerung aller Beschwerden mit Angst und Ruhelosigkeit beobachten. Die Patientin ist sehr fordernd und verlangt, dass ihr sofort geholfen wird. Es ist manchmal wirklich beeindruckend zu beobachten, wie schnell Ruhe eintritt, wenn man solch einer verzweifelten Patientin das angezeigte Mittel gibt.

Dosierung: Meist als Q-Potenz oder als C30 oder C200 in Wasser aufgelöst.

Nux vomica

Nux vomica ist wohl das wichtigste Mittel zur Behandlung der mehr als unangenehmen Nebenwirkungen einer Chemotherapie. Die Hochpotenz der Brechnuss wird bei Magen-Darm-Störungen, Vergiftungen und vor allem bei Beschwerden durch Arzneimittelmissbrauch verwendet. Eine Patientin, bei der Nux vomica angezeigt ist, leidet unter Übelkeit und Erbrechen während und nach der Chemotherapie. Die Übelkeit wird als so stark empfunden, dass nur Erbrechen Linderung bringen kann. Es wird darüber hinaus oft saurer Schleim erbrochen.

Die ganze Magenregion ist schmerzhaft aufgetrieben und es entwickeln sich krampfartige, schneidende Magenschmerzen. Es besteht während der Chemotherapie das Gefühl, dass sich gleichzeitig mit den Magenschmerzen Durchfall einstellen könnte. Meist finden wir aber eine hartnäckige Verstopfung aufgrund einer unregelmäßigen Darmbewegung.

Der Appetit fehlt bei fauligem oder bitterem Geschmack im Mund (eine Leberstörung nach traditioneller chinesischer Medizin).
Wenn ich eine Patientin vor mir habe, die sehr gereizt oder leicht genervt ist und bei der eine Überempfindlichkeit auf alle Sinneseindrücke (Geräusche, Gerüche, Licht, Musik) besteht, dann denke ich an Nux vomica. Oft entwickelt sich auch ein Nux-vomica-Bild bei Patientinnen, die schon über lange Zeit Schmerzmittel einnehmen.
Dosierung: C30 vor der Chemotherapie oder bei starken Beschwerden auch noch einmal danach oder als Q-Potenz.

Cadmium sulfuratum

Ein weiteres wichtiges Mittel ist Cadmium sulfuratum, das in seiner Symptomatik eine starke Ähnlichkeit mit Arsenicum album aufweist. Der wichtige Unterschied besteht darin, dass die Patientin, wenn Cadmium sulfuratum angezeigt ist, nicht so ängstlich und unruhig ist und dass Bewegung ihren Zustand verschlechtert. Meist wird es auch als sehr frostiges Mittel beschrieben. Das Zentrum der Beschwerden betrifft den Magen-Darm-Trakt. Es besteht eine sehr starke Übelkeit, die zwingt, ganz still zu liegen, um Erbrechen zu vermeiden. Das ist ein ganz wichtiges Schlüsselsymptom und ermöglicht die Differenzialdiagnose, also die Unterscheidung, zu Arsenicum album, wo im Allgemeinen Bewegung Linderung bringt. Die Patientin verlangt nach kaltem Wasser (wie auch, wenn Phosphor angezeigt ist), das aber sofort erbrochen wird. Sie erbricht selbst geringste Mengen sofort nach dem Trinken. Das Erbrochene kann wie Kaffeesatz aussehen.
Beim Aufstehen kann es passieren, dass die Patientin ohnmächtig wird. Als eigentümliches Symptom können wir manchmal offene Augen während des Schlafens beobachten.
Dosierung: C30 oder C200, in Wasser aufgelöst.

Phosphor

Das Element Phosphor ist an zahlreichen elementaren Vorgängen im Zellstoffwechsel beteiligt und die Chemotherapie behindert gerade die ATP-

(Adenosintriphosphat)-Synthese. ATP ist der universelle Träger von Energie in den Zellen und essenziell für die energieliefernden Prozesse im Zellstoffwechsel. Es ist immer wieder erstaunlich, dass manche Menschen, die konstitutionell sicher nicht dem Bild von Phosphor entsprechen, aufgrund von mehreren Zyklen Chemotherapie oder noch mehr durch die Bestrahlung in einen Phosphor-Zustand geraten. Dabei ist es ganz wichtig zu erkennen, wann man die Ebene der Wirksamkeit von Phosphor wieder verlässt. Es kann sein, dass Phosphor eine Weile wunderbar gegen die Folgen der Chemotherapie hilft. Aber wenn das nicht mehr der Fall ist, muss man doch auf die Gesamtheit der Symptome zurückblicken oder aktuelle belastende Symptome als Ausgangspunkt zugrunde legen, um das weiterführende Heilmittel zu verschreiben.

Oft finden wir, wenn Phosphor angezeigt ist, sehr geschwächte Menschen, die Angst vor dem Alleinsein haben und sich die Nähe der Familienangehörigen wünschen. Sie wünschen sich Trost und dass man ihre Hand hält, um ihnen die Angst zu nehmen. Im Gegenteil zu Arsenicum album wird die Patientin im Phosphor-Zustand nicht offensichtlich fordernd, vorwurfsvoll oder ruhelos. »Phosphorikerinnen« können aber anstrengend sein, wenn man als Bezugsperson immer wieder ängstlich gerufen wird. Allerdings fordert Phosphor auf eine liebevolle Art und man erfährt sehr viel Dankbarkeit von den Patientinnen. Manchmal genügt es, zehn Minuten bei der Patientin zu sitzen, und alle ihre Ängste sind verflogen. Die Patientin sucht Nähe und Zuwendung und wird versuchen, einen durch nette Geschichten zu erfreuen, oder sie erkundigt sich, wie es dem Gegenüber geht. Reden und Ablenkung helfen sehr viel. Wenn die Patientin dann wieder allein ist, kommen langsam wieder die Ängste hoch.

Während der Chemotherapie zeigen sich eine Fülle von Magen-Darm-Symptomen: Wasser wird erbrochen, sobald es im Magen warm geworden ist. Es besteht ein großer Durst auf kalte Getränke. Phosphorikerinnen essen bei der Chemotherapie sowie bei der Bestrahlung vermehrt Eiscreme. Ich kannte eine Patientin, die alles erbrochen hatte, was sie gegessen hatte, und das Einzige, was sie bei sich behalten konnte, war Eiscreme, sodass

diese Frau die ganze Zeit von morgens bis abends Eiscreme aß, was ihr gut bekam. Die Arzneimittelwahl war in diesem Fall zum Glück recht einfach. Die Magenschmerzen werden gebessert durch kalte Nahrung, kalte Getränke, Eiscreme, Handauflegen, Massage und Schlaf. Wir finden auch oft ein Schwächegefühl im Abdomen.
Das Erbrochene ist oft gelb oder grün wie Galle. Die Verdauung ist gestört und wir haben eine Reihe von Stuhlveränderungen, die uns Hinweise auf Phosphor geben können, wie unverdaute Teile im Stuhl, Schleimauflagerungen, fettige Stühle, sagoartige Körnchen, blutig-schleimige Durchfälle, Bleistiftstuhl. Nicht selten erzählt uns die Patientin, dass sie das Gefühl habe, keine richtige Kontrolle mehr über den Schließmuskel zu haben. Es besteht, ähnlich wie bei Sulfur, eine Empfindlichkeit auf Gerüche, wobei ein Phosphor-Zustand empfindlicher auf Zigarettengeruch und Parfüm reagiert und Sulfur eher auf menschliche Ausdünstungen.
Dosierung: Als Q-Potenz, täglich.

Okoubaka

Man kennt Okoubaka als typisches Mittel bei Vergiftungen und daher findet es auch Verwendung zur Begleitbehandlung der Chemotherapie. Um sich Okoubaka für alle Ewigkeit zu merken, möchte ich eine kleine Geschichte erzählen, wieso man überhaupt auf die Idee kam, Okoubaka zu verwenden: Vor langer Zeit war es in Afrika Brauch, dass sich die benachbarten Volksstämme gegenseitig zum Essen einluden, um ihre Verbundenheit zu demonstrieren. Leider gab es eine Phase, in der jeweils der eine Volksstamm den anderen Volksstamm zwar eine Einladung aussprach, aber mit dem niederträchtigen Hintergedanken, die Stammesangehörigen bei diesem Essen zu vergiften. Da aber beide Volksstämme dies schon vorher wussten, aßen sie vorher Okoubaka und beugten so der Vergiftung vor. Okoubaka machte sie auf eine spezielle Weise immun gegen die Gifte.
Okoubaka wirkt vornehmlich auf den Magen-Darm-Trakt, insbesondere wenn der Erkrankung eine Vergiftung zugrunde liegt, und das gilt bei unterschiedlichen Ursachen – etwa bei Vergiftungen durch verdorbene Nah-

rungsmittel, mit Insektiziden gespritztem Obst, eine wirkliche Vergiftung oder auch durch bei einer Chemotherapie entstandene Zellgifte ausgelöste Reaktionen.
Es gibt nur wenige charakteristische Symptome, die auf das Mittel hinweisen. Der Kranke ist oft zornig und reizbar und befindet sich in einer ängstlichen und depressiven Grundstimmung. Der Mund ist trocken und die Zunge weiß belegt. Der Patient hat starke Blähungen, Völlegefühl, Übelkeit und einen unregelmäßigen Stuhl. Fasten erleichtert die Beschwerden.
Dosierung: Meist in Tiefpotenzen, D3 oder D6 zweimal täglich.

Sulfur

Sulfur ist ein wichtiges Mittel zur Entgiftung und es ist angezeigt, wenn Erbrechen mit Hitzegefühl am ganzen Körper vorherrscht.
Der Appetit ist während der Chemotherapie gesteigert. Das fällt stark auf, weil die meisten Patientinnen appetitlos werden und schon der Gedanke ans Essen Übelkeit auslöst. Es besteht eine starke Empfindlichkeit gegenüber Gerüchen während der Chemotherapie. Besonders der Geruch des eigenen Stuhls oder eigener Körperausdünstungen wird als sehr unangenehm und Übelkeit erregend empfunden. Teilweise entstehen Geruchshalluzinationen. Was einen oftmals in Erstaunen versetzen kann, ist, dass die Patientin trotz objektiv schwieriger Lage Scherze macht, hoffnungsvoll erscheint und alles sehr optimistisch sieht.
Dosierung: Als Q-Potenz täglich oder auch in D12.

Tabacum

Tabacum ist ein Mittel, das bei starker Übelkeit, verbunden mit Schwäche, Blässe, Erbrechen, eisiger Kälte und Schweiß mit intermittierendem Puls (regelmäßige Aussetzer) passt.
Obwohl der Bauch stark aufgetrieben und kalt ist, möchte die Patientin ihn aber nicht bedeckt haben. Als auffälliges Symptom kann man Schwindel beim Öffnen der Augen werten.
Dosierung: Meist D3, D6 oder C30, in Wasser aufgelöst.

Ipecacuanha

Bei starker Übelkeit mit Erbrechen, besonders wenn das Erbrechen unaufhörlich oder schwallartig ist, findet Ipecacuanha Verwendung. Das Erbrechen wird sehr leicht ausgelöst: beim Riechen von Speisen, beim Husten, beim Bücken, nach dem Essen und Trinken, nach dem Stuhlgang, sogar nach Kratzen der juckenden Haut.
Es besteht eine Abneigung gegen den Geruch von Speisen. Als auffälliges Zeichen finden wir eine Übelkeit im Magen bei sauberer Zunge. Im Gesicht kann man eingesunkene Augen bei der Übelkeit beobachten.
Dosierung: C30.

Chininum sulfuricum

Oft kommt es bei der Chemotherapie zu einem starken Leukozytenabfall und die Ärzte können dann entweder die Chemotherapie nicht weiterführen oder müssen spezielle Leukozytenstimulatoren (Neupogen) geben. Chininum sulfuricum D4 hat sich zum Anheben der Leukozytenzahl gut bewährt.
Es ist auch interessant, dass Chininum sulfuricum in der Arzneimittelprüfung eine starke Empfindlichkeit der Wirbelsäule und der Wirbelkörper aufweist. Genau diese Empfindlichkeit entwickeln häufig Patientinnen, die Leukozytenaktivatoren gespritzt bekommen.
Dosierung: D3 bis D6.

HOMÖOPATHISCHE BEGLEITUNG BEI BESTRAHLUNGEN

Ziel einer Bestrahlung soll eine schnelle lokale Tumorzellzerstörung sein. Leider hat eine Bestrahlung aber nicht nur räumlich begrenzte Veränderungen zur Folge, sondern kann Auswirkungen auf den ganzen Organismus haben, sodass mitunter bestimmte Bestrahlungsnebenwirkungen noch jahrelang zurückbleiben. Diese Bestrahlungsfolgen müssen manchmal zu-

erst homöopathisch behandelt werden, weil sie eine Blockade darstellen können und unsere auf chronisch Symptome wirkenden homöopathischen Mittel oftmals erst einen Effekt zeigen, wenn diese Blockaden beseitigt sind. Man muss bedenken, dass die Bestrahlung zwar die Tumorzellen lokal zerstören kann, aber dass dabei auch das umliegende Gewebe geschädigt wird sowie der lymphozytäre Abwehrwall, der einen Tumor umgibt. Die heutige Medizin geht leider immer noch davon aus, dass es sich beim Krebsgeschehen um einen lokalen Prozess handelt. Demzufolge müsste nach einer Operation oder Bestrahlung der Patient eigentlich gänzlich geheilt sein. Die traurige Statistik belehrt uns eines Besseren. Der ganze Mensch ist krebskrank und erkrankt nur an seiner genetisch determinierten Schwachstelle.
Zur Verdeutlichung möchte ich einen Fall aus meiner Praxis vorstellen, in dem die Kombination von konventioneller Medizin, Homöopathie und Behandlung mit sekundären Pflanzenstoffen – also eine komplementäre Therapie – beeindruckende Ergebnisse zeigte.

Homöopathie bei einem fortgeschrittenen metastasierten Mammakarzinom

Als der Brusttumor bei der 56-jährigen Ärztin 2014 entdeckt wurde, hatte man im MRT außerdem mehrere Metastasen in den Wirbelkörpern gesehen. Die Patientin bekam eine brusterhaltende Operation mit anschließender Chemotherapie und Bestrahlung der betroffenen Brust. Multiple Wirbelkörpermetastasen wurden mit Cyberknife (eine hochpräzise, robotergesteuerte Strahlentherapie) bestrahlt, um eine Rückenmarkskompression zu verhindern.
Nach der Bestrahlung traten neue Metastasen in den Brustwirbelkörpern 1 und 2 auf. Systemisch wurde mit Letrozol und Palbociclib oral behandelt – das sind die ersten Vertreter der neuen Wirkstoffklasse der Cyclin-abhängigen Kinase-Inhibitoren.
Die Chefärztin hatte ihrer Kollegin 2014 erklärt, dass sie maximal noch zwei bis drei Jahre zu leben hätte. Die Patientin hatte aber allen Prognosen zum Trotz schon fast vier Jahre weitergelebt, als sie im Mai 2018 zu mir

kam. Leider war der Prozess aber schon sehr fortgeschritten durch die Metastasen in der Brustwirbelsäule und die aktiven schmerzhaften Beckenmetastasen. Die Patientin war seit zwei Jahren nicht mehr in der Lage, gerade zu stehen, und konnte sich vor Schmerzen kaum noch im Bett drehen. Sie berichtete mir in der Anamnese: »Die Schmerzen in der Brust sind so schlimm, als wenn eine Kralle ständig die Brust umklammert. Beim Husten und Niesen erschüttert es den ganzen Körper und es schmerzt in allen Metastasen.«

Die Patientin hatte ein lautes Bauchgrummeln, von dem sie sagte, das habe sie schon als Kind gehabt: Man konnte es von Weitem hören. Sie mag gerne kalte Getränke aus dem Kühlschrank. In letzter Zeit hüstele sie immer wieder und habe eine Räusperneigung. Sie wurde schon so oft wegen der Metastasen bestrahlt, dass sie insgesamt unglaubliche 130 Gray (= Maßeinheit für absorbierte Energie) abbekommen hat. Normalerweise müsste man bei einer so hohen Strahlendosis längst tot sein: Die Dosis entspricht mehr als 100.000 Röntgenbildern.

Die Patientin spürte manchmal Situationen im Voraus: Einmal wusste Sie beim Autofahren, dass im nächsten Moment ein Kind auf die Straße fallen wird. Sie wich schon vorher mit dem Auto aus, als tatsächlich plötzlich das Kind auf die Straße fiel.

Wenn sie sich im Liegen nach rechts drehte oder wenn sie versuchte aufzustehen, wurde ihr so schwindlig, als würde sich der ganze Raum drehen. Sie berichtete, dass sie schnell blaue Flecken bekomme.

Für jemanden, der keine Ahnung von Homöopathie hat, sind das sonderbare Symptome. Warum soll das wichtig sein, dass sie gerne aus dem Kühlschrank trinkt oder Sachen im Voraus spürt? Für einen Homöopathen sind das Goldstücke, die er nur auflesen muss, um ein gutes Mittel zu finden.

Wir begannen Anfang Mai 2018 mit Phosphor Q3 – und dann passierte schon nach zwei Tagen ein kleines Wunder, das damals acht Ärzte in der Klink bezeugen konnten: Die Patientin sagte, dass sie wunderbar geschlafen hatte und sie sich zum ersten Mal seit zwei Jahren ganz ohne Schmerzen im Bett umdrehen konnte. Am nächsten Tag spürte sie keinen Schwindel mehr.

Eine so schnelle Besserung der Beschwerden ist sehr selten, aber natürlich ein gutes Zeichen. Nach zehn Tagen verließ sie die Klinik in aufrechtem Gang – vorher hatte sie keine Treppe mehr gehen können. Die Rippenschmerzen waren um 30 Prozent besser geworden, das Hüsteln war ganz verschwunden. Die Hüftschmerzen wegen der Beckenmetastase hatten sich leider nicht verbessert, dafür war der krallende Schmerz in der Brust viel weniger geworden. Insgesamt ein guter Verlauf und sie wurde nun zu Hause mit aufsteigenden Q-Potenzen behandelt.

Ende Juli rief sie mich dann überglücklich an: »Es ist keine Aktivität mehr in den Metastasen feststellbar und alle Ärzte haben mich beglückwünscht.« Auch die Aktivität in der Beckenmetastase war ganz verschwunden. Da kam ein Radiologe und sagte, es sei fantastisch, wie gut die Bestrahlung gewirkt habe, es sei alles im Becken zurückgegangen. Er war allerdings total verwirrt, als ich ihm sagte, dass das Becken überhaupt noch nie bestrahlt worden sei. Der Radiologe fragte allerdings nicht nach, was ich sonst noch unternommen hatte, ebenso wenig wie seine Kollegen.

Meiner Patientin ging es weiter gut und knapp ein Jahr später, im Juli 2019, brach sie mit ihrem Mann zu einem dreiwöchigen Segeltörn auf und schickte mir ein wunderbares Foto von sich am Steuer des großen Segelbootes. Doch als sie wieder zurückkamen, hatte sich etwas verändert: Der Tumormarker fing schon seit Anfang des Jahres wieder an zu steigen.

Wir mussten eine andere Analyse machen, denn Phosphor schien nicht mehr so gut anzuschlagen. Ich versuchte ein anderes Mittel, das sehr auf die Knochen wirkt, auch die vielen Bestrahlungen berücksichtigt, und gab Silicea in Q3. Wir glaubten beide fest daran, dass das neue Mittel helfen würde. Aber schon der erste Bericht nach 14 Tagen mit Silicea war sehr ernüchternd: »Ich habe ganz ausgeprägte Zahneindrücke an der Zunge bekommen und ich wurde schwächer.« Die Kernspin-Kontrolluntersuchungen ergaben, dass in der Brust alles in Ordnung war, aber die Metastase im Becken von einem Zentimeter innerhalb von sieben Monaten auf dreieinhalb Zentimeter angewachsen war. Auch eine Metastase im Oberarmknochen war von vier auf sechs Millimeter angewachsen. Die Patientin schlief schlecht und hatte kaum Kraft: Wenn sie nur ein Fensterbrett abwische, bekäme sie Schweißausbrüche.

Daran sieht man, dass es in der Homöopathie eben nicht genügt, nur fest an das Mittel zu glauben, was mache Kritiker so gern unterstellen. Wenn das Mittel nicht optimal passt, dann wird es auch nicht optimal helfen. Es ist so, als würde man ein Antibiotikum für eine bakterielle Infektion geben, obwohl das Wirkspektrum dieses Antibiotikums gar nicht zum Erreger passt. Dann wirkt es natürlich nicht. Kann man dem Medikament die Schuld geben oder eher dem Arzt, der es falsch verschrieben hat? Das Gleiche gilt für viele Menschen, die sagen: Ich habe die Homöopathie versucht, aber sie hat nicht geholfen. Vielleicht war es nur nicht das richtige Mittel oder es wurde falsch angewendet.

Aber was war jetzt mit unserer armen Patientin? Es ging ihr schlecht und wir mussten analysieren, was wir noch tun konnten. Natürlich haben die Ärzte gesagt, dass sie ohnehin schon unglaublich lange mit den ganzen Metastasen lebe und jetzt scheine es einfach den natürlichen Verlauf zu nehmen ... Ich analysierte noch einmal den ganzen Fall und sah, dass Phosphor eigentlich das passende Mittel war, aber es wirkte nicht mehr. Oder wirkte es nicht mehr in der Q-Potenz? Ganz zu Anfang hatte sie selbst Phosphor in der Potenz C30 genommen und es hatte ihr auch sehr gutgetan. Also dachte ich mir, dass wir eine Zwischengabe Phosphor C30 brauchten und danach wieder mit der Phosphor Q-Potenz weitermachen würden.

Wir konnten damit den Tumor zwar nicht gänzlich aufhalten, aber ihr Zustand besserte sich deutlich: Die Schweißausbrüche verschwanden, sie wurde wieder kräftiger. Dann wurde beschlossen, die Metastasen im Oberarm und im Becken zu bestrahlen, und sie nahm gleichzeitig Phosphor als wichtigstes Bestrahlungsmittel. Vier Monate später, im Februar 2020, schrieb sie mir, dass es ihr wunderbar gehe und sie wieder mit ihrem Mann einen Segeltörn mache.

Im Juni 2020 fing es an, sehr im Becken zu schmerzen, genau an der Bestrahlungsstelle. Diesmal war es die Muskulatur, die sich zusammenzog und entzündet anfühlte. Sie vermutete, es könne ein Strahlenschaden sein. Deswegen gab ich ihr ein anderes wichtiges Mittel bei Strahlenschäden, Radium bromatum in der Potenz C30. Schon wenige Tage später verschwanden die Schmerzen vollkommen. Sie nahm auch bioaktive Salvestrole ein (siehe Seite 161 ff.), um das Immunsystem zu stimulieren, und weiter Phosphor in Q-Potenzen. Im Dezember 2020 berichtete sie, dass es ihr gut gehe und die Metastase im Oberarm laut MRT nicht mehr gewachsen sei. Die Onkologen beglückwünschten sie: Dass es ihr inzwischen so gut gehe, sei ein erstaunlicher und ungewöhnlich guter Verlauf, den so niemand erwartet hatte oder je erhoffen konnte.

Kurz darauf rief sie mich ganz freudig an: »Wenn ich nicht wüsste, dass ich krank bin, würde ich einfach sagen: Ich bin gesund. Ich merke gar nichts, habe keine Beschwerden mehr. Als ich zu Ihnen kam, da konnte ich ja nicht einmal mehr gehen!«

Im März 2021 traten aber leider wieder Schmerzen in der Brust auf, die von der Brust Richtung Wirbelsäule zogen. Sie hielten über Tage an und Phosphor zeigte in diesem Fall keine Wirkung. Gleichzeitig litt die Patientin seit ein paar Tagen unter so starkem Schwindel, dass sie ganz taumelig wurde und beim Gehen fast nach vorn fiel. Für einen Homöopathen zeigten sich hier ganz typische Conium-Symptome. Mit einer einzigen Gabe Conium C200 auf die Zunge verging der Schwindel wieder und die Schmerzen verschwanden völlig.

Das war der Stand, als ich meine Beiträge zu diesem Manuskript abgeben musste. Ich hoffe, dass es bei dieser Patientin noch lange gut weitergeht. Sie hat eine sehr schwere Krankheit und wir versuchen, den Organismus auf allen Ebenen zu unterstützen. Inzwischen lebt die Patientin mit ihrem primär metastasierten Brusttumor schon fast sieben Jahre – und damit deutlich länger als die schulmedizinische Prognose verkündet hatte – dank der optimalen Kombination von Schulmedizin und Homöopathie. Auch dieser Fall zeigt deutlich, wie gut Schulmedizin und Homöopathie Hand in Hand arbeiten können. Wir nehmen aus beiden Welten einfach das Beste zum Wohl für die Patientinnen und Patienten!

An das Unmögliche glauben

Als Arzt möchte ich unbedingt helfen, aber auch wir wissen am Anfang einer Therapie nicht, wie es ausgehen wird. Wenn wir jedoch erst gar nicht versuchen, das Unmögliche zu glauben, dann wird es uns auch nicht gelingen. Ich habe inzwischen schon viele Hundert Brustkrebspatientinnen auf ihrem Weg begleitet und zahlreiche wundersame Heilungen erleben dürfen. Dafür bin ich sehr dankbar.

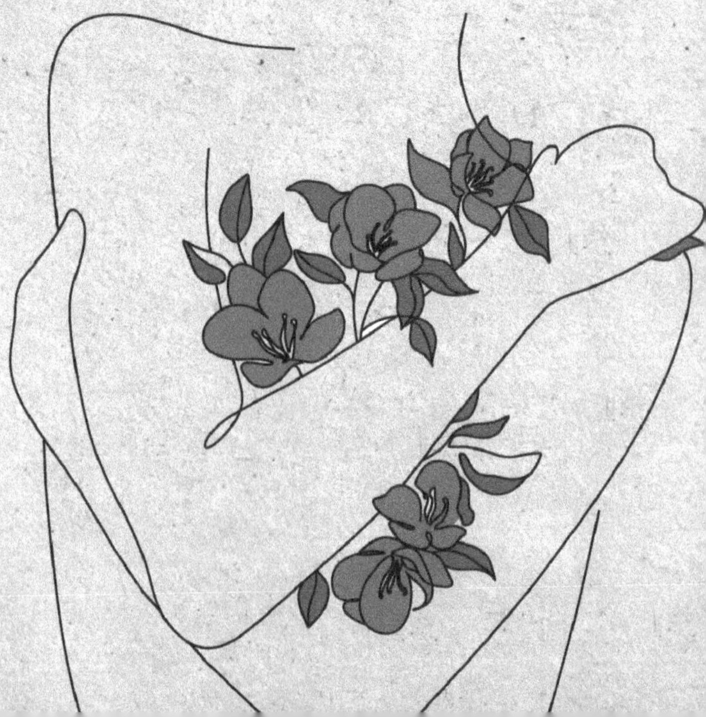

4

ERNÄHRUNGS-MEDIZIN

X
HEILEN MIT GENUSS

Ich finde es bedauerlich, dass Ernährungsempfehlungen noch nicht Bestandteil der konventionellen Krebstherapie sind, denn die Bedeutung der Ernährung bei einer Krebserkrankung ist heute unbestritten. Der Biochemiker und Autor Dr. Richard Béliveau schreibt in seinem Buch *Krebszellen mögen keine Himbeeren*, man müsse »Krebs als eine chronische Krankheit betrachten, die im täglichen Leben mithilfe von Nahrungsmitteln, die gute Lieferanten von krebshemmenden Stoffen sind, kontrollierbar ist«. Gesunde, individuell ausgewählte Nahrungsmittel mindern das persönliche Risiko, an Krebs zu erkranken, und können einem Rückfall vorbeugen. Eine Prävention durch essbare sekundäre Pflanzenstoffe ist ein praktikabler Ansatz für den Umgang mit Krebs, ist preisgünstig und kann zudem äußerst lecker sein.

Laut ärztlicher Lehrmeinung, veröffentlicht im »Blauen Ratgeber« der Deutschen Krebshilfe, sollen sich Krebspatienten genauso ernähren, wie es gesunden Menschen empfohlen wird. Es finden sich darin lediglich ein paar allgemeine Ratschläge wie die, mehr Obst und Gemüse zu essen und auf Fleisch und Alkohol weitgehend zu verzichten. Oft wird man sogar angeregt, süße oder salzige Kleinigkeiten während der Chemotherapie zu sich zu nehmen. So möchte man dem Gewichtsverlust entgegenwirken. Allerdings enthalten diese vorgeschlagenen Nahrungsmittel viel Zucker und sind reich an gesättigten tierischen Fetten. Dies stimuliert wiederum Entzündungsprozesse im Körper, die oft die Basis eines Krebsgeschehens sind.

Mein Anliegen ist es, dir Tipps für gesunde und genussvolle Nahrungsmittel zu geben, die in den verschiedenen Phasen einer Krebserkrankung jeweils empfehlenswert sind. Diese gesunde Kost ist nicht für jede Patientin gleich geeignet, aber es gibt ein paar allgemeine Regeln, die bei den meisten Patientinnen recht gut funktionieren. Hauptsächlich gegarte, leicht verdauliche, pflanzliche Nahrungsmittel wie Gemüse, Obst, Hülsenfrüchte, Kräuter und hochwertige Öle sind nützliche Helferlein auf deinem Heilungsweg. Fein gemahlenes Vollkorngetreide, wenig tierische Produkte und schonendes Erhitzen sind wichtig, dagegen sind Zucker und stark verarbeitete Lebensmittel zu vermeiden.
Mein Onkologe hat mir erst kurz vor der ersten Chemoeinheit ganz nebenbei gesagt, ich solle doch vor allem auf Zucker verzichten. Gut, dass ich das schon seit meiner Diagnose strikt eingehalten habe, denn im nächsten Kapitel erfährst du, warum die Zuckerreduktion bei Krebs so wichtig ist. Entweder wir füttern den Krebs – oder wir füttern uns.

GIB DEN ZELLEN GESUNDES FUTTER

Zellen unterliegen normalerweise einem Regime, einem Plan, der alle wichtigen Prozesse bestimmt. Die Kommunikation innerhalb und außerhalb der Zelle und auch zwischen den einzelnen Zellen regeln die Mitochondrien. Sie sind nicht nur ihre Kraftwerke, sondern dirigieren auch Alterung, Teilung und Tod, also das Schicksal jeder Zelle.
Die Zellen nutzen Fette, Proteine und Kohlenhydrate als Brennstoff und verwandeln sie in lebensspendende Energie. Dieser Vorgang wird als aerobe Energiegewinnung bezeichnet, wenn dabei – wie bei einem Feuer – Sauerstoff verbraucht wird. Die erzeugte Energie wird im Körper als sogenanntes ATP (Adenosintriphosphat) gespeichert. Bei dieser Energieerzeugung entstehen als Abfallprodukte freie Radikale, die die Abläufe in den Mitochondrien stören. Die Natur hilft uns hier mit den Antioxidantien in den sekun-

dären Pflanzenstoffen weiter: Sie neutralisieren die freien Radikale beziehungsweise machen sie unschädlich. Sie spielen also eine zentrale Rolle bei der Regulierung der Apoptose, so nennt man den programmierten Zelltod, der etwas sehr Positives ist, weil er sowohl Wachstum als auch Heilung des gesamten Organismus ermöglicht.

Während der Teilungsphase verändert die Zelle kurzfristig ihre Energiegewinnung. Sie lagert sie aus den Mitochondrien aus und gewinnt ihre Energie nicht über eine Verbrennung, sondern über einen kurzen Zeitraum, indem sie den Zucker vergärt. Ist die Zellteilung abgeschlossen, nimm die Zelle ihre »normale« Atmung wieder auf und verlagert die ATP-Produktion wieder zurück in die Mitochondrien. Jetzt verbraucht sie wieder mehr Sauerstoff, aber dafür weniger Glukose.

Warum ist das eine wichtige Information?

Jede gesunde Zelle kann von Zuckerverbrennung auf Zuckervergärung und zurück umschalten. Die Krebszelle kann das nicht. Sie stellt ihre Energiegewinnung komplett auf Zuckervergärung außerhalb der Mitochondrien um. Das bedeutet wiederum: Eine Krebszelle kann zwar ohne Sauerstoff leben, aber eben nicht ohne Zucker.

Wenn unser Körper geschwächt ist durch schlechte Ernährung, Bewegungsmangel oder Stress, dann umgeht er die Mitochondrien und holt sich die Energie ohne Sauerstoffverbrennung. Ist das ein dauerhafter Zustand, wird aus der gesunden Körperzelle eine Krebszelle. Der Mediziner und Nobelpreisaspirant Paul Gerhardt Seeger erkannte schon 1960, dass eine Tumorzelle die Fähigkeit verloren hat, Sauerstoff richtig zu verwerten, und deshalb anaerobe Glykolyse betreibt. Die Umgehung der Mitochondrien führt darüber hinaus dazu, dass die Krebszelle völlig von der Kommandozentrale abgekoppelt ist und auch keinen Kontakt zu anderen Zellen hat. Die einsame Krebszelle fährt nun ihr Selbsterhaltungsprogramm ab: Sie teilt sich unkontrolliert und unendlich und wird so gewissermaßen unsterblich.

Du siehst also, wie wichtig und heilend es ist, dich um deine Mitochondrien zu kümmern. Gib deiner Zelle genügend Sauerstoff, und du reparierst deine Mitochondrien.

Wie stelle ich meine Ernährung um?

Der Grieche Hippokrates, berühmtester Arzt des Altertums, glaubte fest daran, dass Nahrung die Kraft besitzt, den Körper zu heilen. Auch in der altindischen Medizin, dem Ayurveda, spielt Ernährung eine zentrale Rolle, um den Körper zu reinigen und wieder ins Gleichgewicht zu bringen. Die ayurvedische Tradition hat viele Erkenntnisse zusammengetragen, welche Nahrungsmittel dem Individuum zuträglich sind und welche nicht.

Leider findet in der westlichen Medizin das Fachgebiet Ernährung nur sehr wenig Beachtung in der Ärzteausbildung. Der bereits erwähnte Biochemiker Richard Béliveau hat sich eingehend mit den krebshemmenden Stoffen in Nahrungsmitteln beschäftigt. Folgende »Lebensmittel gegen Krebs« stehen ganz oben auf seiner Liste: verschiedene Kohlarten, Brokkoli, Knoblauch, Soja, grüner Tee, Kurkuma, Himbeeren, Heidelbeeren und dunkle Schokolade. Weiter empfiehlt der Wissenschaftler, alle Fette mit Ausnahme von Olivenöl und Leinöl wegzulassen, um die Zuführung von Omega-6-Fettsäuren zu verhindern und dem Körper genügend entzündungshemmende Omega-3-Fettsäuren zuzuführen.

Nahrungsmittel können also unsere Medikamente sein, denn sie enthalten wertvolle krebshemmende Moleküle, beispielsweise Delphinidin aus Heidelbeeren oder Sulforaphan aus Brokkoli sowie Antioxidantien, Mineralien und Vitamine. Sie bringen unser Immunsystem auf Trab, machen krebserregende Stoffe aus der Umwelt unschädlich und hindern Tumore daran, Entzündungsprozesse auszulösen, die sie, wie schon erwähnt, zum Wachstum brauchen.

Vielleicht bist du am Anfang deiner Krebserkrankung und verunsichert durch die vielen unterschiedlichen Empfehlungen zur Ernährung bei Krebs. Die Bandbreite der Ratschläge reicht von: »Essen Sie einfach, was sie wollen« bis hin zu vegetarisch, keto-vegan oder ausschließlich basisch. Hier bist du an dem Punkt angelangt, an dem du entscheiden musst, welche Empfehlung für dich am meisten Sinn macht. Finde deine kulinarische Medizin, höre auf deinen Körper und glaube an das heilende Potenzial deiner Nahrung. Ich möchte dir in diesem Kapitel einen Wegweiser durch den

Dschungel an Ernährungsempfehlungen bei Krebs an die Hand geben, den die meisten Forscher und Mediziner als wirkungsvoll erachten.

Während meiner eigenen Krebstherapie habe ich mir mein individuelles »Heilmenü« zusammengestellt, das ich bis heute als meinen persönlichen Ernährungsplan ansehe. Allerdings gönne ich mir auch mal »Schlampermomente«, denn als ehemaliger Schokojunkie kann ich bei einem Stück Schokoladenkuchen manchmal nicht Nein sagen. Genuss ist ein Stück Lebensfreude und Lebensfreude ist heilsam. Bei einem Krebsgeschehen ist es aber wirklich gut zu wissen, was mir und meinem Körper zuträglich ist – und dem Tumor nicht schmeckt. Im Folgenden findest du eine Liste mit Nahrungsmitteln, die ein Tumor nicht mag.

ÜBERSICHT DER ZUTRÄGLICHEN NAHRUNGSMITTEL

Gemüse: Grünkohl, Blumenkohl, Brokkoli, Brokkolisprossen, Rotkohl, Weißkohl, Schwarzkohl, Rosenkohl, Wirsingkohl, Pak Choi, Rucola, Brennnessel, Löwenzahn, Sauerampfer, Römersalat, Kresse, Rettich, Meerrettich, Radieschen, Karotte, Tomate, Rote Bete, Süßkartoffel, Kürbis, Avocado

Alliumgewächse: Lauch, Knoblauch, Zwiebel, Schalotte, Schnittlauch, Bärlauch

Obst: Heidelbeere, Himbeere, Brombeere, Preiselbeere, Erdbeere, Pfirsich, Pflaume, Nektarine, Kirsche, Mandarine, Zitrone, Papaya, Ananas, Aprikose (v. a. getrocknet)

Proteinquellen: Hülsenfrüchte wie Erbsen, Bohnen, Linsen, Tofu, Fisch aus Biozuchtbetrieben wie Makrele, Sardinen, Thunfisch, Forelle, Hering, (Biogeflügel), Bioeier

Soja: Tofu, Misopaste, Edamame

Pilze: Shiitakepilz, Maitake, Portobello, Champignons, Austernseitlinge, Kräuterseitlinge

Samen und Körner: Leinsamen, Hanfsamen, Dinkel, Zwerghirse, Buchweizen, Quinoa, Vollkornreis, Chiasamen

Braunalgen und Meeresalgen: Nori, Kombu, Wakame

Süßungsmittel: Kokosblütenzucker, Reissirup

Gewürze und Kräuter: Thymian, Majoran, Oregano, Basilikum, Rosmarin, Petersilie, Ingwer, Zimt, Kurkuma

Nüsse: Walnüsse, Haselnüsse, Pekannüsse, Mandeln, Aprikosenkerne

Öle: Leinöl, Olivenöl, Schwarzkümmelöl, Nussöle und Saatenöle

Getränke: grüner Tee, Matcha-Tee, gefiltertes Wasser ohne Kohlensäure, frisch gepresster Gemüsesaft, Sojamilch, Mandelmilch, Kokosmilch

Zerealien: Reisflocken, Sojaflocken, Coracorn, Hirseflocken

Genussmittel: dunkle Schokolade mit mindestens 70 Prozent Kakaogehalt, Espresso einmal täglich

SEKUNDÄRE PFLANZENSTOFFE ALS NATÜRLICHE UNTERSTÜTZUNG

Wir nehmen meist zu wenig pflanzliche Nahrung zu uns, obwohl frisches Obst und Gemüse das ganze Jahr zur Verfügung stehen. Die Deutsche Gesellschaft für Ernährung (DGE) empfiehlt 650 Gramm Obst und Gemüse täglich. Wer schafft das jeden Tag? Ich würde das jedenfalls nicht schaffen, so sehr ich mich auch bemühen würde. Pflanzliche Produkte sind aber unentbehrlich für die Krebsprävention. Sie können Mikrotumore stoppen, die sich im Lauf unseres Lebens spontan bilden, denn Pflanzen sind hochkomplexe Wesen, die sich selbst mit sogenannten sekundären Pflanzenstoffen vor Krankheitserregern in Ihrer Umgebung schützen. Diesen Mechanismus können wir für uns nutzen.

Die sekundären Pflanzenstoffe, die gegen Krebs helfen, heißen Polyphenole, Schwefelverbindungen und Terpene. Ausschließlich reif geerntetes Gemüse und Obst enthält diese wichtigen sekundären Pflanzenstoffe, weil sie nur im letzten Reifeprozess hergestellt werden. Viele Untersuchungen haben gezeigt, dass diese Substanzen hemmend in Prozesse unseres Körpers eingreifen, die für die Entstehung von Krebszellen beim Menschen verantwortlich sind. Die Schwefelverbindungen im Knoblauch zum Beispiel verhindern das Auftreten von Mutationen, die Polyphenole aus grünem Tee können Krebszellen unschädlich machen, indem sie ihr Wachstum stoppen. Ebenso unterbinden die Polyphenole die sogenannte Angiogenese, die Bildung eines Blutgefäßsystems zur Versorgung der Krebszellen. Sekundäre Pflanzenstoffe bewirken außerdem den Rückgang von chronischen Entzündungen im Gewebe, die wiederum Zellmutationen, also die Entartung von Zellen zu Tumoren, begünstigen.

Wichtig ist eine vielseitige Ernährung, denn jede Pflanze hat ein anderes Potenzial, unsere Gesundheit zu fördern, und kann, wie wissenschaftliche Laborversuche zeigen, auch verschiedenen Krebsarten zugeordnet werden. Deshalb stelle ich dir im Folgenden die einzelnen Pflanzengruppen mit ihrer Relevanz für Brustkrebs vor.

Beeren

Wenn pflanzliche Wirkstoffe die Angiogenese verhindern, kann der Tumor nicht mehr weiterwachsen. Ellagsäure aus der Himbeere kann die Bildung von Blutgefäßen unterbinden und so das Krebswachstum entschleunigen. Sie ist vermutlich vielversprechender als klassische pharmazeutische Angiogenesehemmer, denn sie befreit die Zellen zusätzlich von Toxinen.
Auch die Polyphenole aus der Blaubeere verhindern die Bildung neuer Blutgefäße in der Umgebung des Tumors und entziehen ihm dadurch Sauerstoff und Nährstoffe. Neuere Untersuchungen zeigen, dass vor allem das Delphinidin aus der Heidelbeere die Vermehrung von Krebszellen des dreifach negativen Mammakarzinoms stören kann. Des Weiteren können die sekundären Pflanzenstoffe der Blaubeere Krebszellen zum programmierten Zelltod (Apoptose) zwingen.
Jede Krebspatientin sollte rund 100 Gramm Heidelbeeren täglich essen, um das Wachstum des Tumors zu verhindern. Diese tägliche Portion verringert das Risiko für hormonunabhängigen Brustkrebs nach der Menopause um 31 Prozent. Da die Erntezeit für Beeren kurz ist, kannst du sie einfrieren oder auch eine Konfitüre daraus herstellen. Bei beiden Methoden bleiben die sekundären Pflanzenstoffe unbeschadet erhalten. Bio-Wildheidelbeerpulver ist eine weitere Möglichkeit, an das gesunde Delphinidin zu gelangen, und kann in Müslis, Joghurt, Pflanzenmilch oder Smoothies gerührt werden. Nach neuesten Erkenntnissen wirkt übrigens auch Steinobst wie Pfirsiche oder Kirschen effektiv gegen Brustkrebszellen.

Grünes Gemüse und Kreuzblütler

Kreuzblütler – dazu gehören etwa die Kohl- und Retticharten – sind die am besten untersuchte Pflanzenfamilie. Ihr regelmäßiger Verzehr führt zu einer signifikanten Senkung des Risikos, an Krebs zu erkranken. Neuere Untersuchungen deuten darauf hin, dass diese Gemüsesorten auch das Risiko für Brustkrebs senken könnten. Hier möchte ich besonders den Brokkoli mit seinem Powerstoff Sulforaphan und unter anderem die Senföle in Brunnenkresse hervorheben. Beide Pflanzen besitzen besonders aus-

geprägte Antikrebsmoleküle, fördern den programmierten Zelltod und hemmen die Angiogenese.
Um an das wichtige Sulforaphan zu gelangen, sollte man Brokkoli roh verzehren oder nur kurz dämpfen. Am wirkungsvollsten ist Brokkoli und vor allem sein frisch geschroteter Samen in frisch gepresstem Gemüsesaft. Um den krebshemmenden Effekt zu erhöhen, kannst du auch weitere Antikrebslebensmittel wie Zwiebeln, Knoblauch, Tomaten und Olivenöl mit dem Kohl kombinieren. Die Erfahrung hat gezeigt, dass die Wirkung der Lebensmittel durch eine geschickte Zusammenstellung gesteigert werden kann. Obige Gemüsevorschläge, im Wok kurz gebraten, ergeben eine leckere und gesunde Mahlzeit.

Alliumgewächse

Die Allrounder unter den krebshemmenden Pflanzen, Knoblauch und seine Alliumgeschwister wie Lauch und Zwiebeln, gehören zu den ältesten Medizinalpflanzen der Welt. Menschen, die regelmäßig Gemüse der Knoblauchfamilie konsumieren, weisen ein geringeres Risiko für bestimmte Krebsarten auf. Vor allem bei Karzinomen des Verdauungstraktes, aber auch zunehmend bei Bauchspeicheldrüsen- und Brustkrebs wird ein Schutzeffekt beobachtet. Die Wirkung dieser Gemüsefamilie beruht auf ihren Schwefelverbindungen. Sie können krebserregende Substanzen blockieren und das Wachstum vieler Typen von Krebszellen einschränken.
Ich empfehle dir, täglich etwa eine Knoblauchzehe zu essen. Fein geschnitten (so werden die aktiven Moleküle des Knoblauchs freigesetzt) und mit Zwiebeln in etwas Olivenöl angeschwitzt, kannst du diese Mischung zu gebratenem Gemüse, Salat oder auch auf ein Vollkornbutterbrot geben.

Soja

Frauen mit Brustkrebs werden oft vor Sojaprodukten gewarnt. Soja würde die Anti-Östrogen-Therapie mindern. Es lohnt sich, das mal genauer zu betrachten. Das Immunsystem von langjährigen Sojakonsumenten kann, laut neuester Forschung, viel besser auf ein Krebsgeschehen reagieren. Bislang glaubte man, dass das in Soja enthaltene Genistein das Wachstum von Brustkrebs fördert. Nun stellt sich immer mehr heraus, dass bei langjährigem Sojakonsum, möglichst von Jugend an, die Soja-Isoflavone Krebszellen hemmen, indem sie unsere T-Zellen aktivieren. Die T-Zellen sind genau die Zellgruppe, die Brustkrebs bekämpfen kann. Es ist allerdings entscheidend, dass das Genistein schon regelmäßig vor der Tumorerkrankung verzehrt wurde. Asiatinnen, die von klein auf Soja konsumieren, erkranken sehr viel seltener an Brustkrebs.

Die zweite wichtige Erkenntnis, vor allem für Soja-Neulinge, ist, dass nicht die isolierten Isoflavone in Nahrungsergänzungsmitteln, sondern die Kombination aller in der Sojabohne enthaltenen sekundären Pflanzenstoffe einen gesundheitlichen Nutzen bringen. Die natürlichen Substanzen in vollwertigem Sojamehl unterdrücken Brustkrebs, isolierte Isoflavone wie Genistein dagegen können das Tumorwachstum stimulieren.

Frauen mit Brustkrebs sollten also keinesfalls Nahrungsergänzungsmittel mit isolierten Isoflavonen aus der Sojabohne einnehmen, sondern nur Sojaextrakt oder einfach Sojaprodukte essen. Tofu, rohe Bohnen (Edamame), Tempeh und auch Misopaste enthalten reichlich Isoflavone und lassen sich leicht in einen gesunden und abwechslungsreichen Speiseplan einbauen. Tofu ist zusätzlich eine gute Quelle für vollständige Proteine.

Pilze

Pilze enthalten Polysaccharide (Vielfachzucker), die die Aktivität des Immunsystems steigern. In Japan und in der chinesischen Medizin (TCM) werden sie oft, vor allem der Maitakepilz, begleitend zur Chemotherapie eingesetzt.

Bei Brustkrebs haben allerdings Seitlinge die Nase vorn. Eine australische Studie zeigt, dass chinesische Frauen, die täglich bis zu 10 Gramm Pilze verzehren, ihr Brustkrebsrisiko um 64 Prozent verringern. Wenn sie zusätzlich grünen Tee trinken, verringert sich ihr Risiko sogar um 89 Prozent. Pilze machen sich hervorragend in einer Gemüsesuppe, im Ofen oder im Wok gebraten.

Samen und Körner

Leinsamen, Hanfsamen und Nüsse sind außergewöhnlich gute Lieferanten von rein pflanzlichen, entzündungshemmenden Omega-3-Fettsäuren. Geht die Entzündung im tumorumgebenden Gewebe zurück, schaffen diese Helfer ein Klima, in dem das Wachstum der Krebszellen verlangsamt wird. In Zellkulturen zeigt sich, dass Omega-3-Fettsäuren auch die Ausbreitung von Tumoren in Form von Metastasen bremsen kann.

Leinsamen enthalten zudem, wie auch Vollkorngetreide, Phytoöstrogene, die sich allerdings von den Isoflavonen im Soja unterscheiden. Etwa 5 Milligramm Leinsamen täglich sind nötig, um das Brustkrebsrisiko zu senken. Das ist circa ein Teelöffel Leinsamen, den man frisch geschrotet ins Morgenmüsli oder in den Kokosjoghurt geben kann.

Grüner Tee

Grüner Tee besitzt zahlreiche Polyphenole, sogenannte Katechine. Eines davon, das Epigallokatechin-3-Gallat oder EGCG ist eines der wirksamsten Nahrungsmoleküle gegen die Neubildung von Blutgefäßen durch Krebszellen aller Art. Auch Brustkrebspatientinnen profitieren von der Wirkung des EGCG. Dieses Molekül ist allerdings nur im grünen, nicht fermentierten Tee vorhanden. Nach zwei bis drei Tassen Tee befindet sich genug EGCG im Blut, breitet sich aus und blockiert die Rezeptoren, die das Signal für die Gefäßneubildung aussenden.

Auch Oolong-Tee, also halb fermentierter Tee, und Matcha-Tee haben das Potenzial eines natürlichen krebshemmenden Mittels. Grüner Tee wirkt zudem entgiftend und befreit uns von krebserregenden Toxinen. Matcha-Tee besitzt im Besonderen die Fähigkeit, den Cortisolspiegel zu senken. Cortisol ist ein Stresshormon und behindert unseren Zellreparaturmechanismus, vor allem wenn wir unter Dauerstress leiden (siehe Seite 178 f.). Die Polyphenole in früh geerntetem Matcha-Tee verringern die Aktivität der Enzyme, die für die aktive Form von Cortisol verantwortlich sind.

Neueste Forschungsergebnisse legen nahe, dass die Wirkung von EGCG noch effizienter ist, wenn es wie in der asiatischen Küche mit Soja kombiniert wird. Dies gilt vor allem für die häufigste Form, den östrogen-positiven Brustkrebs. Japanischer Grüntee wie Sencha, Matcha oder Gyokuro sind reicher an EGCG als chinesische Teesorten. Am besten trinkst du sechs Tassen am Tag, die wie folgt zubereitet werden: 2 Gramm Tee 10 Minuten in einer Teekanne ziehen lassen, das macht ihn zwar etwas bitterer, dafür strotzt das Getränk aber vor Polyphenolen (nicht mit kochend heißem Wasser übergießen, sonst wird der Tee sehr bitter). Je hochwertiger insbesondere der japanische Tee ist, desto weniger bitter schmeckt er bei längerer Ziehzeit. Am besten trinkst du deine Tasse innerhalb von einer Stunde aus, denn danach verschwinden die Polyphenole.

Granatapfelsaft

Die sekundären Pflanzenstoffe im Granatapfelsaft, auch hier die Ellagsäure wie in Beeren, wirken dreimal stärker gegen Krebs als jene im grünen Tee. Neue Studien zeigen, dass die aktiven Wirkstoffe des Granatapfels sogar die Metastasenbildung bei Brustkrebs aufhalten können. Wissenschaftler erzielten mit einer Granatapfelsaftlösung in Labortests sowohl den Stillstand des Krebszellenwachstums als auch eine Unterdrückung der Bindung von Krebszellen an Knochengewebe. Darüber hinaus konnte nicht nur das Zellwachstum gestoppt, sondern es konnten auch bereits existierende Krebszellen abgetötet werden.
Wie auch bei Soja zeigt sich in den Untersuchungen, dass weniger ein bestimmter Wirkstoff des Granatapfels krebshemmend ist, sondern eher das Zusammenspiel der verschiedenen Inhaltsstoffe. Am besten trinkst du fermentierten Granatapfelsaft oder nimmst einen Extrakt in Kapselform. Als Prävention reicht ein Glas (225 Milliliter), bei einem Krebsgeschehen sollten es drei Gläser Muttersaft (Direktsaft) pro Tag sein.

Dunkle Schokolade

Schokolade mit über 70 Prozent Kakaoanteil enthält zahlreiche Antioxidantien und Polyphenole, die das Wachstum der Krebszellen und die Angiogenese hemmen. Ein Stück dunkle Schokolade enthält doppelt so viel Polyphenole wie ein Glas Rotwein und annähernd so viel wie eine Tasse grüner Tee. 20 Gramm täglich (ein Fünftel einer Tafel) liefern nicht viele Kalorien, befriedigen trotzdem den Schokoladenjunkie in mir und stillen zugleich den Appetit auf Süßes. Die Ausschüttung von Insulin ist mäßig, der Zuckerspiegel im Blut steigt also kaum an, weniger als bei Weißbrot. Milchschokolade ist nicht empfehlenswert, denn die Milch zerstört die positiven Eigenschaften der Nahrungsmoleküle in dunkler Schokolade. Einige Stücke Schokolade ersetzen super ein Dessert und schmecken, nachdem sie im Wasserbad zerlassen wurden, sehr lecker als Sauce auf Birnen oder Erdbeeren.

Kaffee

Regelmäßiger Kaffeekonsum kann sich bei Krebserkrankungen positiv auswirken. Eine schwedische Studie von 2006 zeigte, dass bei Frauen mit Brustkrebs durch Kaffee die Wirkung von Tamoxifen verstärkt wird. Das liegt daran, dass der Östrogenspiegel im Blut durch Kaffeetrinken sinkt, also genau die erwünschte Wirkung der Antihormontherapie. Bei östrogenrezeptor-negativem Brustkrebs wirken die Abbauprodukte von Kaffee (ohne Filter) wie ein PARP-1-Hemmer. Diese Substanz wird bei erblich bedingtem Brustkrebs und triple-negativen Tumoren eingesetzt. Es ist eine zielgerichtete Therapie, die in den Reparaturmechanismus der DNA eingreift. Hurra! Täglich ein kleiner heißer Espresso ohne (Kuh-)Milch bringt Genuss und ist heilsam.

Rosmarin

Rosmarin hat einen hohen Gehalt an ätherischen Ölen aus der Gruppe der Terpene. Rosmarinextrakt untergräbt den Widerstand von Brustkrebszellen gegen die Chemotherapie und hemmt die Fähigkeit von Krebszellen, in benachbarte Gewebe einzudringen.

Olivenöl

Auch von zwei Molekülen im nativen Olivenöl nimmt man an, dass sie das Krebswachstum verlangsamen können. Da die Wirkstoffe der Olive fettlöslich sind, gelangen sie ins Brustfettgewebe und können ebendort ihre Schutzwirkung entfalten. Manche dieser Polyphenole könnten sogar die Expression des HER2-Gens hemmen. Allerdings müssten wir dazu eine Unmenge von Olivenöl zu uns nehmen. Es besteht die Möglichkeit, dass der tägliche, kontinuierliche Konsum von nativem Olivenöl über Monate oder Jahre hinweg womöglich eine gewisse Wirkung auf unsere Gene hat.

Kurkuma

Für mich ist Kurkuma die Königin unter den krebshemmenden Pflanzen, und so spielte diese wunderbare Knolle bei meiner Krebsbehandlung eine entscheidende Rolle. Im Kapitel »Natürliche Medizin« werde ich näher auf die besondere Heilkraft des Moleküls Curcumin eingehen. Die Kurkumawurzel ist das stärkste natürliche entzündungshemmende Mittel, das man bis heute kennt. Es trägt zum programmierten Zelltod (Apoptose) von Krebszellen bei und hemmt die Angiogenese. Im Labor zeigt sich darüber hinaus eine erhöhte Wirksamkeit der Chemotherapie und ein Rückgang des Tumorwachstums. Außerdem scheint es die Östrogenwirkung von Pestiziden herabzusetzen.

Damit Curcumin vom Körper optimal aufgenommen werden kann, sollte man es möglichst immer zusammen mit indischem Langpfeffer (Pippali) mischen. Auch Piperin aus schwarzem Pfeffer ist hilfreich, um die Bioverfügbarkeit des Heilmittels für den Körper zu erhöhen. Idealerweise löst du Kurkumapulver zusätzlich in Olivenöl oder Leinöl. In der indischen Küche werden nicht zuletzt aus diesem Grund alle Gewürze vorab in Öl oder Ghee (geklärter Butter) angebraten, bevor das Gemüse oder Fleisch in die Pfanne kommt. Man kann Currypulver (plus zusätzlich Kurkuma und Langpfeffer) auch mit Sojaprodukten, Brokkoli, Zwiebeln und Knoblauch kombinieren – und schon hast du ein Antikrebs-Curry de luxe. Als Dessert gönne dir noch eine Tasse grünen Tee und ein Stück dunkle Schokolade. Stell dir vor, wie mächtig dieses Menu für die wichtigsten Mechanismen deiner Krebsheilung ist – und das ganz ohne Nebenwirkungen.

Karotinoide

Karotten, Spinat und Tomaten gehören zu den Gemüsesorten, die eine gute Versorgung mit Karotinoiden gewährleisten. Betacarotin in Karotten, Lutein im Spinat und Lycopin in Tomaten scheinen das Risiko für hormonabhängigen Brustkrebs zu senken. Die Bioverfügbarkeit von Karotinoiden kann, im Gegensatz zu anderen Gemüsesorten, durch Hitze nicht zerstört werden. Ganz im Gegenteil, sie wird beim Kochen sogar noch verbessert. Da Karotinoide fettlöslich sind, kannst du ihre Aufnahme durch eine Kombination mit verschiedenen Ölen deutlich verbessern. Das ist vor allem beim Lycopin wichtig – also lieber ein lang geköcheltes Tomatensugo mit Olivenöl als eine frische Tomate – zumindest, wenn man an das Lycopin will. Besonders viel Lycopin ist übrigens auch in Tomatenmark enthalten.

Sulforaphan

Wer hätte gedacht, dass Brokkoli oder Brokkolisprossen große Krebsbekämpfer sind? Alle Kreuzblütler (Kohlpflanzen) enthalten Sulforaphane (Senföl), aber in den Sprossen und Samen des Brokkoli befindet sich ein 20- bis 50-mal höherer Gehalt an Senfölen. Eine dieser Senfölverbindungen nennt man Indol-3-Carbinol. Es senkt wohl besonders das Risiko, an hormonsensiblem Brustkrebs zu erkranken, hemmt die Neubildung von Blutgefäßen zur Versorgung des Tumors und der Entzündungsfaktor NF-Kappa-B nimmt ab. Selbst Tumorstammzellen scheinen angegriffen zu werden. Sulforaphane spielen auch eine große Rolle bei der Produktion von Glutathion, dem Superantioxidans, das ich schon im Abschnitt über die Omega-3-Fettsäuren erwähnt habe. Solange deine Zellen über genügend Glutathion verfügen, bist du vor freien Radikalen und Toxinen besser geschützt. Es gibt über 122 Publikationen über den Effekt von Sulforaphan auf Brustkrebs. Das stimmt mich sehr hoffnungsvoll.

Verbessern kannst du die Aufnahme von Sulforaphanen, indem du zusätzlich Meerrettich, Rucola oder Brunnenkresse isst. Meine tägliche Routine waren und sind grüne Gemüsesäfte mit reichlich Kreuzblütlern, Brokkoli und obigen Zusätzen. Den Sulforaphan-Shot toppe ich mit frisch geschroteten Brokkolisamen und einem Schuss Leinöl. Ein Rezept dazu findest du im Folgenden unter »Anregungen und Tipps«. Die Brokkolisprossen eignen sich auch hervorragend für Salate und als leckeres Topping über gedünstetem Gemüse.

Du kannst Brokkoliextrakt auch in Kapselform nehmen. Dabei solltest du täglich auf 90 Milligramm Brokkoliextrakt kommen. Dies ist sowohl während der Therapie hilfreich, um die Chemotherapie zu unterstützen, als auch in der Nachsorge zur Rezidivprophylaxe.

Die Mischung machts

Du bist, was du isst, oder anders ausgedrückt: Das, was du isst, kann das Fortschreiten des Krebses verlangsamen oder beschleunigen. Die Beschleuniger stelle ich dir später auch noch vor. Bleiben wir vorerst noch bei den Verlangsamern oder gar Verhinderern – beziehungsweise Transformierern. Jede Pflanze verfügt über ein Potpourri an sekundären Pflanzenstoffen, die in einem synergetischen Miteinander ihre Wirkung entfalten. In der ayurvedischen Medizin verwendet man die gesamte Pflanze oder deren Extrakt, um die Wechselwirkung der einzelnen Bestandteile zu nutzen. So kann das Heilmittel sein volles Wirkungsspektrum entfalten und gleichzeitig, wie es uns die Natur vormacht, Nebenwirkungen abfedern.

Anders als bei herkömmlichen Medikamenten wirken die Antikrebsmittel mithilfe von mehreren kombinierten Mechanismen. Wenn ich meine Lebensmittel geschickt zusammenstelle, kann ich auf mehrere Vorgänge, die bei Krebs eine Rolle spielen, einwirken.

Forscher vom University College of Medical Sciences in Neu-Delhi haben in einer Studie gezeigt, wie eine Kombination aus Lebensmitteln bestimmte Synergieeffekte entfalten kann, um den Körper vor krebserregenden Stoffen zu schützen. Tomaten und Brokkoli miteinander kombiniert erzielen einen wesentlich höheren Effekt als einzeln verzehrt. Das erstaunliche Ergebnis der Studie war unter anderem, dass echte Lebensmittel wesentlich wirksamer für den Rückgang des Tumorgewebes waren als isolierte bioaktive Substanzen.

Bis heute gibt es leider kaum Studien über die Synergieeffekte von Lebensmitteln. Aber solange Studien nicht beweisen, dass ein Nahrungsmittel die Wirkung eines anderen behindern könnte, profitieren wir von einem abwechslungsreichen und schmackhaften Antikrebsmenü, bestehend aus Gängen mit Brokkoli, Knoblauch, Beeren, Zwiebeln, Olivenöl, Kurkuma, Kräutern und vielem mehr. Dazu noch eine ordentliche Dosis Omega-3-Fettsäuren, jeden Tag mindestens drei Tassen grünen Tee und eine halbe Tafel dunkle Schokolade. Leckerer geht Medizin nicht!

ANREGUNGEN UND TIPPS

Wie bereitest du all die guten Lebensmittel zu, damit die hilfreichen sekundären Pflanzenstoffe nicht verloren gehen? Bewirkt kochen womöglich, dass sich die Wirkung verflüchtigt oder reduziert? Ich kann dich beruhigen: Die meisten Kochmethoden erhalten die positiven Eigenschaften der Lebensmittel oder verbessern sogar ihre Verfügbarkeit für unseren Körper, wie du es bereits über Tomaten und deren Lycopin weiter oben schon gelesen hast. Bei Kräutern sind Tees und Aufgüsse am effektivsten für die Bioverfügbarkeit und ein grüner Smoothie aus Obst und Gemüse erhält die gewünschten sekundären Pflanzenstoffe, sofern alles reif geerntet wurde. Auf Bioqualität und regionale Produkte zurückzugreifen halte ich wegen der geringeren toxischen Belastung für die beste Wahl.
Kreuzblütlergemüse sollte nicht gekocht, sondern frisch im Smoothie verarbeitet oder im Wok sehr kurz angebraten werden. Um an das begehrte Sulforaphan zu gelangen, eignen sich Brokkolisprossen und geschrotete Brokkolisamen sehr gut. Beim Einfrieren von Kreuzblütlergemüse bis minus 20 Grad bleiben die positiven Eigenschaften erhalten. Die Omega-3-Fettsäuren in Fisch und Meeresfrüchten werden beim Grillen, Braten und Einfrieren leider zu 30 Prozent zerstört. Deshalb sind Dünsten oder langsames Garen im Ofen die beste Variante für Fisch. Oder du isst ihn als Sushi, wenn du es magst. Hanföl, Leinöl und Hanfsamen sind ebenfalls sehr gute Quellen für Omega-3-Fettsäuren. Sie sollten allerdings nicht erhitzt werden und eignen sich vor allem für Salate oder als Beigabe im Müsli.

Grüner Saft

- Brokkoli, Rucola und junge Brennnesseltriebe zusammen mit Ingwer, Karotten, Äpfeln und anderem Obst nach Belieben in einen guten Entsafter mit Presswalzen geben. Darin wird das Gemüse zerquetscht und nicht zerschnitten, was für den Gesundheitseffekt erheblich ist. Saft in Gläser füllen, Leinöl und frisch geschrotete Brokkolisamen dazu, umrühren, fertig.

Beerensmoothie

- Heidel- oder Himbeeren (geht auch gefroren) mit grünem Blattgemüse, frischem Löwenzahn oder Brennnessel in den Blender geben. Nach Belieben Ingwer und Wasser dazu, mixen und mit Hanfsamen, Brokkolisamen und Schwarzkümmelöl toppen.

Salat de Luxe

- Radicchio, Romanasalat, Spinat und Rucola zerkleinern und mit einem Dressing aus Zitrone, Olivenöl, Leinöl, Salz, Pfeffer und Reissirup vermengen. Als

Topping geschälte Hanfsamen, geröstete Walnüsse, frische Petersilie und eine Handvoll Avocadostückchen, Heidelbeeren oder Papaya.

Nussiges Birnenporridge

- Birnen waschen, entkernen und in kleine Stücke schneiden. Die Hälfte der Birne beiseitelegen, die andere Hälfte in Ghee (indische geklärte Butter), Koskosfett oder in naturtrübem Apfelsaft dünsten. Dann Hirseflocken, Reisflocken, Corakorn (eine indische Hirsesorte), Zimt, Ingwer und gemahlenen Kardamom, Sonnenblumenkerne und Kürbiskerne dazu, mit Wasser oder Kokosmilch aufgießen und bei geringer Hitze 5 Minuten köcheln. Anschließend die frischen Birnenstücke und geröstete Mandeln dazugeben und nach Belieben mit Reissirup süßen.

Heidelbeercreme

- Banane mit einer Gabel zerdrücken und Nussmus deiner Wahl hinzufügen. Ich nehme gerne Cashew- oder Mandelmus. Dann 1 Teelöffel Wildheidelbeerpulver dazugeben und gut verrühren. Meist gebe ich noch 1 bis 2 Esslöffel Kokosjoghurt und Leinsamen dazu. Aufpeppen kannst du es mit frischen Heidelbeeren, Kakaonibs, Nüssen oder Obst deiner Wahl.

Goldene Milch

300 Milliliter Pflanzenmilch, 1 Esslöffel Curcumapulver, 1 Stückchen Ingwer, 1/2 Teelöffel Kokosöl, 1/4 Teelöffel Zimt, frisch gemahlenen indischen Langpfeffer (Pippali), 1 Prise Muskatnuss sowie 1 Teelöffel Agavendicksaft oder Reissirup in einem Mixer vermischen, bis eine feine Konsistenz entsteht. Möchtest du lieber ein warmes Getränk, kannst du die Milch auch kurz erhitzen.

Dr.-Budwig-Diät

Bereits 1951 verkündete Dr. med Johanna Budwig ihre Erkenntnisse über die Auswirkungen von Nahrungsfetten auf die Zellen des menschlichen Körpers. Ich habe in diesem Buch schon beleuchtet, wie Zellen über Sauerstoff ihre Energie gewinnen. Die Krebszelle spult ihr einsames Programm ab und gewinnt Energie aus der Vergärung. Laut Dr. Budwig können durch mehrfach ungesättigte Fettsäuren und schwefelhaltige Eiweiße die Zellen wieder zur normalen Zellatmung zurückfinden. Dr. Budwig kreierte dazu ihre sogenannte Öl-Eiweiß-Diät zur Bekämpfung von Krebs, also die Verbindung von Omega-3-Fettsäuren im Leinöl mit schwefelhaltigem Eiweiß im Quark. Ihre Antikrebs-Diät bestand aber aus weit mehr als nur der Quark-Leinöl-Speise. Sie empfahl, alle Nahrungsmittel wegzulassen, die Transfette, Süßigkeiten, Frittiertes, Zucker, gekaufte Säfte (außer Muttersaft), Weißmehl, Fleisch und Wurstwaren, Konservenkost und Milchprodukte enthielten, mit Ausnahme von Magerquark oder Hüttenkäse. Merkst du was? Das deckt sich doch sehr mit den neuesten Erkenntnissen über Ernährung und Krebs. Jetzt fragst du dich bestimmt, warum Dr. Budwig Kuhmilchprodukte empfiehlt, obwohl wir inzwischen wissen, dass sie alles andere als gesund zu sein scheinen (siehe Seite 139 f.). Zum einen hat sie Rohmilch empfohlen, also keine homogenisierten oder pasteurisierten Produkte, und zum anderen dürfte die Milchqualität in den 1950er-Jahren wesentlich besser gewesen sein als heute, vor allem was die Hormonbelastung betrifft. Wenn du Milchprodukte ganz weglassen willst, dann lässt sich die Quark-Leinöl-Speise auch mit Cashew- oder Mandelmilch herstellen. Ich habe mich meist für laktosefreien Magerquark entschieden und auf mein Bauchgefühl gehört, wie oft ich diesen Früchtequark essen sollte. Leinöl und auch geschrotete Leinsamen sind allerdings fester Bestandteil meiner täglichen Nahrungsaufnahme geblieben.

Die eigentliche Kur beginnt mit einem Entlastungstag und anschließendem morgendlichem Trinken von Sauerkrautsaft. Die Quark-Leinöl-Creme wird sowohl als Frühstück als auch als Salatdressing oder Dessert verwendet. Die gesamte Kur besteht zusätzlich aus Rohkost, gedämpftem Gemüse, Hirse und Buchweizen sowie Reissuppen. Sie dauert mehrere Wochen und endet bestenfalls in einer Ernährungsumstellung nach Dr. Budwig. Falls du dich damit tiefer beschäftigen willst, findest du im Anhang Literaturempfehlungen.

Hier mein Frühstücksquark-Rezept:
125 Gramm Magerquark mit 2 bis 3 Esslöffeln Milch und 3 Esslöffeln Leinöl verrühren. Etwas klein geschnittenes Obst dazu (ich habe meist Heidelbeeren genommen) und frisch geschrotete Leinsamen. Sehr praktisch ist diesbezüglich ein Fertigprodukt, das frisch geschrotete Leinsamen mit Honig ummantelt kombiniert, um den Leinsamen vor Oxidation zu schützen. Alternativ kannst du auch Hanfsaat oder Chiasamen verwenden und das Ganze mit Nüssen (außer Erdnüssen) garnieren.

EINE EXTRAPORTION MIKRONÄHRSTOFFE

Unsere Zellen werden tagtäglich von freien Radikalen attackiert. Freie Radikale sind Zwischenprodukte unseres Stoffwechsels. Sie entstehen ständig in jeder Zelle und sind hochreaktive, sehr aggressive Moleküle. Deshalb brauchen wir Vitamine, Spurenelemente und sekundäre Pflanzenstoffe als eine Art Schutzschild. Solche Vitalstoffe unterstützen die Reparaturmechanismen deines Körpers und mindern auch die Nebenwirkungen einer Krebstherapie. Bei rund 90 Prozent der Krebspatienten liegt jedoch bereits bei der Diagnosestellung eine zu niedrige Konzentration zahlreicher Mikronährstoffe vor. Deshalb ist eine gezielte und an deinen Bedarf angepasste Einnahme von Mikronährstoffen als Begleitung zur Krebsbehandlung sehr hilfreich und wichtig, vor allem, weil sich durch die Therapie der Mangel an Mikronährstoffen noch verstärkt.

Natürliche Vitalstoffe sind zum einen für den Schutz der Mitochondrien zuständig, zum anderen können sie auch die Neubildung der Zellkraftwerke unterstützen. Außerdem können Mikronährstoffe die Wirksamkeit einer Chemotherapie verstärken, indem sie resistente Krebszellen wieder empfänglicher für die Behandlung machen. Dies ist allerdings noch zu wenig durch Studien belegt und hat somit leider noch nicht im großen Stil Eingang in die Krebstherapie gefunden.

Damit unserem Körper alle Vitalstoffe in ausreichender Menge zur Verfügung stehen, sind über die Ernährung hinaus grundsätzlich pflanzliche Vitamine, also Pflanzenextrakte, den synthetisch hergestellten Vitaminen vorzuziehen.

Vitamin D

Die Krebssterblichkeit lässt sich durch einen hohen Vitamin-D-Spiegel um 13 Prozent senken. Das teilte 2021 die größte deutsche Forschungsinstitution zu Krebserkrankungen mit, das Deutsche Krebsforschungszentrum in Heidelberg (DKFZ). Man weiß heute, dass nicht nur in der gesamten deutschen Bevölkerung ein Vitamin-D-Mangel herrscht, sondern dass vor allem Brustkrebspatientinnen häufig zu niedrige Vitamin-D-Spiegel im Blut haben und Frauen mit höheren Werten länger überleben. Gynäkologen der Universität São Paulo untermauerten diese Annahme in einer Studie und untersuchten den Vitamin-D-Spiegel von Frauen, bei denen kurz zuvor Brustkrebs diagnostiziert wurde. Bekannt ist mittlerweile auch, dass triple-negativer Brustkrebs häufig mit einem Vitamin-D-Mangel einhergeht. Vitamin D scheint in der Lage zu sein, das Tumorwachstum zu unterdrücken und die Bildung von Metastasen zu hemmen.

Dabei beeinflusst Vitamin D die Tumorzellen direkt, indem es unkontrolliertes Wachstum von Krebszellen behindert und die Reifung von funktionstüchtigen Zellen fördert. Bei meiner Triple-negativ-Diagnose hatte ich einen eklatanten Vitamin-D-Mangel. Mein Blutwert lag unter 10 Nanogramm pro Milliliter. Inzwischen gelten Werte über 50 Nanogramm pro Milliliter als optimal, wenngleich viele Labors immer noch Werte zwischen 20 und 40 Nanogramm pro Milliliter als Normbereich ansehen.

Am besten lässt du erst durch eine Blutanalyse deinen Wert messen, und substituierst dann gezielt, falls nötig. Da Vitamin D fettlöslich ist, verwende ich ein Vitamin-D-Öl. So kann ich tropfenweise substituieren und täglich zwischen 3000 und 5000 Internationale Einheiten (IE) zuführen. Täglich ist besser als wöchentlich und die zusätzliche Gabe von Vitamin K schützt dich vor der Kalziumablagerung in den Gefäßen, weil Vitamin K das Kalzium in die Knochen schiebt. Und keine Angst vor Überdosierung (bei Menschen mit Nierensteinen ist allerdings Vorsicht geboten). Mein Onkologe hat mir am Anfang der Therapie einen Zielwert von 90 Nanogramm pro Milliliter vorgegeben, inzwischen versuche ich, meinen Wert bei 50 Nanogramm pro Milliliter dauerhaft einzupendeln.

Da Magnesium für die Aktivierung von Vitamin D benötigt wird, solltest du zusätzlich ausreichend Magnesium aufnehmen. Mehr zu Magnesium findest du ab Seite 131.

Vitamin C

Als Antioxidans schützt uns Vitamin C (auch Ascorbinsäure genannt) vor den freien Radikalen, ist aktiv am Stoffwechsel beteiligt und hilft der Leber, Schadstoffe aus unserem Körper zu entsorgen. Dr. Chen von National Institutes of Health, dem nationalen medizinischen Forschungsinstitut in den USA, zeigte bereits 2005, dass Vitamin C ein hocheffektives Chemotherapeutikum ist und Krebszellen tötet, ohne dabei gesunde Zellen zu schädigen. Damit allerdings Vitamin C im Blut gegen Krebszellen wirken kann, muss man es sich als Infusion geben lassen. Hochdosierte Vitamin-C-Infusionen können krebs- und therapiebedingte Beschwerden wie Müdigkeit, Appetitlosigkeit und Übelkeit während der Therapie und in der Nachsorgezeit verringern. Dabei ist wichtig, dass die Therapie mit dem hochdosierten Vitamin C zeitversetzt mit mindestens 48 Stunden Abstand zur Standardtherapie durchgeführt wird.

Als Prophylaxe solltest du täglich 150 bis 300 Milligramm Vitamin C zu dir nehmen. Das natürliche Vitamin C in unserer Pflanzenkost geht allerdings durch Lagerung, weite Transportwege und unreife Ernte verloren. Wir müssen aber genügend Vitamin C mit der Nahrung aufnehmen, und zwar kontinuierlich, denn unser Körper kann es nicht speichern. Wenn du Stress, körperlicher oder emotionaler Belastung ausgesetzt bist, musst du ein bisschen mehr nachfüllen. Eine Überdosierung ist nicht möglich, weil Vitamin C wasserlöslich ist und überschüssiges einfach wieder ausgeschieden wird. Bioobst und -gemüse wie frische Erdbeeren, Kiwi, Brokkoli, Kohlrabi und rote Paprika sind wichtige Lieferanten für Vitamin C.

Selen

Dieses wertvolle Spurenelement bindet krebsauslösende Schadstoffe, fängt freie Radikale und stimuliert deine Anti-Krebsgene. Selen ist vor allem für die Funktion des Immunsystems unverzichtbar. Ein niedriger Selenspiegel verhindert, dass Interleukin-2 (IL-2) angemessen zum Einsatz kommt. Es ist Teil deines Immunsystems und aktiviert die natürlichen Killerzellen und T-Helferzellen. Um seine vielfältigen Aufgaben zu erledigen, muss IL-2 an der Zelle an einen bestimmten Rezeptor andocken können. Die Bildung dieses Rezeptors ist abhängig von Selen.

Eine Beobachtungsstudie aus Polen zeigte bei Patientinnen mit Mammakarzinom und einem niedrigen Selenspiegel ein erheblich schlechteres Fünf-Jahres-Gesamtüberleben. Eine Vielzahl von Studien zeigt außerdem den schützenden Effekt von Selen gegenüber unterschiedlichen Chemomedikamenten, ohne dabei deren Wirkung zu beeinträchtigen. Selen schützt zu etwa 50 Prozent vor Krebs, auch vor Zweitkrebs, allerdings erst ab einem Blutwert von über 135 Mikrogramm pro Liter.

Während der Krebstherapie und auch in der Nachsorge führt die Gabe von 300 Milligramm anorganischem Selen (Natriumselenit) pro Tag zu einer deutlich verbesserten Immunkompetenz deines Körpers. Der normale Laborwert für Selen sollte bei 100 bis 130 Milligramm pro Liter liegen. Anorganisches Selen ist für die selenabhängigen Prozesse schnell verfügbar und wird nicht im Körper angereichert.

Wichtig: Natriumselenit wird bei gleichzeitiger Einnahme von Vitamin C wirkungslos. Deshalb bitte Selenkapseln immer mit mehreren Stunden Abstand von Vitamin C einnehmen.

Natürliches Selen findest du zum Beispiel in Steinpilzen, Kokosnüssen, Paranüssen, Weizenkeimen und Sardinen.

Jod

Jod, ein essenzielles Spurenelement und Bestandteil der Schilddrüsenhormone, wird auch von Brust- und Eierstockzellen benötigt. Es wirkt zudem als Schutz vor freien Radikalen und reguliert in Zusammenarbeit mit Fettsäuren Wachstum, Teilung und Tod der Zellen. Jod hat eine zytostatische, also zellabtötende, Wirkung.

Meeresfische und Meeresalgen sind natürliche Jodquellen, aber sie reichen als alleinige Jodquelle nicht aus. Natürliches Jod aus Algen kann vom Körper viel besser aufgenommen werden als Jodid aus Speisesalz. Um den Jodbedarf des gesamten Organismus zu bestimmen, eignet sich der 24-Stunden-Sammelurintest. Frauen, die sich jodreich ernähren, wie japanische und koreanische Frauen, zeigen eine geringere Brustkrebsrate. Laut Gesellschaft für biologische Krebsabwehr gibt es deutliche Hinweise, dass Jodmangel, Schilddrüsenunterfunktion und Brustkrebs in Zusammenhang stehen.

Ich denke, ich bin regelrecht in die Jodfalle getappt, denn drei Jahre vor meinem Tumor wurden bei mir sowohl eine Hashimoto-Thyreoiditis (eine Entzündung der Schilddrüse) diagnostiziert als auch ein warmer Knoten, ein autonomes Adenom. Wegen Letzterem sollte ich möglichst auf Jod verzichten, damit mein Knoten nicht weiterwächst. Tja, scheint so, dass dann der Knoten an einer anderen Stelle zum Vorschein kam ...

Eine Jodsubstitution sollte nur unter fachlicher Anleitung erfolgen und natürlich nach Bestimmung der Schilddrüsenwerte und der Schilddrüsen-Antikörper. Jod, in höheren Dosen verabreicht, kann sicherlich eine unterstützende Funktion bei Brustkrebs spielen.

Brustdrüsen benötigen, anders als die Schilddrüse, ungebundenes Jod. Algen sind dafür ein guter Lieferant, etwa 200 Mikrogramm täglich wären empfehlenswert. Es gibt gute Präparate aus Algen in Bioqualität, aber es geht auch kulinarisch: eine feine Misosuppe mit Wakame-Algen schmeckt und tut gut.

Magnesium

Magnesium ist ein Schlüsselelement für unsere Mitochondrien. In einer gesunden Zelle befinden sich durchschnittlich etwa 2000 Mitochondrien, in einer Krebszelle nur etwa 500. Die Zellkraftwerke sind aber meist nicht abgestorben, sondern nur geschädigt.

Interessant ist, dass bei fast jeder onkologischen Erkrankung dieser Mineralstoff fehlt. Magnesium solltest du zeitgleich zur Vitamin-D-Einnahme substituieren. Viele Enzyme im Vitamin-D-Stoffwechsel benötigen Magnesium, um Vitamin D in seine aktive Form umzuwandeln. Du kannst es als Magnesiumcitrat, als Schüsslersalz oder als Hautspray verwenden, also das Magnesium über die Haut aufnehmen. Generell gilt auch hier: Erst den Blutspiegel messen, dann substituieren.

Omega-3-Fettsäuren

Eine randomisierte, doppelblinde Kontrollstudie mit 48 fortgeschrittenen Brustkrebspatientinnen hat untersucht, inwieweit die Gabe von Omega-3-Fettsäuren (vor allem DHA und EPA) das Überleben beeinflusst. Die Patientinnen erhielten zusätzlich zur Chemotherapie täglich 1 Gramm Omega-3-Fettsäuren. Das krankheitsfreie Überleben dieser Patientinnen war deutlich länger als das jener in der Kontrollgruppe, die ein Placebo bekamen. Die Omega-3-Fettsäuren vermindern die Wirkung des sogenannten VEGF-Faktors, der für die Gefäßbildung zum Tumor verantwortlich ist.

Die besten Quellen für Omega-3 sind kleine Fische wie Sardinen, Sardellen und kleine Makrelen. Achte darauf, dass Fisch in Dosen in Olivenöl eingelegt ist und nicht in Sonnenblumenöl, denn das enthält zu viele Omega-6-Fettsäuren. Größere Fische und auch Lachs weisen eine zu hohe Schadstoffbelastung auf. Da ist der Schaden größer als der Nutzen. Auch tiefgekühlter Fisch verliert leider mit der Zeit den Omega-3-Gehalt. Eine vegane Quelle für Omega-3 ist die Nori-Alge. Meeresalgen enthalten zudem Moleküle, die vor allem bei Brustkrebs die Apoptose fördern und das Krebswachstum verlangsamen. Inzwischen gibt es gute Nahrungsergänzungsmittel mit Omega-3 aus Mikroalgen auf dem Markt. Eine Tagesdosis sollte mindestens 800 Milligramm EPA und DHA enthalten, besser 1000 Milligramm.

Weitere pflanzliche Quellen sind Leinsamen, Nüsse und Olivenöl. Täglich maximal 45 Gramm frisch geschroteter Leinsamen im Kokosjoghurt oder über den Obstsalat schmecken sehr lecker. Statt Körnern kannst du auch Leinöl verwenden, im Salatdressing zum Beispiel. Leinöl sollte immer in einer dunklen Flasche im Kühlschrank aufbewahrt werden, sonst wird es schnell ranzig.

Noch ein paar Worte zum Superheld Omega-3: Zur Gesunderhaltung des Körpers sollten wir Toxine und Entzündungen meiden und unsere Mitochondrien in ihrer Aufgabe unterstützen. Die beiden Omega-3-Fettsäuren EPA (Eicosapentaensäure) und DHA (Docosahexaensäure) spielen beim Schutz vor freien Radikalen eine entscheidende Rolle. Man hat entdeckt, dass manche natürlichen Verbindungen gezielt Gene aktivieren, die für die

Produktion der schützenden, antientzündlichen, entgiftenden Enzyme und Antioxidantien verantwortlich sind. Dazu gehören Curcumin, Sulforaphan aus Brokkoli, Grünteeextrakt – und Omega-3-Fettsäuren. Dadurch wird die Produktion von Glutathion erhöht, dem vielleicht wichtigsten Antioxidationsmittel, das es im Körper gibt. Es spielt eine entscheidende Rolle bei der Entgiftung, indem es Toxine bindet und in eine wasserlösliche Form umwandelt, damit sie besser ausgeschieden werden können. Glutathion ist nicht nur ein Superantioxidans, sondern es schützt unsere Mitochondrien und erhält ihre Funktion. Es wird normalerweise vom Körper selbst hergestellt. Durch gezielt ausgewählte sekundäre Pflanzenstoffe, wie oben beschrieben, kannst du die Glutathionproduktion ankurbeln und deine Zellen schützen – auch vor Krebs.

Melatonin

Melatonin ist ein Hormon, das für den Schlaf-wach-Rhythmus zuständig ist. Sobald es dunkel wird, steigt der Melatoninspiegel an und führt an seinem Höhepunkt um circa 3 Uhr nachts zur Tiefschlafphase. Verbringen wir abends zu viel Zeit am Computer, Handy, vor dem Fernseher oder anderen Geräten mit blauem Lichtanteil, schüttet unsere Zirbeldrüse nicht ausreichend Melatonin aus. Weitere Störfaktoren für die Melatoninproduktion können Medikamente (Betablocker und Antidepressiva), Kaffee, Alkohol und schwarzer Tee sein sowie ein Mangel an B-Vitaminen.

Bilden wir also nicht genügend Melatonin, kommen wir in keine ausreichende Tiefschlafphase, in der unser Körper regenerieren und auch Zellen reparieren kann. Forscher der Tulane-Universität in New Orleans stellten sogar fest, dass Krebszellen umso schneller wachsen, je heller wir schlafen. Mögen also Krebszellen etwa keine Dunkelheit? Als ich diese Nachricht erfahren habe, ist mir leicht schwindlig geworden. Jahrzehntelang habe ich mit einem Nachtlicht geschlafen, denn völlige Dunkelheit im Schlafzimmer fand ich immer gruselig. Seitdem ich allerdings verstanden habe, wie wichtig Melatonin beim Schutz vor Krebs und auch bei der Behandlung von Brustkrebs ist, schlafe ich so dunkel wie möglich und fühle mich inzwischen sehr wohl dabei.

Schon das Licht einer Straßenlaterne, das durch die Vorhänge lugt, oder ein Lichtstrahl, der durch den Türspalt fällt, kann die Melatoninproduktion stören und Krebszellen zum Wachstum anregen. Bei einem hohen Melatoninwert dagegen fallen auch die Brustkrebszellen in einen tiefen Schlaf und lassen sich außerdem im Schlafmodus viel besser von Krebsmedikamenten bekämpfen.

Die Einnahme von Melatonin sollte mit einem kompetenten Therapeuten besprochen werden. Sicherer und einfacher ist es, möglichst früh zu Bett zu gehen und bei tiefer Dunkelheit zu schlafen. So steigt dein Melatoninspiegel und hält die Krebszellen in Schach. Hilfreich ist auch, genügend Zeit im Sonnenlicht zu verbringen, blaues Licht am Abend zu vermeiden und möglichst jeden Tag zur gleichen Zeit schlafen zu gehen. Die Melatoninproduktion kannst du auf natürliche Weise auch durch Entspannungsübungen und Meditation anregen. Außerdem haben sich bei Schlafstörungen auch Tryptophan (Grundbaustein für Serotonin und Melatonin), Melisse, Baldrian, Lavendel sowie homöopathische Kombinationspräparate und Einzelmittel bewährt. Die indische Schlafbeere Ashwagandha zum Beispiel enthält eine natürliche Vorstufe von Melatonin und eignet sich sehr gut zur Substitution.

Chemofasten

Schon länger wird vermutet, dass kurzzeitiges Fasten Krebstumore schrumpfen lassen kann. Dass Krebszellen durch Fasten angreifbarer werden, liegt vermutlich an den starken Stoffwechselveränderungen beim Fasten. Tumorzellen können sich weniger gut an diese Veränderungen anpassen und sterben rascher ab. Prof. Valter Longo an der Universität von Südkalifornien in Los Angeles untersucht dieses Thema mit seinem Forscherteam seit einigen Jahren. Sie fanden bei Tierversuchen heraus, dass Chemotherapie bei Mäusen wirksamer war, wenn sie zwei bis drei Tage vorher nichts zu fressen bekamen. Auch Studien mit menschlichen Probanden deuten zunehmend an, dass kurzfristiges Fasten einen positiven Einfluss haben könnte.

Dr. Longo geht davon aus, dass Fasten die Effektivität von Chemotherapien erhöhen kann und gleichzeitig die Toxizität reduziert, also unsere gesunden Zellen schützt. Grund dafür könnte sein, dass Fasten entzündungshemmend wirkt und die Autophagie in Gang setzt. Das ist eine Art Recyclingsystem des Körpers, mit dem er alte Zellen aussortiert und sich dadurch reinigt und erneuert. Ernährt man eine normale Zelle nicht mehr ausreichend, schaltet sie in den Schlafmodus. Dieses Umschalten klappt bei der Krebszelle nicht. Sie gerät in Panik, versucht, immer mehr Proteine zu bilden und sich zu teilen. Diese Überaktivität wird ihr schließlich zum Verhängnis.

Eine Studie mit 13 Brustkrebspatientinnen aus dem Jahr 2015 zeigte, dass kurzzeitiges Fasten sicher ist und sogar Nebenwirkungen am Blutbild abschwächen kann. In einer aktuellen Studie von 2018 untersuchten Berliner Ärzte, welchen Effekt Kurzzeitfasten bei 29 Patientinnen mit Brust- oder Eierstockkrebs während der Chemotherapie auf die Lebensqualität hat. Die Fastenphase begann 36 Stunden vor Beginn der Chemotherapie und endete 24 Stunden nach Ende der Chemotherapie. Während des Fastens war es den Frauen erlaubt, Wasser, Kräutertee sowie zweimal 100 Milliliter Gemüsesaft und Gemüsebrühe mit einer täglichen Zufuhr von maximalen 350 Kilokalorien zu sich zu nehmen. Das Ergebnis war, dass in der Fastengruppe die Lebensqualität weniger stark beeinträchtigt war. Der Gewichtsverlust war nicht so gravierend und die Erschöpfung in der ersten Woche nach der Chemotherapie weniger ausgeprägt. Es scheint, dass Fastenperioden von 48 bis 72 Stunden effektiver sind als 24 Stunden. Normalerweise sollte nur Gemüsesaft, vegane Gemüsebrühe, Kräutertee und Wasser zugeführt werden.

Ich selbst habe 36 Stunden vor der Chemotherapie und bis rund zwölf Stunden nach der Infusion gefastet. Montags war mein Chemotag, also begann mein Fasten in der Nacht von Samstag auf Sonntag. Den ganzen Sonntag habe ich nur

Gemüsebrühe, Wasser, Kräutertee und ein wenig Muttersaft aus Papaya getrunken. Den Saft habe ich allerdings nur getrunken, wenn mein Kreislauf etwas instabil wurde. Die Enzyme der Papaya sind sehr gesund für die Darmtätigkeit und wirken antientzündlich. In die Chemotherapiesitzung habe ich mir Tee und Gemüsebrühe mitgenommen. Als erste Mahlzeit, meist am Montagabend, habe ich das Gemüse wieder der Brühe hinzugefügt und als leckere Suppe verspeist.
Nicht für jeden eignet sich das Fasten gleichermaßen. Wer an Krebs erkrankt ist, sollte beachten, dass es von vielen verschiedenen Faktoren abhängt, ob ein Fasten durchgeführt werden kann, vor allem von der körperlichen Befindlichkeit und Belastbarkeit. Bei stark ausgeprägter körperlicher Schwäche, Diabetes oder Gewichtsabnahme ist vom Fasten eher abzuraten. Besprich das vorab mit deinem Onkologen oder Hausarzt. Ich hatte das Glück, dass mein TCM-Arzt von Anfang an sehr positiv dem Kurzzeitfasten gegenüberstand. Ich selbst habe es zwar vorgeschlagen, aber er meinte, er hätte mir sowieso dazu geraten. Perfekt!

Extratipp bei triple-negativem Brustkrebs

Da wir ja bei dieser Form von Brustkrebs keine medikamentöse Unterstützung bei der Behandlung und in der Nachsorge haben und die Metastasierungs- und Rezidivgefahr hier am höchsten ist, möchte ich für dich noch mal die wichtigen Helfer aus der Natur als Alternative zusammenfassen.

1. Die »Heilebeere«, wie ich sie liebevoll nenne. Heidelbeeren erhöhen das Level der natürlichen Killerzellen, behindern das Wachstum der TN-Brustkrebsstammzellen und haben die Fähigkeit, den programmierten Zelltod einzuleiten. Vor allem Wildheidelbeeren enthalten einen Power-Antikrebs-Cocktail. Ein Rezept mit Wildheidelbeerpulver habe ich dir im Ernährungsteil beigefügt.
2. Curcumin verhindert die Vermehrung von TNBC-Stammzellen und induziert den Zelltod.
3. EGCG aus grünem Tee verhindert die Vermehrung und auch die Absiedlung von TNBC-Zellen.
4. Anpassung des Vitamin-D-Spiegels auf ein Minimum von 50 Nanogramm pro Milliliter.
5. Melatonin ist ein wirkungsvolles zytotoxisches Hormon, reduziert das Tumorwachstum und die Zellvermehrung und verhinderte die Angiogenese in Versuchen mit Mäusen.
6. Omega-3-Fettsäuren haben einen verhindernden Effekt auf TNBC-Zelllinien in vitro.
7. Piperin (am besten aus dem Langpfeffer Pippali) reduziert die Vermehrung und die Beweglichkeit der Krebszellen.

KULINARISCHES GIFT

Nach der kulinarischen Medizin stelle ich dir nun die Nahrungsmittel vor, die nicht dich, sondern deinen Tumor füttern. Krebs ist eine komplexe Krankheit und es gibt sie wahrscheinlich schon, seitdem die Menschheit existiert. Man kann nicht einen einzelnen Auslöser herauspicken, genauso wenig kann man mit einer einzigen Therapiemaßnahme das gesamte Krebsgeschehen heilen. Krebs ist eine ganzheitliche Erkrankung und bedarf einer Veränderung auf vielen Ebenen. Gute Ernährung ist ein Teil des Heilungsprozesses, denn Ernährung bildet den Zellnährboden für deinen Krebs. Je nachdem, was du isst, wird dein Krebswachstum entweder begünstigt oder gehemmt.

Auf den ersten Blick sahen meine Essgewohnheiten vor der Diagnose gar nicht so schlecht aus. Ich habe möglichst frisch gekocht, wenig Fleisch gegessen und auf Fertigprodukte verzichtet. Allerdings war ich – wie schon erwähnt – ein Schokoladenjunkie, und das bedeutet: Abends vor dem Fernseher ging locker eine Tafel Milchschokolade über den Couchtisch. Außerdem liebe ich Pasta in allen Variationen, natürlich aus Weizen, auch Weißbrot und alles, was eine Cafeteria so anbietet. Auch dem Alkohol war ich nicht abgeneigt, ein Gin Tonic ist ja quasi Malariaprophylaxe ... Trotzdem fiel mir die Veränderung der »Stellschraube« Ernährung letztlich am leichtesten. (Meine Baustellen lagen und liegen mehr im Bereich mentaler und emotionaler Balance sowie darin, ausreichend Sport zu treiben.)

Nun zu den »Hauptschuldigen« in der Verhandlungssache Brustkrebs: Zucker, Weißmehl, Milchprodukte, Alkohol und Fleisch, gehärtete Fette.

Zucker und Weißmehl

Es ist mittlerweile unbestritten, dass Zucker und Krebs in Zusammenhang stehen. Der Mediziner Dr. Otto Warburg entdeckte 1924, dass Krebszellen ungewöhnlich große Mengen an Glukose benötigen und keinen weiteren Sauerstoff. Aggressive Tumorzellen verbrauchen 30-mal mehr Zucker als gesunde Zellen. Sie vergären den Zucker und stellen dadurch Milchsäure her. Diese Milchsäurewolke zerstört das Nachbargewebe, sodass Tumorzellen in die Blut- und Lymphbahnen eindringen und sich im ganzen Körper verteilen können. Krebszellen sind also über ihre Zuckersucht angreifbar. Deshalb ist es ratsam, Krebszellen »auszuhungern«, indem man den Zuckerkonsum drosselt.

2009 bestätigte eine umfangreiche Studie der Women's Health Initiative an beinahe 100.000 Frauen nach der Menopause, dass ein Zusammenhang zwischen einem erhöhten Insulinspiegel, verursacht durch zu viel Zucker und Weißmehl in der Ernährung, und einem erhöhten Brustkrebsrisiko besteht. Alle wissenschaftlichen Veröffentlichungen machen deutlich, dass der Verzicht auf raffinierten Zucker und Weißmehl dich vor Krebs schützt und gleichzeitig deine Therapie unterstützt. Kohlenhydrathaltige Lebensmittel mit einem hohen glykämischen Index, die also den Blutzuckerspiegel stark ansteigen lassen, stimulieren das Zellwachstum, und das deswegen verstärkt ausgeschüttete Insulin unterstützt zusätzlich die Fähigkeit von Krebszellen, in umliegendes Gewebe einzudringen.

Am besten meidest du, vor allem, wenn noch eine Tumorlast in deinem Körper ist, Industriezucker und Fertigprodukte, und reduzierst vorerst auch stärkehaltige Lebensmittel. Lass in erster Linie Brot, Teigwaren, Kartoffeln und auch süßes Obst, zuckerhaltige Getränke, Süßwaren und Konfitüren weg. In der der krebsfreien Zeit nach der Therapie kannst du die guten Kohlenhydrate wieder etwas erhöhen, wie zum Beispiel Vollkornbrot, Reis oder Kartoffeln.

Deswegen blutet mein Herz, wenn ich Posts in den sozialen Medien entdecke, die Patientinnen während der Chemotherapie mit einem Teller Süßigkeiten oder Kuchen zeigen. Auch wenn es sicherlich darum geht, die schwere Zeit zu »versüßen«: Vor dem Hintergrund der heutigen Erkenntnisse über Zucker und Krebs ist das eine Therapie – im wahrsten Sinne – mit Zuckerbrot und Peitsche, und zwar gleichzeitig.

Um Missverständnisse zu vermeiden: Zucker löst keinen Krebs aus, trägt aber dazu bei, dass Tumorzellen aggressiv werden. Ziel ist es, die Vergärung in Krebszellen aufzuhalten, sodass daraus wieder gutartige Tumorzellen

entstehen, die mithilfe der Mitochondrien wiederum Energie aus der Verbrennung freisetzen. Fällt dir was auf? Die Idee, dass bösartige Zellen sich in gutartige Tumorzellen umwandeln können? Geht so was?
Die Schulmedizin lässt uns glauben, dass der einzige Weg, den Krebs zu besiegen, in der Zerstörung der Krebszellen liegt. Ich denke, dass das sehr kurzsichtig gedacht ist. Zellen können sich durch die Direktive der Mitochondrien umwandeln, über Ernährung, Bewegung, gute Fette und auch über unsere Gedanken und Gefühle. Aber davon später im Kapitel »Body-Mind-Soul-Medizin«.

Milchprodukte

Ich möchte dir hier zwei Gründe zeigen, warum ich dir rate, tierische Milchprodukte zu reduzieren. Zum einen enthält Milch Hormone und Proteine, die eigentlich der Aufzucht eines Jungtieres dienen sollten. Kasein, das Hauptprotein in Kuhmilch, lässt Krebszellen wachsen – sowohl in Petrischalen als auch bei Laborratten. Wissenschaftler untersuchten an Ratten, dass wiederum der Entzug von Kasein Krebs deaktivieren kann. Der zweite Grund ist, dass in vielen Milchprodukten Chemikalien, Wachstumshormone, Antibiotika und Pestizide zu finden sind. Ein bestimmtes Hormon unseres Körpers namens IGF-1 wird durch den Verzehr von Milch erhöht – und dadurch auch das Krebsrisiko. Viele Patientinnen, deren Krebs vollständig zurückgegangen ist, haben Milchprodukte stark reduziert oder ganz auf sie verzichtet, zumindest bis sie von Krebs geheilt waren.
Studienergebnisse der US-amerikanischen Loma-Linda-Universität von 2020 zeigen, dass Milch das Brustkrebsrisiko dosisabhängig erhöht. Verglichen mit Menschen, die komplett auf Milch verzichten, erhöht beispielsweise eine Tasse Milch pro Tag das Risiko, an Brustkrebs zu erkranken, um satte 50 Prozent. Diese Studie konnte keinen Zusammenhang zwischen Brustkrebsrisiko und dem Verzehr von Käse und Joghurt feststellen, und es war auch unerheblich, ob man fettarme oder Vollmilch trinkt.
Die New Yorker Forscherin und Expertin für Krebsprävention Dr. Susan McCann zeigte anhand von Daten aus elf Jahren, dass auch Käse das Brust-

krebsrisiko steigen lassen kann. Dafür verglich sie die Daten von 1941 Frauen mit Brustkrebs und 1237 Frauen ohne Brustkrebs. Frauen, die gerne Käse essen, vor allem Cheddar und Frischkäse, haben danach ein um 53 Prozent erhöhtes Brustkrebsrisiko. Frauen, die viel Joghurt essen, hatten ein niedrigeres Brustkrebsrisiko. Letzteres könnte daran liegen, dass Joghurt viel probiotische Bakterien enthält. Bei Frauen, die Sojamilch anstatt Kuhmilch trinken, ist die Brustkrebsrate ebenso tendenziell niedriger.
Die Autoren der Studie vermuten, dass durch Pasteurisierung winzig kleine Zellinformationspartikel nicht zerstört werden, die einen Einfluss auf die Krebsentstehung haben. Kochen und Fermentieren (Joghurt) zerstören diese Partikel. Frauen mit einem höheren Brustkrebsrisiko oder einer positiven Familienanamnese sollten also am besten auf pflanzliche Milchalternativen umsteigen.

Alkohol

Über die negativen gesundheitlichen Folgen von Alkoholkonsum wird seit Jahren vielschichtig diskutiert. Alkohol beeinflusst unseren Hormonhaushalt in einer Weise, dass sich leichter hormonabhängiger Brustkrebs einstellen kann. Auch allgemein entstehen bei der Verstoffwechselung des Alkohols krebserregende Substanzen. Laut Analyse einer Forschergruppe aus dem Jahr 2016 erhöhen schon kleine Mengen Alkohol das Risiko, an Brustkrebs zu erkranken. Die Alkoholwirkung hängt allerdings auch von der individuellen Entgiftungsfähigkeit des Körpers ab. Als akzeptable Alkoholmenge empfiehlt die Deutsche Hauptstelle für Suchtfragen zurzeit 10 Gramm pro Tag für gesunde Frauen und 20 Gramm pro Tag für gesunde Männer. 20 Gramm Alkohol entsprechen etwa einem halben Liter Bier oder einem Viertelliter Wein.
Verglichen mit anderen Organen scheint die Brust anfälliger für die krebsfördernde Wirkung des Alkohols zu sein. Wir müssen Alkohol aber dennoch nicht komplett aus unserem Leben streichen. Mehrere Studien haben nämlich auch gezeigt, dass das Brustkrebsrisiko durch Alkoholkonsum nur bei Frauen steigt, die wenig grünes Gemüse und damit Folsäure zu sich neh-

men. Rotwein besitzt sehr wohl eine Schutzwirkung, wenn er zum Essen, am besten mit mediterraner Küche, getrunken wird. Daher lautet meine Empfehlung auch, nur ab und zu – zum Beispiel am Wochenende – die gesunden Antioxidantien von Rot- oder Weißwein aus ökologischem Anbau zu genießen. Optimal wäre wirklich nicht mehr als ein Achtel Rot- oder Weißwein am Tag, denn eine neuere Studie zeigt, dass bei Frauen, die täglich mehr als zwei Gläser Wein trinken, die Wahrscheinlichkeit um 35 Prozent steigt, an einem hormonrezeptor-positiven Brustkrebs zu erkranken. Bei hormonrezeptor-negativem Brustkrebs war die Wahrscheinlichkeit für Frauen zu erkranken 28 Prozent höher im Vergleich zu jenen Frauen, die keinen Alkohol konsumierten. Ich habe allerdings auch schon mal gelesen, dass gerade triple-negativer Brustkrebs und Alkohol in Zusammenhang stehen.

Es ist längst nicht vollständig geklärt, über welchen Mechanismus Alkohol Brustkrebs fördern kann. Letztlich ist es hier auch wieder deine Entscheidung. Spüre in dich hinein und frage dich, inwieweit dein Alkoholkonsum für dich vertretbar ist. Du sollst dich nicht kasteien, denn Genuss gehört auch zum Leben. Ich wollte dich an dieser Stelle nur über die vermuteten Zusammenhänge und Daten informieren – der Rest liegt bei dir. Ein alkoholfreies Bier im Sommer »zischt« übrigens auch gut.

Rotes Fleisch

Eine Ernährung mit viel rotem Fleisch kann das Brustkrebsrisiko erhöhen, weil Proteine große Mengen an IGF-1 (insulinähnlicher Wachstumsfaktor 1) enthalten, der wiederum eine wichtige Rolle beim Wachstum deines Tumors spielt. Hier noch mal ein paar Zahlen: Forscher der National Institutes of Health beobachteten 42.000 Frauen über mehr als sieben Jahre bezüglich ihres Fleischkonsums. Bei denjenigen Frauen, die viel rotes Fleisch aßen, erhöhte sich die Wahrscheinlichkeit, an Brustkrebs zu erkranken, um fast 25 Prozent. Die Frauen hingegen, die besonders viel Geflügel aßen, hatten im Vergleich zu den Frauen, die wenig Geflügel aßen, ein um 15 Prozent geringeres Risiko.

Im Januar 2017 wurde eine Studie im *Journal of the National Cancer Institute* veröffentlicht, in der Dr. Humberto Parada von der University of North Carolina Folgendes beschrieb: Selbst nachdem eine Frau den Brustkrebs besiegen konnte, steige ihr Risiko, früh zu sterben, wenn sie nach der Heilung weiterhin viel Fleisch verzehrte. Vor allem Gegrilltes und Geräuchertes erhöhe das Risiko, auch nach Überwindung der Krankheit dennoch an Brustkrebs zu sterben, um 23 Prozent. Ersetzten die Teilnehmerinnen hingegen täglich eine Portion rotes Fleisch durch Gemüse, sank das Mammakarzinomrisiko insgesamt um 15 Prozent, bei prämenopausalen Frauen sogar um 19 Prozent. Der Grund ist, dass der Ersatz von rotem Fleisch durch Gemüse und Geflügel das Brustkrebsrisiko vermindern kann. Eine vorwiegend pflanzliche Ernährung enthält viele Stoffe, die vor Krebs schützen und ihn bekämpfen können. Sie wirken allesamt entzündungshemmend – und chronische Entzündungen zählen zu den bedeutendsten Ursachen einer Krebserkrankung.

ANREGUNGEN UND TIPPS

Grünes Gemüse, Heidelbeeren, grüner Tee, Omega-3-Fettsäuren, Kurkuma, Soja, dunkle Schokolade, Granatapfelsaft und Seitlinge

Diese Aufzählung wäre die kürzeste Zusammenfassung für eine gute »Anti-Brustkrebs-Ernährung«. Hier gebe ich dir noch mal einen komprimierten Überblick über hilfreiche Nahrungsmittel und Mikronährstoffe: Geschroteter Leinsamen, Hülsenfrüchte, Sojaprodukte und Granatapfelsaft blockieren den Östrogenrezeptor und alle Kreuzblütler, Pilze und Kurkuma schwächen die Östrogenwirkung.

Gegen oxidativen Stress helfen vor allem grüner Tee (EGCG), die Alliumgewächse, frische Kräuter (Rosmarin), Brokkolisprossen, Beeren (Heidelbeeren) und dunkle Schokolade.

Leinöl, Olivenöl, Chiasamen, Fischöl und Mikroalgen (Nori-Alge) enthalten die wichtigen Omega-3-Fettsäuren EPA und DHA. Omega-6-Fettsäuren, vor allem in Margarine oder Mayonnaise, solltest du meiden. Ebenso Transfette oder gehärtete Fette in Fertigprodukten, Keksen und Snacks.

Empfehlenswerte Öle

Kalt gepresstes Olivenöl, Leinöl, Hanföl, Schwarzkümmelöl und Walnussöl für Salate und kalte Speisen. Zum Anbraten verwende am besten spezielle Bratöle aus Olivenöl, Kokosöl oder Ghee (indische geklärte Butter).

Zucker- und Weißmehlersatz

Ich verwende Kokosblütenzucker oder Reissirup und bevorzuge Teigwaren aus Dinkel, Kamut oder Buchweizen. Dies sind Nahrungsmittel mit einem niedrigen glykämischen Index, wie auch Agavendicksaft, dessen Index bei etwa 20 liegt. Vollkornbrot aus Hafer, Dinkel oder Roggen lässt den Blutzuckerspiegel deutlich langsamer ansteigen, sowie Brot aus Sauerteig anstatt chemischer Bäckerhefe. Aus dem gleichen Grund bevorzuge ich Basmati- oder Vollkornreis.

Um meinen Hunger auf Süßes zu besänftigen, habe ich sehr viele frisch gepresste Gemüsesäfte getrunken. Durch den Zusatz von Äpfeln, Ananas, Beeren oder anderen nicht so süßen Obstsorten bekomme ich trotzdem meinen süßen Kick.

Wichtig ist, vor allem Snacks zwischen den Mahlzeiten wegzulassen. Süße Nachspeisen aus Kirschen, Heidelbeeren, Himbeeren und einer Prise Zimt verzögern sogar den Anstieg des Blutzuckerspiegels.

Übrigens: Dunkle Schokolade ist mein neues OM. Seitdem ich weiß, dass sie Medizin für mich ist, kann ich genüsslich meine halbe Tafel verdrücken.

Milchersatz

Probiere einfach mal Kaffee mit Hafermilch, denn sie enthält keine Laktose und kein Milcheiweiß, ist reich an Ballaststoffen und frei von Cholesterin. Ebenso sind Mandel- oder Kokosmilch eine schmackhafte Alternative, oder du gönnst dir einen kleinen gesunden Espresso (du weißt ja: PARP-1-Hemmer). Auch in der veganen Käseabteilung findet man inzwischen sehr gute Alternativen. Ich liebe zum Beispiel Frischkäseersatz aus Mandeln und auch Kokos- oder Mandeljoghurt finde ich sehr köstlich.

Übrigens: Die Nährstoffe aus Milchprodukten können wir auch auf andere Weise zu uns nehmen – Kalzium über Blattgemüse und Steckrüben, Proteine über Bohnen und Nüsse.

Mikronährstoffe

Beachte vor allem deinen Jod-, Selen- und Vitamin-D-Spiegel!

Bei den Vitaminen sind allgemein die Antioxidantien wichtig (die Vitamine C, E und A) und bei den Spurenelementen Selen und Zink.

Säure-Basen-Haushalt

Der Säure-Basen-Haushalt reguliert unseren Stoffwechsel, Hormonhaushalt und unser Immunsystem. Sind wir über einen längeren Zeitraum »übersäuert«, durch falsche Ernährung und Stress, kann dies zu chronischen Entzündungen führen, die wiederum unsere Immunkraft mindern und Krebs entstehen lassen können. Bei der Untersuchung des tumorumliegenden Gewebes in meinem Onkobiogramm konnten extrem viele Entzündungsfaktoren festgestellt werden. Dies führe ich vor allem auf meinen lang anhaltenden psychischen Stress zurück, aber auch in der Ernährung muss ich den Zeiger etwas mehr in Richtung basisch stellen. Das funktioniert einerseits, indem ich Säurebildner wie Fleisch, Käse, Weißmehl, Zucker, Alkohol und Fertigprodukte weglasse – einen Espresso am Tag gönne ich mir aber. Zusätzlich erhöhe ich den Anteil basischer Lebensmittel wie Kartoffeln, Gemüse, stilles Wasser (Achtung: auch Mineralwasser mit Kohlensäure ist säurebildend) und naturbelassene Öle. Magnesium und Kalzium in Citratform sind auch basenbildend. Zusätzlich hilft Bewegung, ausreichend trinken, um die Säure aus dem Körper zu spülen, und tiefes Atmen, denn so kann der Säureüberschuss »ausgeatmet« werden.

Eine sehr gute Möglichkeit ist der frische Gemüsesaft am Morgen, zum Beispiel mit Roter Bete, Karotten, Sellerie, Gurke und maximal einem Apfel oder einer Birne, getoppt mit Leinöl und Brokkolisprossen.

Bitte meiden

Industriezucker, Alkohol, rotes Fleisch, Milchprodukte, Fertiggerichte, Süßigkeiten und Snacks, Lebensmittel aus Dosen und Getränke aus Plastikflaschen (Mikroplastik, Umwelthormone).

Allgegenwärtige Umweltgifte

Auf diesen letzten, wichtigen Punkt möchte ich hier kurz eingehen: Umweltgifte lauern überall, in der Nahrung, in Kosmetika und Kleidung, im Boden, im Wasser. Weichmacher in Getränkeflaschen und Plastik aller Art schaden nicht nur unseren Ozeanen und den dort lebenden Arten, sondern auch unserem Körper immens. Sie beeinflussen unser Hormonsystem und können zu Krebs, Demenz, Allergien und Unfruchtbarkeit führen. Auch eine erhöhte Aluminiumzufuhr steht wohl in engem Zusammenhang mit Brustkrebs und neurologischen Erkrankungen. Über Kosmetika, Deos und Nahrungsmittel, die in Alufolie eingepackt sind – dazu gehören auch Kaffeekapseln, allein der Nachhaltigkeit zu Liebe ein No-Go – nehmen wir hohe Dosen dieses Schadstoffes auf, ohne es zu merken.

Ein weiteres Problem ist, dass in unserer Landwirtschaft zu viele Insekten- und Unkrautvernichtungsmittel eingesetzt werden. Sie vergiften unsere Flüsse, Seen und Meere, damit auch die Tierwelt und letztlich uns. Laut Weltgesundheitsorganisation (WHO) ist beispielsweise das weltweit verwendete Unkrautvernichtungsmittel Glyphosat höchstwahrscheinlich krebserregend und sie warnt vor einem flächendeckenden Einsatz. Zudem hat Glyphosat enorm negative Auswirkungen auf die Bodenfruchtbarkeit und das Bodenleben. Der Griff zu Bioprodukten ist also wirklich ausschlaggebend – für deine Gesundheit und unsere Umwelt.

Doch auch industriell gefertigte Nahrungsmittel können uns schaden: Viele Fertiggerichte wie Tütensuppen, Tiefkühlpizza oder Kartoffelchips enthalten beispielsweise den künstlichen Geschmacksverstärker Glutamat. Dieser ruft vermehrt Entzündungsprozesse im Körper hervor. Verwende lieber gesunde Kräuter und Gewürze wie Oregano, Dill, Basilikum oder ein leckeres Curry-Gewürz mit viel Kurkuma, um deine frisch hergestellten Mahlzeiten zu würzen. Sie alle weisen eine hohe antioxidative Aktivität auf, sind reich an Vitaminen und Mineralstoffen und obendrein ausgesprochen lecker.

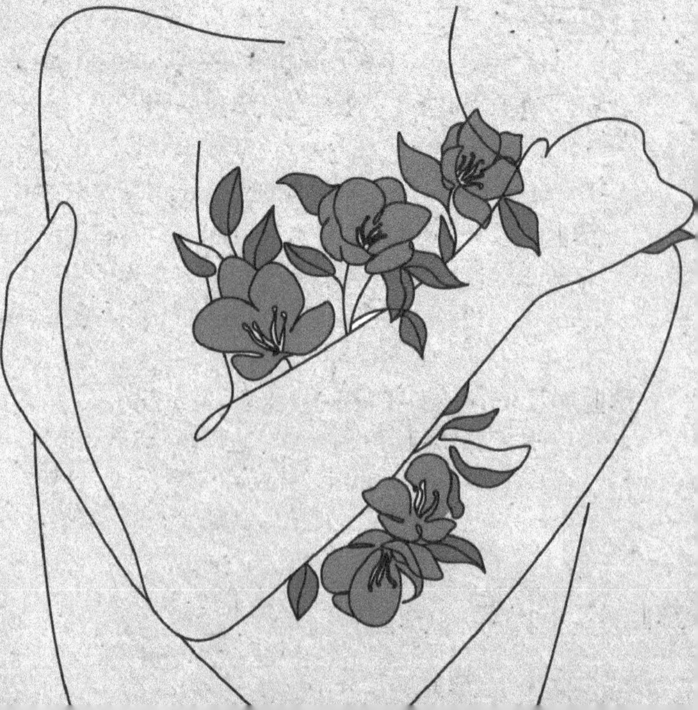

5

NATÜRLICHE MEDIZIN

PFLANZEN-HEILKUNDE

Die heutige Schulmedizin tendiert dazu, Krebs als einen Eindringling anzusehen, der entfernt werden muss. In der Naturheilkunde glaubt man, dass Krebs durchaus vom Organismus selbst bekämpft werden kann, solange für unseren Körper und Geist optimale Bedingungen herrschen. Den Zusammenhang zwischen Krebs und mentaler Verfassung stelle ich dir im Kapitel »Body-Mind-Soul-Medizin« vor. Generell sind die drei körperlichen Hauptfaktoren, die Krebs bremsen können: ein gut funktionierendes Immunsystem, die Verminderung von Entzündungen und toxischer Belastung sowie die optimale Regulation deines Blutzuckerspiegels.

Im letzten Kapitel hast du gesehen, wie du durch Ernährung und Vitalstoffe diese Faktoren verändern kannst – und damit die inneren Bedingungen, bei denen Krebs gedeiht. Aber Krebs ist eine komplexe Krankheit, man kann sich nicht nur auf *ein* Heilmittel verlassen, so wie es auch nicht nur den *einen* Grund für die Erkrankung gibt. Stell dir deine Heilung wie ein Baukastensystem vor. Suche nach den passenden oder fehlenden Bausteinen für deinen persönlichen Heilungsweg. Das waren beispielsweise bei mir der bewusstere Umgang mit meinen Emotionen, mehr Sport zu treiben, den Zuckerkonsum stark zu reduzieren und durch gezielte naturheilkundliche Mittel den Heilungsprozess zu unterstützen. Zu Letzterem stelle ich dir in diesem Kapitel den Baustein Kräutermedizin vor, der sowohl in der chinesischen und ayurvedischen als auch in der europäischen Naturheilkunde eine lange Tradition hat.

AYURVEDA

Das ayurvedische das Medizinsystem, das bereits vor 5000 Jahren in Indien entstanden ist und sich stetig weiterentwickelt hat, betrachtet sowohl die körperlichen als auch die mentalen und spirituellen Einflüsse, die auf unser Leben einwirken. Man fokussiert sich nicht auf eine Ursache oder Ebene, sondern betrachtet die verschiedenen Gründe und Zusammenhänge der Erkrankung. Meist sind die Ursachen aus ayurvedischer Sicht gut zu verfolgen: chronischer Stress, minderwertige Ernährung, Bewegungsmangel oder ständige Ängste und Sorgen. Auch die toxische Belastung des Körpers spielt im Ayurveda eine große Rolle. Nur wenn der Stoffwechsel in Balance ist, können schädigende Stoffe und Ablagerungen ausgeschieden und das Immunsystem gestärkt werden. Inzwischen wird die besondere Wirkung der ayurvedischen Pflanzentherapie, um die es in diesem Kapitel geht, auf das Immunsystem und ihr positiver Einfluss auf ein Krebsgeschehen weltweit wissenschaftlich erforscht.

Curcumin

Das Curcumin aus der indischen Kurkumawurzel (Gelbwurz) wirkt so intensiv wie kein anderer Pflanzenstoff bei der Krebsbekämpfung. Außerdem ist es eines der wenigen Mittel, das auch gegen Tumorstammzellen (siehe Seite 162f.) wirkt. Die deutsche, österreichische und US-amerikanische Gesellschaft für Onkologie empfiehlt Kurkuma therapiebegleitend, möglichst hoch dosiert und unter ärztlicher Kontrolle. Der Wirkstoff Curcumin verfügt über mehrere heilende Mechanismen: Er verringert die Gefäßbildung zum Tumor, zwingt Krebszellen zum Absterben und hemmt die Entstehung und Ausbreitung von Metastasen. Haridra, wie Kurkuma in Indien genannt wird, stimuliert das Immunsystem, ist antientzündlich, verstärkt die Wirkung der Chemotherapie und schützt die Leber. Es aktiviert Gene, die für das Selbstmordprogramm der Krebszelle zuständig sind, und verhindert die Mutation von vorbelasteten Zellen zu Krebszellen.

Vor diesem Hintergrund überrascht es nicht, dass Inderinnen fünfmal weniger Brustkrebs bekommen als Frauen im Westen. Prof. Bharat Aggar-

wal vom MD Anderson Cancer Center in Houston ist ein weltweit zitierter Krebsforscher und zeigte 2014 zunächst in Laborversuchen und am Tiermodell, dass Curcumin gegen Krebszellen wirkt und die Ausbreitung von Metastasen verringert. Inzwischen gibt es 3000 Studien, die die Wirkung von Curcumin auf Krebs belegen. Für mich als »alte Ayurvedin« ist es höchst beglückend, dass Kurkuma Eingang in die Krebsforschung gefunden hat.
Nach Aussage von Prof. Aggarwal beruht die außergewöhnliche Wirkung von Haridra zu einem großen Teil darauf, dass Curcumin mit dem großen gefährlichen Krebsverbündeten, NF-Kappa-B, interagiert: Das Wachstum und die Verbreitung von Krebszellen basieren größtenteils auf einem Entzündungsfaktor, der von den Tumorzellen abgegeben wird. Er wird als Nuklear-Faktor Kappa-B (NF-Kappa-B) bezeichnet. Blockiert man seine Bildung, werden die meisten Krebszellen wieder sterblich und bilden keine Metastasen.
Curcumin gilt auch als sogenannter COX-2-Hemmer, wie auch das Krebsmedikament CELEBREX oder das herkömmliche Aspirin. COX 2 ist ein Enzym, das Tumore produzieren, um die Verbreitung der Krebszellen zu beschleunigen. Im Gegensatz zu Aspirin ist Kurkuma allerdings wesentlich schonender für die Magenschleimhaut. Hier kommen wieder die Synergieeffekte ins Spiel: Kurkumaextrakt enthält viele unterschiedliche Pflanzenwirkstoffe und kann damit auch unerwünschte Nebenwirkungen abfangen.
Eine Curcumin-Infusion bringt entsprechend hohe Dosen des Wirkstoffs direkt in den Organismus, ohne den Weg über die Magen-Darm-Passage zu nehmen, und erzielt einen höheren therapeutischen Effekt. Die Curcumin-Tagesdosierungen in den klinischen Studien schwanken zwischen 2 und 8 Gramm. Forscher schließen daraus, dass die Minimaldosis von Curcumin in Tablettenform zwischen 3,6 und 4 Gramm pro Tag liegen sollte, wenn man das Mittel als Krebspatientin nutzen will.
Die Bioverfügbarkeit von Curcumin kann durch sogenannte Phospholipidkomplexe und Mizellenpräparate dazu beitragen, dass es besser im Organismus aufgenommen wird. Schwarzer Pfeffer (Piperin) verfügt ebenfalls über diese Eigenschaft, sowie der indische Langpfeffer (Pippali).

Indischer Weihrauch

Weihrauch (Boswellia serrata) ist gereinigtes, gehärtetes Gummiharz des Weihrauchbaumes. Für medizinische Zwecke wird aus dem Harz ein Trockenextrakt hergestellt. Neben Kurkuma ist Weihrauch eines der stärksten antientzündlichen Mittel und wirkt schmerzstillend, antibakteriell und unterstützend für die Leber. Boswelliasäuren bremsen auch die Gewebevermehrung, also das Tumorwachstum, und können durch mehrere Faktoren auch die Ausbreitung von Metastasen hemmen. Daten aus kleinen Studien und Fallreihen geben erste Hinweise darauf, dass sich strahlentherapiebedingte Hirnödeme durch Boswelliaextrakte bessern können.

In Kapselform ist ein hoher Anteil an Boswelliasäuren wichtig und es sollte ein Bioprodukt sein, weil viele indische Präparate eine hohe Schadstoffbelastung aufweisen. Auch hier bitte am besten auf die klassische Kombination mit Pippali achten, damit der Wirkstoff optimal in die Zellen eingeschleust werden kann.

Ätherisches Weihrauchöl ist eine gute Alternative: Die biochemischen Stoffe des Öls wirken genauso antientzündlich und tumorabbauend. Diese Wirkung kannst du mit zwei bis vier Tropfen auf die Haut erzielen, und zwar auf das Areal, in dem dein Tumor sitzt. Auch das Inhalieren des Öls ist möglich und effektiv. Der Effekt von Düften, also die Aromatherapie, übt nachweislich erheblichen Einfluss auf unser Gehirn aus, und führt damit zu einer Verbesserung unserer Körperfunktionen. Und: Weihrauch fördert in der Aromawirkung zusätzlich die Meditation und erhöht dein spirituelles Bewusstsein.

Ashwagandha

Die Ashwagandha-Wurzel (Withania somnifera), auch indischer Ginseng oder Schlafbeere genannt, wird im Ayurveda zur Tumorvorbeugung und Tumorbehandlung eingesetzt. Sie erhöht die Aktivität der Makrophagen, also der Fresszellen, die fremde Substanzen im Körper vernichten. Die Pflanze verlangsamt das Tumorwachstum und ist zudem energiefördernd, nervenstärkend und sehr hilfreich bei Erschöpfung, Schlafmangel oder der

Genesung nach einer schweren Krankheit. Auch nach der Therapie ist die Schlafbeere ein wahres Tonikum für deine Regeneration. Du kannst Ashwagandha in Kapselform als Pflanzenextrakt einnehmen.

Ingwer

Eine wertvolle Ergänzung für deine Genesung ist Ingwer. Die Ingwerpflanze zählt zur Familie der Gewürzlilien, ist eines der ältesten Gewürze der Welt und stammt vermutlich ursprünglich aus Sri Lanka. Forscher der King Abdulaziz Universität in Dschidda, Saudi-Arabien, untersuchten die Wirkung von Ingwer auf Brustkrebszellen. Sie stellten fest, dass Ingwer tatsächlich das außer Kraft gesetzte Selbstmordprogramm von Krebszellen aktivieren kann. Ingwer könnte daher in Zukunft eine wichtige Rolle in der Krebstherapie spielen. Gleichzeitig ist die Wurzel ein bekanntes Mittel gegen Schmerzen und hilft dir bei Übelkeit während der Chemotherapie.

Ich hatte meist bei meinen Chemoterminen Ingwerwasser dabei: Dazu schnippelst du geschälten Ingwer und überbrühst ihn mit kochendem Wasser. Je länger das Ganze zieht, umso schärfer wird es. Bei einer Übelkeitsattacke kannst du auch auf einem Stück Ingwer kauen, wenn es der Zustand deiner Mundschleimhaut zulässt.

Pippali

Den dritten im Bunde, Pippali (Piper longum), kennst du schon aus dem Ernährungskapitel. Der indische Langpfeffer verbessert die Nahrungsverwertung und dient als Transporter, der die Pflanzenextrakte möglichst effektiv in die Zellen bringt – also um die Bioverfügbarkeit zu erhöhen, wie man heute sagt. Pippali hebt zudem das Niveau von Glutathion (siehe Seite 133) an. Dieses starke Antioxidationsmittel hemmt die Aktivität der freien Radikale und schützt somit vor Zellschäden. Das erklärt, warum Pippali auch die Leber schützt. Langpfeffer ist gemahlen wie schwarzer Pfeffer oder als getrocknete Schoten erhältlich. Nimm ihn als Pfefferersatz zum Würzen oder auch medizinisch mit ein wenig Honig vermengt: Dazu einen halben Teelöffel Pippali mit einem Teelöffel Honig vermischen und schnell runterschlucken, sonst brennt es stark im Rachen. Die Anwendung mit Honig ist auch ein gutes Heilmittel bei Husten, Erkältung und Hals- oder Stimmbandproblemen. Bei der Einnahme von Kurkuma wird in indischer Tradition ebenfalls eine Prise Pippali empfohlen, um die Bioverfügbarkeit zu erhöhen. In Europa wird einigen Präparaten lediglich schwarzer Pfeffer zugefügt. Ich halte mich an die ayurvedische Tradition, denn Pippali ist für sich gesehen ein bewährtes Heilmittel und kann darüber hinaus viel mehr, als »nur« die Einschleusung in die Zielzellen zu verbessern.

TRADITIONELLE CHINESISCHE MEDIZIN

In der langen Geschichte der chinesischen Medizin existieren zahlreiche Aufzeichnungen über Tumorerkrankungen. Brustkrebs ist gemäß TCM das Zusammenspiel verschiedener Faktoren wie Brusterkrankungen (Zysten), PMS (prämenstruelles Syndrom) und mentaler Stress. Frustration und Depression schwächen die Leber, das Qi – die Lebensenergie; der Energiefluss staut sich – und verstärken eine schon bestehende Milz-Schwäche. Dies führt aus Sicht der TCM zu Blockaden im Leber-Qi-Fluss und die Milz kann ihre Transport- und Transformationsaufgabe nicht mehr erledigen. Bitte beachte: Die Organe sind in der TCM allerdings nicht mit unserem westlichen Organverständnis identisch, sondern werden als Funktionskreise begriffen, die Körperliches und Seelisches miteinander verquicken. Die Schutzfunktionen der unterschiedlichen Qi-Arten kannst du mit der Immunabwehr gleichsetzen. Eine TCM-Therapeutin sagte mir, auch Wünsche, die über längere Zeit nicht erfüllt werden, können den Energiefluss blockieren. Da klingelte es in meinen Ohren, aber dazu mehr im Kapitel »Body-Mind-Soul-Medizin«.

Artesunat

Artesunat ist ein Naturwirkstoff, der aus dem chinesischen Beifuß (Artemisia annua) gewonnen wird. In den letzten Jahren wurden immer mehr internationale Studien veröffentlicht, die nachweisen, wie Artemisia-Präparate deutlich die Vermehrung von Krebszellen verhindern. Deshalb verwundert es nicht, dass der natürliche Wirkstoff Artesunat bereits von der Weltgesundheitsorganisation (WHO) in die Liste der »unentbehrlichen und wichtigen Arzneimittel« aufgenommen wurde.

Krebszellen haben aufgrund ihrer schnellen Zellteilung einen höheren Eisengehalt als normale Zellen. Hier setzt der Wirkmechanismus von Artesunat an. Gelangt es in die stark eisenbeladenen Krebszellen, werden spontan große Mengen von freien Radikalen freigesetzt. Diese wiederum schädigen und zerstören schließlich selbst die Zielzelle. Neuere Untersuchungen zeigen, dass Artesunat auch die Gefäßneubildung des Tumors hemmt. Auf diese Weise können die Tumorzellen von der Blutversorgung abgeschnitten und ausgehungert werden und so weniger Metastasen bilden. Generell gilt: Je aggressiver der Tumor, umso mehr Eisen speichert er und umso effektiver wirkt Artesunat.

Der Wirkstoff kann als Infusion verabreicht oder auch, um generell der Gefäßneubildung entgegenzuwirken, in Kapselform eingenommen werden. Mein Tumor wies einen ziemlich hohen EGFR-Faktor auf: Das ist der vaskuläre, endotheliale Wachstumsfaktor, der die Gefäßneubildung zum Tumor fördert. Artesunat in Kapselform war meine Wahl zur Reduktion des EGFR, um die unliebsame Angiogenese zu hemmen. Sowohl Infusionen als auch Kapseln sollten mit einem erfahrenen Arzt oder Heilpraktiker besprochen werden, um auch eventuelle Nebenwirkungen abzuklären. Artesunat kann eine Alternative für die Therapieresistenz sein und in Kombination mit der Chemotherapie sowie in der chemotherapiefreien Zeit gegeben werden.

Heilpilze

Heilpilze gehören zu den ältesten Naturheilmitteln und werden in Asien bereits seit Jahrtausenden verwendet. Zu den auch hierzulande bekanntesten Vertretern der asiatischen Heilpilze zählen Reishi, Shiitake und Maitake.

Der Reishi Ling Zhi wird in Asien regelrecht vergöttert. Man nennt ihn »heiliger Pilz« oder »göttlicher Pilz der Unsterblichkeit«. Er enthält viele Vitamine, Mineralstoffe und Spurenelemente und die spezifische Wirkung dieses Pilzes ist vor allem immunstimulierend und tumorhemmend. Zudem wirkt er antientzündlich, wie eine natürliche Chemotherapie, und hemmt die Bildung neuer Gefäße zum Tumor. Auch während einer Chemo- oder Strahlentherapie kann dieser Pilz das Immunsystem stärken und die Funktion der Mitochondrien erhöhen.

Aufgrund seiner zähen Konsistenz eignet sich der Reishi nicht als Speisepilz. Du bekommst ihn als Pulver oder Extrakt. Bei einer Krebserkrankung ist die Kombination von beidem in einer Tablette oder Kapsel am sinnvollsten. Das Pulver bietet die vollständige und natürliche Komposition aller Pflanzenstoffe im richtigen Verhältnis zueinander. Ein Extrakt wirkt wie ein Espresso: komprimiert, stark und intensiv.

Auch der bei uns bekanntere Shiitake wird in Japan und China seit Jahrtausenden als Speise- und Heilpilz verwendet. Wie der Reishi verfügt der Shiitake ebenfalls über einen besonderen Wirkstoff, das Lentinan. Es ist in Japan, China und neuerdings auch in den USA offiziell als Krebsmedikament zugelassen. Aber auch die anderen Inhaltsstoffe des Shiitake wie Aminosäuren, Spurenelemente und B-Vitamine verrichten ihre gesundheitsfördernde Arbeit. Die Produktion der T-Zellen wird erhöht und die Fresszellen werden bei ihrer Aktivität unterstützt. Der Shiitake kann wie andere Speisepilze auf vielfältige Weise verwendet werden. Das Fleisch des Shiitake ist etwas fester als das des Champignons und lässt sich sehr gut in einer Pilzpfanne kombinieren.

Last, but not least der Maitake, auch »tanzender Pilz« genannt, der in Japan zu den beliebtesten Heil- und Speisepilzen gehört. Auch er zeigt bei Brustkrebs gute Effekte, baut Tumormasse ab und verbessert die Immunabwehr. Japanische Forscher empfehlen vorbeugend drei Portionen à 3 bis 7 Gramm über den Tag verteilt zu Getränken oder Suppen einzunehmen. Hierzulande kann man den Maitake in Apotheken on- oder offline als Pulver, Extrakt oder in Kapselform erwerben.

EUROPÄISCHE PHYTOTHERAPIE

Unsere Vorfahren bewunderten die sich immer wieder erneuernde Natur und verehrten Pflanzen oft als Ausdruck göttlichen Wirkens. Dabei interessierten sie sich meist für Heilpflanzen, die mit Fortpflanzung und Geburt zu tun haben, und riefen zum Beispiel die Dorfälteste bei einer bevorstehenden Geburt herbei. Dieses Frauenkräuterwissen wurde bis ins Mittelalter hauptsächlich mündlich weitergegeben. Ein Großteil der Überlieferungen ist sicherlich mit der Hexenverbrennung vernichtet worden. Bei den Hexen – der Begriff kommt von *hegse*, *hag* und bezeichnet ein Art Kräutergarten – handelte es sich nicht selten um kräuterkundige Hebammen.

In Europa widmeten sich auch Mönche und Nonnen der pflanzlichen Heilkunde, sammelten Wissen und bauten Heilpflanzen in den mittelalterlichen Klostergärten an. In der Medizingeschichte spricht man auch von »Klostermedizin«. Eine ihrer berühmtesten Vertreterinnen ist die Äbtissin Hildegard von Bingen (1098–1179). Ihre Lehre wird heute auch als »Hildegard-Medizin« bezeichnet. Ab dem 16. Jahrhundert verdrängte die Entwicklung künstlich hergestellter Arzneimittel, beispielsweise durch die Lehren des Paracelsus, die Heilpflanzenkunde zunehmend. In der zweiten Hälfte des 19. Jahrhunderts war es unter anderem der deutsche Pfarrer Sebastian Kneipp, der sich intensiv mit pflanzlichen Heilmethoden auseinandersetzte. Neben der Entwicklung seiner Wasserkuren widmete er sich ausführlich der Heilkraft von Pflanzen und wandte sie erfolgreich bei seinen Patienten an.

Veilchen

Die wahrscheinlich bekannteste Anwendung des Veilchens ist die Veilchensalbe nach Hildegard von Bingen. Sie empfahl diese Salbe bei Hautentzündungen, Lymphknotenschwellung, Zysten sowie bei Brustkrebs und Hautkrebs. Veilchensalbe ist auch ein starkes Wundmittel und kann bei Narbengewebe, Warzen, Ekzemen, Lippenherpes und Abszessen eingesetzt werden. Als Narbenmittel hat mir die Veilchensalbe nach der Operation sehr gutgetan und tut es noch. Sie löst sogar derbes Narbengewebe auf und hat eine erstaunliche Tiefenwirkung.

Mittlerweile wurden noch mehr mittelalterliche Medizinratschläge der heiligen Hildegard untermauert. Eine Studie der Universität Uppsala in Schweden konnte zeigen, dass bestimmte Eiweißmoleküle im Veilchen bei der Krebsbekämpfung eine Rolle spielen, indem sie das unkontrollierte Zellwachstum mindern. Die im Veilchen enthaltenen Moleküle wirken allerdings nur über die Haut, weshalb in der Krebstherapie die Veilchensalbe immer eingerieben werden muss. So können die wertvollen Substanzen zu den Rezeptoren unter der Haut oder zu den Organen vordringen und das Wachstum des Tumors stoppen. Mein Onkologe riet mir nach der OP, als Prophylaxe die Veilchensalbe komplett an beiden Brüsten anzuwenden, nicht nur an der Narbe.

Drei weitere Inhaltsstoffe mit antientzündlicher Wirkung hat das Veilchen zu bieten, Anthocyane, Salicylsäure, die du als Aspirin kennst, und Quercetin. Letzteres verstärkt nach neuesten Erkenntnissen sogar die Wirksamkeit der Chemotherapie, indem es die Krebszellen empfindlicher für die Medikamente macht.

Als ätherisches Öl wirkt Veilchen mild schmerzlindernd und zugleich entspannend sowie entzündungshemmend. Du kannst es als stimmungsaufhellendes und angstlösendes Öl für die Duftlampe verwenden. Die original Hildegard'sche Veilchencreme enthält frisches blühendes Veilchenkraut, Olivenöl, Ziegenfett (Bockstalg) und echtes ätherisches Rosenöl. Es gibt sie in Apotheken und im Internet, ich persönlich würde allerdings auf die Originalrezeptur achten. Im Anhang findest du eine Apotheke, die diese Salbe selbst herstellt.

Schierling

Conium maculatum, der gefleckte Schierling, entgiftet die Lymphe, wirkt lokal schmerzstillend und bekämpft vor allem entartetes Drüsengewebe. Er zählt zu den großen Krebsheilpflanzen der Phytotherapie und der Homöopathie. Man wendet den Schierling als homöopathisches Mittel in Hochpotenz an, aber auch äußerlich in Form von Salben. Durch die tägliche Einreibung mit Schierlingssalbe lassen sich schmerzhafte Mastopathie (eine gutartige Brustdrüsenveränderung) und manchmal auch inoperabler Brustkrebs lindern. Kleine Brustknoten, Zysten oder auch Schilddrüsenknoten verschwinden mitunter im Lauf einer mehrmonatigen Salbenkur. Auch in der Vorbereitung auf eine Brustkrebsoperation hat sich eine 5-prozentige Coniumsalbe bewährt, denn sie vermag kleinere Knötchen einzuschmelzen. Zur Rezidivprophylaxe eignet sich der Schierling ebenfalls. Am besten die Brust und den Achselbereich täglich sanft mit einer homöopathischen Salbe in der D-Potenz massieren. Du kannst die tägliche Massage auch mit der Veilchensalbe machen oder abwechselnd Conium und Veilchen wirken lassen, je nachdem, was dein Bauchgefühl dir sagt.

Alant

Der Sage nach soll der Alant aus den Tränen der schönen Helena entstanden sein, als sie um ihren Geliebten weinte. So wird er auch Helenenkraut, Brustalant oder Großer Heinrich genannt und in der Volksmedizin gegen Angstzustände und Melancholie eingesetzt. Die Frauenheilkunde nutzt Alant als hormonwirksame Substanz bei Wechseljahresbeschwerden. Der Alantwurzel wurde auch eine tumorhemmende Wirkung nachgewiesen. Das amerikanische National Cancer Institute untersuchte den echten Alant und bestätigte die krebshemmende Wirkung. Daher sollten Frauen mit familiär gehäuft auftretendem Brustkrebs spätestens ab den Wechseljahren Alantwurzel als Schutz vor einem Ausbruch der Krebserkrankung nutzen. Helenenkraut, gemahlen oder geschnitten, kannst du als Tee verwenden, 1 bis 2 Teelöffel pro Tasse mit 200 Milliliter heißem Wasser überbrühen und 10 bis 12 Minuten ziehen lassen.

Odermennig

Auch mit dem Odermennig solltest du liebäugeln, wenn Brust- oder Darmkrebs in deiner Familie häufiger vorkommt. Die Gerbstoffe des Odermennigs sind ebenso krebsfeindlich wie die Wirkstoffe des Grüntees. Dieses heimische Pflänzchen verfügt über eine antientzündliche Wirkung, aktiviert das Immunsystem und hemmt auf diese Weise das Wachstum von Brustkrebszellen. Eine Tasse Odermennigtee ist eine wohlschmeckende Prophylaxe und wächst als Grüntee-Ersatz auf Wiesen, am Waldrand oder auch im heimischen Garten. Falls du das Wissen um Frauenkräutermittel allgemein vertiefen willst, kann ich dir das Buch von Margret Madejsky empfehlen. Den Titel findest du im Anhang.

Ringelblume und Rotklee

Die Ringelblume (Calendula officinalis) wirkt bei allen möglichen Entzündungen von Haut und Schleimhaut, bei Wundheitsgefühl und dient auch zur Narbenpflege. Deshalb wird sie vor allem bei frischen, geröteten, schmerzenden Operationsnarben empfohlen. Manche sagen, die Ringelblume könne zudem auch seelische Wunden heilen. In der Volksmedizin hatte die Ringelblume auf jeden Fall ein hohes Ansehen und wurde von vielen Heilern bei bösartigen Geschwüren, Krebs und insbesondere Brustkrebs empfohlen. Die Blüteninhaltsstoffe wirken stark regenerierend und wachstumshemmend auf Tumorzellen, wie es sich Untersuchungen zeigte. Die Karotinoide der Ringelblume sind allerdings fettlöslich, sodass sich zur inneren Einnahme eine traditionelle Abkochung mit Öl oder Butter empfiehlt. Bei der äußerlichen Anwendung reduziert Calendulasalbe nach einer Bestrahlung zuverlässig die Hautentzündung und auch die Ödeme, also die Wassereinlagerung im Gewebe.

Der rote Wiesenklee wirkt wundheilend und östrogenartig. Er enthält nämlich ähnliche Phytoöstrogene wie Soja, allerdings in einer anderen Zusammensetzung. Der Wiesenklee hemmt das Wachstum von hormonabhängigem Brustkrebs und steigert in den Wechseljahren das allgemeine Wohlbefinden. Des Weiteren beugt der rote Wiesenklee dem Knochenabbau vor und könnte sogar eine sinnvolle Ergänzung zur Therapie mit Aromatasehemmern darstellen. Frisch von der Wiese gepflückt schmecken die Blüten wirklich sehr lecker, nicht nur den Kühen, sondern auch mir – und vielleicht auch dir.

Cannabidiol

Die Cannabispflanze gehört zu den Hanfgewächsen und besitzt eine jahrtausendealte Tradition als Heil- und Nutzpflanze. Cannabis (das lateinische Wort für Hanf) enthält verschiedene Inhaltsstoffe, die man Cannabinoide nennt. Die bekannteste Wirkung, der Rausch, wird von der Substanz THC erzeugt. Aber neben THC ist auch Cannabidiol (CBD) als weiterer Inhaltsstoff bedeutsam, weil er die Psyche positiv beeinflussen kann. Während für THC schmerzlindernde, appetitsteigernde und muskelentspannende Eigenschaften im Vordergrund stehen, löst CBD vor allem Angstzustände und wirkt entzündungshemmend. Beide, THC und CBD, lindern auch Übelkeit und werden allerdings in Europa meist nur Krebspatienten palliativ, also schmerzlindernd, verschrieben. Viele Produkte enthalten sowohl THC als auch CBD, weil die Kombination aus beiden Wirkstoffen wirksamer zu sein scheint.

Um neue Erkenntnisse für die Krebsbekämpfung zu erlangen, untersuchten Wissenschaftler aus San Francisco den speziellen Effekt von CBD auf metastasierte Krebszellen und aggressiv wachsende Tumore. Einige Untersuchungen zeigen, dass CBD auch den programmierten Zelltod in Brustkrebszellen einleiten kann und sich dadurch der Tumor verkleinert. Des Weiteren hat CBD eine antiöstrogene Wirkung und könnte damit eine vielversprechende Alternative zu Aromatasehemmern sein (siehe Seite 72).

Cannabis könnte ein möglicher zukünftiger Wirkstoff in der Krebstherapie werden. Die bisherigen Studienergebnisse deuten darauf hin, aber es müsste noch wesentlich mehr erforscht werden.

Inzwischen gibt es verschiedene Produkte, Extrakte und Öle, der Gehalt an Cannabinoiden in diesen Produkten ist aber sehr unterschiedlich. Ich habe auf meiner Heilreise ein CBD-Öl benutzt, dass möglichst zu 100 Prozent aus Pflanzenextrakt besteht, in Bioqualität, versteht sich. Die Minimaldosis beruht auf 5-prozentigem CBD-Öl, dreimal 3 Tropfen täglich. Bei heftigeren Beschwerdebildern sollte man auf 10- oder 20-prozentiges CBD-Öl zurückgreifen, jeweils wieder dreimal 3 Tropfen. So nimmst du umgerechnet zwischen 45 und 60 Milligramm CBD zu dir.

Im nächsten Abschnitt wird dir Dr. Wurster eine bedeutende Reihe von weiteren Pflanzenwirkstoffen vorstellen, die er selbst über viele Jahre erforscht und erprobt hat: die Salvestrole.

BIOIMMUN-WISSENSCHAFT

von Dr. Jens Wurster

Im Jahr 2007 hörte ich auf einem Onkologiekongress in Wien einen Vortrag über homöopathische Krebsbehandlung. Der britische Wissenschaftler Dan Burk referierte über bestimmte Pflanzenstoffe, die Salvestrole. Ich hatte vorher noch nie von Salvestrolen gehört, war aber sofort begeistert und erkannte deren Heilwirkungsmöglichkeiten bei Krebs. Prof. Dan Burk ist ein fröhlicher und energiegeladener Wissenschaftler, der mit Begeisterung erzählte, wie er über 3000 Biopsien aus verschiedenen Tumorarten entnommen hat und in jeder Tumorzelle das Cytocrom-Enzym CYP1B1 fand. Dazu muss man wissen: In einer gesunden Zelle kommt kein CYP1B1 vor. Der Wissenschaftler konnte zeigen, dass eine Zelle, die anfängt, sich maligne, also bösartig, zu verändern, dieses Enzym produziert.
Da Prof. Burk sich intensiv mit Ernährungswissenschaft befasste, begann er Phytoalexine (Salvestrole) zu untersuchen: Substanzen, mit denen sich die Pflanze gegen Angriffe von außen schützt – vor Fressfeinden, Schimmelpilzen, Viren, Chemikalien oder UV-Strahlen. Der Forscher machte die Entdeckung, dass Salvestrole, die in der malignen Zelle auf das Enzym CYP1B1 treffen, dafür sorgen, dass sie sich selbst zerstört.

Ich gründete bald ein Forschungszentrum, bestehend aus einem Netzwerk aus Ärzten, Wissenschaftlern, Physikern, Neurologen, Onkologen, Immunologen, Ärzten der traditionellen chinesischen Medizin, Homöopathen, Heilpraktikern und spirituellen Heilern. Es ging mir darum, eine umfassende Sichtweise auf die Entstehung und Therapie von Krebs zu bekommen. Um das gesamte Wissen aus allen Bereichen der Medizin, Naturheilkunde und neuester immunologischer Forschung unter einen Hut zu bringen, nannte ich den neuen Forschungszweig Bioimmunwissenschaft. Wir widmen uns der Erforschung krebshemmender Substanzen sowie der regenerativen Medizin und Stammzellforschung. Durch eine Kombination mit anderen bioaktiven Substanzen, die auch gleichzeitig die Aktivierung der Zellatmung und der Immunfunktion anregen, konnten wir die Wirkung der Salvestrole nochmals erhöhen. Die Effizienz der Wirkstoffe könnte allerdings noch um ein Vielfaches gesteigert werden, wenn man Transportmechanismen findet, die die Zellmembranen besser durchdringen.

DAS PROBLEM DER TUMORSTAMMZELLEN

Es besteht bei der Tumorbekämpfung das große Problem, dass die Tumorstammzellen durch keine Chemotherapie oder Bestrahlung zerstört werden können. Zur Erläuterung: Tumorstammzellen sind Krebszellen, die die Eigenschaft besitzen, sich selbst zu erneuern und sich dann in verschiedene Zellen zu differenzieren. Auch wenn nicht alle Tumorarten aus diesen Stammzellen entstehen, konnte man sie inzwischen bei Brustkrebs, Hirn-, Pankreas- und Darmtumoren sowie bei Leukämien identifizieren. Das Problem bei der konventionellen Therapie ist: Zwar hat man vielleicht den gesamten Tumor aus der Brust entfernt, etliche Chemotherapien und Bestrahlungen eingesetzt, aber das lässt die Tumorstammzellen, die inaktiv im Knochenmark liegen, völlig unberührt. So kann es sein, dass sie nach Jahren in tiefem Schlaf wieder aktiv werden und eine erneute Tumorproduktion beginnt.

Unsere Forschungen zeigten, dass zum Beispiel Olivenblätter mit Salvestrolen und Polyphenolen vollgepackt sind – und auf Tumorstammzellen wirken. Ebenso verhält es sich mit Anthocyanen aus Heidelbeer- und Aroniabeerenextrakt: Sie reaktivieren die Atmungsfermente in den Mitochondrien, sodass sich eine Tumorzelle zu einer gesunden Zelle zurückentwickeln kann. Das klingt zwar unglaublich, wurde aber schon 1960 vom bereits erwähnten Paul Gerhardt Seeger bewiesen.

Den Tumor nachhaltig hemmen

Deswegen ist es auch wichtig zu verstehen, dass das Milieu, der gesamte Stoffwechsel und auch die Umgebung des Tumors wieder ihre natürliche Abwehrtätigkeit aufnehmen müssen. Dann kann das Tumorgeschehen beeinflusst werden. Wenn unsere Abwehrzellen und natürlichen Killerzellen einen Tumor erkennen, begeben sich ganz viele dieser Zellen in Richtung Tumor, um ihn zu bekämpfen. Aber durch den Säureschutzmantel, der den Tumor umgibt, werden die Abwehrzellen ausgebremst: Je saurer das Milieu um den Tumor ist, desto langsamer und schwächer werden die Abwehrzellen in ihrer Aktivität. Das Ziel muss also sein, den Säureschutzmantel aufzulösen, damit die natürlichen Killerzellen funktionstüchtig bleiben können. Diese Therapie kann sehr individuell gestaltet werden: Zum Beispiel kann man bei Brustkrebsoperationen einen winzig kleinen Teil des entnommenen Tumors in ein Speziallabor geben. Daraus werden dann kleine Mini-Tumore gezüchtet, an denen spezifische Substanzen auf ihre Fähigkeit, genau diesen Tumor zu hemmen, getestet und analysiert werden.

Ein paar unserer Ergebnisse zusammengefasst: Die gängigen Tumormedikamente Tamoxifen oder Letrozol verursachten eine Tumorhemmung von 20 Prozent, Vitamin C erreichte 5 Prozent, Epigallocatechingallat (Extrakte vom grünen Tee) 8 Prozent und mit unserem Salvestrol-Präparat wurde Tumore um 45 Prozent gehemmt (Informationen über die Präparate im Anhang). Das Fazit: Wenn wir aktivierte Salvestrole kontinuierlich einnehmen, können wir die Immunabwehr und auch Brusttumore unter Kontrolle halten – oder sie gar nicht erst entstehen lassen.

ORTHOMOLEKULARE MITTEL

Es ist auch wichtig, Nebenwirkungen bestimmter Chemotherapeutika mit orthomolekularen Mitteln zu behandeln. Es würde jetzt hier den Rahmen sprengen, auf alle Chemotherapeutika anzugehen, aber es lohnt sich, genau die spezifischen Nebenwirkungen und die auch vom Hersteller angegebenen Hauptschädigungsorgane näher zu betrachten.

So weiß man, dass zum Beispiel *Adriamycin* ein hohes Risiko einer Herzschädigung birgt. Bei dieser Medikation gebe ich gerne Vitamin Q10 und L-Carnitin als Herzschutz dazu.

Genauso wird häufig als typische Nebenwirkung von *Xeloda* das sogenannte Hand-Fuß-Syndrom beobachtet: Es entstehen Blasen an Händen und Füßen, die Haut schält sich ab. Es kommen auch oft starke und sehr unangenehme Gefühlsstörungen hinzu. Wenn man die Interaktionen der Chemotherapeutika kennt, dann weiß man, dass *Xeloda* einen massiven Vitamin-B-Mangelzustand auslöst und aufgrund des ausgelösten Vitamin-B-Mangels treten diese Symptome vermehrt auf. Mit regelmäßigen Vitamin-B-Gaben lassen sich diese Nebenwirkungen zu 80 Prozent vermeiden.

Bei Polyneuropathien, also Gefühlsstörungen an den Fingerspitzen oder Zehen, die durch eine Nervenschädigung nach der Chemotherapie auftreten können, gebe ich oft Phosphor und Alpha-Liponsäure.

Darüber hinaus verabreiche ich den Patientinnen nach der Chemotherapie ein spezielles Salvestrol-Präparat, das ich im Rahmen meiner Forschungen in der Bioimmunwissenschaft entwickelt habe, um die geschädigten Mitochondrien wiederaufzubauen (siehe Kapitel über Salvestrole ab Seite 161 ff.). Dieses enthält unter anderem Olivenblattextrakte, die in der Lage sind, Tumorstammzellen anzugreifen.

ANREGUNGEN UND TIPPS

Organisches Germanium

Hier ein kleiner zusätzlicher Heilpflanzentipp, der in der alternativen Krebstherapie durchaus Zuspruch findet. Organisches Germanium wurde von dem Japaner Dr. Kazuhiko Asai für medizinische Zwecke entdeckt. Dr. Asai untersuchte im Lauf seiner Studien ostasiatische Heilpflanzen auf ihre Gemeinsamkeiten. Dabei ist er auf die Tatsache gestoßen, dass allesamt einen erhöhten Wert am Element Germanium aufweisen. Er schlussfolgerte, dass Germanium ein ganz besonderer Stoff mit beachtlichem Heilungspotenzial ist. Organisches Germanium arbeitet mit verschiedenen Mechanismen, die unsere körpereigene Immunabwehr stärken. Die Anzahl der T-Zellen steigt, und diese wiederum aktivieren Makrophagen (Fresszellen) und Killerzellen, die die Krebszellen erkennen und abtöten.

In der Komplementärtherapie wird das synthetische Produkt Germaniumsesquioxid als Infusion verwendet. Wichtig ist, dass nicht die anorganische Form oder das toxische Germaniumdioxid verabreicht werden. Germanium zeigt wohl hervorragende Ergebnisse vor allem bei triple-negativem Brustkrebs. Eigentlich eine vielversprechende Perspektive für die Krebstherapie, aber weitere Forschungen müssen zeigen, inwieweit es in Zukunft in bestehende Therapieformen eingebunden werden kann.

Germanium kommt natürlicherweise in Nahrungsmitteln wie Goji-Beeren, Shiitakepilzen, Knoblauch, Ginsengwurzeln, Zwiebeln, Beinwellkraut, Brokkoli und Sellerie vor. Organisches Germanium dagegen ist in Deutschland verboten, du kannst es also nicht in Kapselform kaufen. Eine weitere sehr gute Quelle für Germanium ist der Chagapilz, ein auf Birken wachsender Heilpilz. Aus dem Chagapilz gebrauter Tee gilt in der Volksmedizin Lapplands als besonders kraftvolles Heilmittel. Der Chagapilz hat eine außerordentlich positive Wirkung auf das Immunsystem, erhöht die körperliche und geistige Leistungsfähigkeit und gilt als Geheimtipp für die Behandlung von Krebs.

Kurkuma-Ginger-Pippali-Tee

Dies ist eine einfache Kombination, absolut haushaltstauglich, um die drei ayurvedischen Antikrebsmittel anzuwenden. Dazu schnippelst du frischen, geschälten Ingwer und überbrühst ihn mit gekochtem Wasser. Nun fügst du gemahlenen Pippali und Kurkuma hinzu und lässt das Gebräu 5 Minuten ziehen. Dann kannst du den Tee mit etwas Honig und Zitronensaft verfeinern. Fertig ist der perfekte Antikrebs-Powertee.

Ölziehen

Das Ölziehen kann bei Krebserkrankungen vor allem angewandt werden, um den Organismus nach belastenden Therapien zu entgiften. Zusätzlich hilft es bei Schleimhautproblemen im Mundbereich infolge einer Chemo- oder Strahlentherapie. Ich verwende ein sogenanntes Zahnöl auf Sesambasis, das mit Kurkuma angereichert ist. So beuge ich Entzündungen vor, der Stoffwechsel wird angeregt und es wirkt zudem antibakteriell.

Im Ayurveda wird übrigens die Zunge immer mitgeputzt, denn über Nacht entgiftet unser Körper auch über die Zunge. So wird das Ölziehen durchgeführt: Nimm 1 Teelöffel des Öls und bewege es 5 bis 10 Minuten durch den Mund. Das machst du am besten morgens gleich nach dem Aufwachen. Bitte schlucke das Öl nicht hinunter! Sobald es sich im Mund etwas dünnflüssiger anfühlt, spuckst du es in ein Tuch und entsorgst es im Müll. Nicht ins Waschbecken spucken, das Öl verstopft langfristig die Abflussrohre. Nach dem Ausspucken ist es wichtig, dass du die Mundhöhle mehrmals gründlich mit Wasser spülst.

Danach kannst du wie gewohnt die Zähne putzen und, wenn du willst, deine Zunge gleich mit. Verwende dazu eine separate Zahnbürste oder einen Zungenschaber aus Metall.

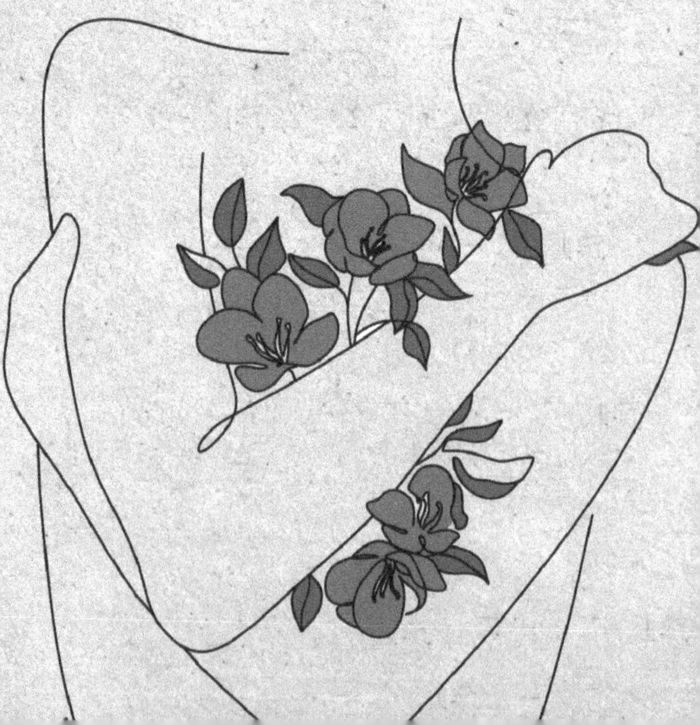

6

BODY-MIND-SOUL-MEDIZIN

SPORT UND IMMUNSYSTEM

Solltest du Sport treiben? Die Antwort ist: ja! Dieses Ja fällt mir auf dem Papier leichter als im echten Leben, das gebe ich zu. Auf der Bühne singen und tanzen, mindestens dreimal die Woche – das war 15 Jahre lang mein Sport. Eine Zeit lang habe ich auch gern Yoga gemacht oder Schwimmen für mich entdeckt. Aber regelmäßig? Fehlanzeige! Mit dem Schwinden der Auftritte reduzierten sich also auch meine Sporteinheiten« und in den letzten fünf Jahren vor meiner Diagnose habe ich mich so gut wie nie wirklich ausreichend und regelmäßig bewegt.

Doch die Wissenschaft ist sich einig: Sport stärkt das Immunsystem und dient bestens zur Krebsvorsorge. Bewegung kurbelt zudem die körpereigenen Glückshormone an, baut Stresshormone ab, stärkt die Muskulatur, dein Herz-Kreislauf-System und verbessert die Körperkontrolle. Wenn wir uns bewegen, sind wir besser gelaunt, sehen frischer aus und unser Körper schüttet jede Menge Stoffe aus, die uns gesund erhalten. Eigentlich reichlich gute Gründe, auch ohne eine Krebserkrankung Sport zu treiben, oder? Wie schon erwähnt, ich bin eine faule Socke, die Stellschraube Bewegung musste bei mir heftig nachjustiert werden. Möchtest du deinen Heilungsweg sinnvoll unterstützen und dein Rückfallrisiko mindern? Dann gilt: Move your body!

SPORT ALS PRÄVENTION

Körperliche Bewegung bringt eine zusätzliche Dynamik in deine Krebstherapie. Nicht nur deine körperliche Fitness wird verbessert, sondern auch deine seelische Gesundheit. Bewegung und Sport wirken wie ein natürliches Antidepressivum. Bei Stress wirkt Sport entspannend. Tiere lassen ihre Anspannung übrigens einfach durch Zittern oder Tremor raus – du hast bestimmt schon mal einen Hund beobachtet, wie er nach einer stressigen Situation einfach alles abschüttelt? Beneidenswert. Wir müssen uns schon etwas mehr anstrengen, aber wenn wir uns bei einer Runde Joggen, bei einer langen Wanderung oder beim Holzhacken auspowern, bauen wir Stresshormone im Blut ab. Außerdem werden durch körperliche Anstrengung die freien Radikale abgefangen und das unkontrollierte Wachstum von Zellen reguliert. Sport wirkt zudem entzündungshemmend, sodass sportlich aktive Frauen ein um bis zu 40 Prozent niedrigeres Erkrankungsrisiko haben als inaktive Frauen.

Fazit der Wissenschaft und Empfehlung der WHO momentan ist, dass mindestens 150 Minuten gemäßigter Sport beziehungsweise moderate Aktivität pro Woche nötig sind, um sich grundsätzlich vor Krebs zu schützen. Natürlich darf es auch gern mehr sein. Vor allem Ausdauersport ist sehr wirkungsvoll. Es verbessert den Muskelstoffwechsel, kurbelt die Fettverbrennung an, senkt die Blutfettwerte und hat einen positiven Effekt auf erhöhte Blutzuckerwerte. Laut der Deutschen Krebsgesellschaft können Frauen mit regelmäßigen Sporteinheiten ihr Brustkrebsrisiko um die Hälfte senken.

Mehr als 100 Untersuchungen haben gezeigt, dass Übergewicht nach den Wechseljahren das Risiko für Brustkrebs steigert. Die Östrogene spielen dabei eine Schlüsselrolle.

Obwohl nach der Menopause die Produktion der weiblichen Hormone versiegt, werden in den Eierstöcken und in der Nebennierenrinde noch für viele Jahre Androgene (männliche Hormone) gebildet. Diese können wiederum im Fettgewebe in Östrogene umgewandelt werden und somit das Brustkrebsrisiko erhöhen. Dies liegt mitunter daran, dass die Gestagene, die vor

den Wechseljahren die Östrogene in Schach gehalten haben, nach der Menopause nicht mehr vorhanden sind.
Wenn du bisher eher ein Bewegungsmuffel warst, musst du nicht von heute auf morgen zum Sportfreak mutieren. Es ist schon sehr hilfreich, zunächst die Bewegung im Alltag zu steigern: Die Treppen statt des Lifts nehmen, zu Fuß zum Einkaufen, der Weg zur Arbeit mit dem Fahrrad – da fällt dir sicher noch mehr ein. Spaziergänge an der frischen Luft fördern das Wohlbefinden und können langsam zu echten Walking-Einheiten ausgebaut werden. Meist erwacht dadurch auch die Lust nach mehr Bewegung und man ist bereit für den nächsten Schritt. Wichtig ist, dass du dich für eine Sportart entscheidest, die dir Spaß macht und mit deinen individuellen Bedürfnissen harmoniert.

BEWEGUNG WÄHREND DER KREBSTHERAPIE

Nach Erfahrung der Kölner Sporthochschule profitieren vor allem Frauen mit Brustkrebs von Sport- und Bewegungsprogrammen. Die Zahlen allein sprechen schon für sich: In den 800 Krebssportgruppen in Deutschland sind knapp 90 Prozent der Teilnehmer Brustkrebspatientinnen. Mit gutem Grund, denn das therapeutische Sportprogramm verbessert nicht nur deine allgemeine körperliche Fitness, sondern verringert zum Beispiel auch die Gefahr eines Lymphödems nach einer operativen Entfernung der Lymphknoten in der Achsel.
Ganz wichtig ist natürlich außerdem der psychologische Nebeneffekt. Frauen mit Brustkrebs, die regelmäßig trainieren, entwickeln ein positives Selbstwertgefühl. Die Brustkrebserkrankung trifft unsere Weiblichkeit, einen Teil unserer Identifikation als Frau. Sport kann dazu beitragen, sich selbst neu zu entdecken und wieder ein positives Körperbewusstsein zu entwickeln: aktiv, kraftvoll und weiblich. Vor allem Ausdauersportarten wie Schwimmen (es gibt spezielle Prothesenbadeanzüge und -bikinis), Walken und Radfahren sind ideale Begleiter in der Krebsbehandlung. Ergänzt du ein solches

Ausdauertraining durch ein Muskelaufbautraining, entfaltet sich die therapeutische Wirkung in idealer Weise.

Die Sportwissenschaft zeigt, dass bei Brustkrebspatientinnen in der Phase der Chemotherapie regelmäßiges Ganzkörpertraining an ausgewählten Trainingsgeräten einen sehr positiven Effekt hat. Darüber hinaus scheint das Krafttraining auch ein wirkungsvolles Mittel gegen Fatigue (Ermüdungssyndrom) zu sein. Der Kölner Sportmediziner Dr. Freerk Baumann untersuchte die Blutwerte von zwölf Brustkrebspatientinnen, die 815 Kilometer auf dem Jakobsweg gewandert sind. Trotz der kräftezehrenden Aktion fühlten sich die Frauen nach dieser enormen sportlichen Leistung subjektiv besser.

Nicht nur für die Prophylaxe, sondern auch während der Behandlung gilt: Das Bewegungsprogramm sollte dir Spaß machen und sich gut in deinen Lebens- und Arbeitsalltag integrieren lassen. Denn Regelmäßigkeit und Freude sind wichtig, damit Bewegung und Sport ihre volle therapeutische Wirkung entfalten können. Genauso wichtig ist allerdings, darauf zu achten, dass du dich nicht überforderst: Es wird immer wieder auch Tage geben, an denen du dich schwach fühlst. Dann mach weniger oder bleib auf dem Sofa, die Behandlung fordert auch ihren Tribut.

DAS RÜCKFALLRISIKO SENKEN

Viele Studien deuten darauf hin, dass sich körperliche Aktivität vor einer Brustkrebsdiagnose günstig auf das Überleben auswirkt, vor allem bei Brustkrebs nach den Wechseljahren. Doch bislang wurde selten untersucht, welchen Einfluss körperliche Aktivität nach der Diagnose auf die Prognose von Brustkrebs hat.

Um dazu mehr Erkenntnisse zu sammeln, untersuchten Epidemiologen aus dem Deutschen Krebsforschungszentrum die Daten von 3813 Teilnehmerinnen der MARIE-Studie. Die Patientendaten wurden zwischen 2002 und 2005 erfasst und die Probandinnen bis 2015 beobachtet. Das Ergebnis besagt, dass Frauen, die weder vor noch nach der Diagnose Sport ausgeübt haben, ein höheres Sterblichkeitsrisiko hatten gegenüber den Frauen, die sowohl vor als auch nach der Diagnose ausreichend Sport getrieben haben. Weniger sportliche Frauen, die erst nach der Diagnose ausreichend sportlich aktiv waren, hatten eine günstigere Prognose als Patientinnen, die weder vor noch nach der Diagnose ausreichend Sport treiben. Was ist das Fazit? Ausreichende körperliche Aktivität mindert das Brustkrebs-Sterberisiko, und dieser Effekt ist unabhängig davon, wie viel Sport die Frauen *vor* der Erkrankung ausgeübt haben. Bemerkenswert!

Minimal nötig für eine Wirkung gegen Krebs sind 150 Minuten pro Woche körperliche Aktivität mittlerer Intensität und/oder 75 Minuten pro Woche eine Aktivität von hoher Intensität. Das hört sich doch gar nicht so viel an, oder? Während der Chemotherapie verordnete mir mein TCM-Arzt, mindestens jeden Tag 30 Minuten flott spazieren zu gehen. Das ist und war machbar. Inzwischen liebe ich meine Walks und fühle mich ohne meinen täglichen Spaziergang nicht mehr froh. Mein Körper sehnt sich danach, denn so werden Stresshormone abgebaut und ich fühle mich danach frisch und voller Energie.

Bei einer längeren Sporteinheit, wie zum Beispiel 60 Minuten Joggen, leeren sich auch deine Glukosespeicher. Warum ist das so wichtig? Damit eventuell im Körper auftauchende Krebszellen nichts zu fressen finden. Um dich also auf Trab zu bringen, sind 30 Minuten körperliche Aktivität ein Anfang, 60 Minuten täglich sehr gut, 90 Minuten optimal. Wie ist das zu schaffen? Zum Glück freuen sich unsere Zellen nicht nur über »richtigen« Sport, sondern auch über Bewegung im Alltag. Schau in meine Anregungen und Tipps: Das Minimum ist, mindestens 150 Minuten pro Woche eine mäßig intensive Aktivität auszuüben. Wenn ich das schaffe, schaffst du das auch.

ANREGUNGEN UND TIPPS

Ready, steady, go!

Joggen, Nordic Walking, Fahrradfahren und Schwimmen sind besonders gut geeignet, um deinen Körper und dein Herz-Kreislauf-System zu trainieren, den Glukosespeicher zu leeren und Entzündungen abzumildern. Falls für dich Laufen infrage kommt, dann überliste deine Trägheit folgendermaßen: Stell dir am Abend schon die Running-Schuhe raus und schlüpf einfach gleich nach dem Aufstehen rein. Vorher noch einen halben Liter warmes Wasser, eventuell mit einem Spritzer Zitrone, und los geht's. Gleichmäßiges Ausdauertraining ist für den Körper meist besser zu verkraften als komplizierte Sportarten. Schwimmen empfinde ich als kontemplative Sportart. Ich komme in eine Art Trance, der Kopf wird frei, man gibt sich einfach seinen Bewegungen im Wasser hin. Das sagt man auch vom Joggen; doch ich gebe zu: Ich laufe nicht gerne. Ich wähle stattdessen Walken als unkomplizierten Ausdauersport. Ob mit oder ohne Stöcke, nicht lang nachdenken, Schuhe an, Mütze auf und los! Falls du ein stark geschwächtes Immunsystem hast, solltest du Schwimmbäder besser meiden. Dann lieber im Sommer eine Runde im See drehen. Da sich im Wasser die Schwerkraft des Körpers um rund 90 Prozent reduziert, gilt Schwimmen als das gelenkschonendste Training überhaupt. Auch Aquarobic oder Aquajogging machen Spaß und sind zudem höchst effektive Fatburner.

Qigong

Qigong stammt aus China und umfasst Anleitungen für Atmung, Bewegung und Meditation. Mit den Übungen wird das freie Fließen der Lebensenergie Qi angestrebt und heutzutage eigentlich auf der ganzen Welt praktiziert. Chinesische Wissenschaftler zeigten in einer Studie, dass sich bei Frauen, die die Übungen über sechs Monate lang ausführten, die Beweglichkeit der Schultern verbesserte, eine höhere Lebensqualität einstellte und sie weniger unter Depressionen litten. Bereits 2013 fand man heraus, dass Qigong auch die Lebensqualität bei Frauen verbessert, die gerade mit den Nebenwirkungen einer Strahlentherapie zu kämpfen hatten. Außerdem gingen Depressionen und Fatigue zurück. Inzwischen wird Qigong nicht nur in Schulen für asiatische Sportarten gelehrt, sondern auch in Fitnessstudios, online und offline. Für Krebskranke gibt es eine besondere Form, das Guo-Lin-Qigong. Hierbei handelt es sich um eine Erweiterung der asiatischen Bewegungskunst mit einer speziellen Atemtechnik, die allerdings nur im Freien durchgeführt wird.

Yoga

Auch *Yoga* ist eine sehr gute Möglichkeit, sich zu bewegen und gleichzeitig zu mehr innerer Balance zu finden, Stress und Ängste abzubauen und sich auf das Hier und Jetzt zu fokussieren. Da es sehr unterschiedliche Yogastile gibt, besprich vorab mit deinem Arzt, ob und welche Art von Yoga für dich geeignet ist. Nach einer Operation hast du vielleicht bestimmte Einschränkungen, falls die Wunde noch nicht genügend verheilt ist. Auch Knochenmetastasen könnten für Yoga eventuell eine Kontraindikation sein. Die fließenden Bewegungen beim Yoga kräftigen und gleichzeitig dehnen sie deinen Körper. Außerdem verbessert sich die Beweglichkeit und du baust Verspannungen ab. Falls du nach der Entfernung von Lymphknoten ein Lymphödem entwickelt hast, können regelmäßige Yogaeinheiten dies lindern. Inzwischen gibt es sogar einige Yogalehrerinnen, die sich auf Yoga und Krebs spezialisiert haben.

Tai-Chi

Tai-Chi ist in China ein Volkssport, der bereits am Morgen von vielen Menschen praktiziert wird. Die fließenden Bewegungen harmonisieren deine Lebensenergie und fördern Konzentration und Beweglichkeit. Ruhiges, tiefes Atmen während der Übungen regulieren zudem dein Stresslevel und dein Körper wird ausreichend mit Sauerstoff versorgt. Die Übungen des Tai-Chi werden sehr langsam nach einer festgelegten Choreografie ausgeführt und sollen auch bei Schlaflosigkeit und nächtlichem Gedankenkarussell helfen. Kurse findest du zum Beispiel in der Volkshochschule oder bei Sportvereinen. Es gibt aber auch spezielle Tai-Chi-Schulen. Die Krankenkassen übernehmen oft die Kosten, nachfragen lohnt sich also. Auch Tai-Chi-Apps eignen sich gut, um die Kampfkunst zu Hause oder auch auf Reisen zu praktizieren.

BreathWalk®

BreathWalk® heißt eine in den USA entwickelte Methode, die Bewegung und Meditation mit dem gezielten Einsatz von Atmung verbindet. Anders als beim normalen Spaziergang werden hier Schritte, Handbewegungen und eine Rezitation aus kurzen Silben miteinander verbunden. Du atmest vier Schritte lang stoßweise durch die Nase ein und in den darauffolgenden vier Schritten wieder durch die Nase aus. Gleichzeitig führst du im Stillen mit Silben verbundene Handbewegungen aus. Das klingt auf den ersten Blick natürlich etwas kompliziert, lässt sich aber in einzelnen Übungsschritten gut erlernen. Und das geht so: Zuerst kombinierst du kleine Handbewegungen mit den Silben »Sa-Ta-Na-Ma«. Forme mit Daumen und Zeigefinger der rechten Hand einen Kreis und sprich die Silbe »Sa« aus. Dann formst du mit Daumen und Mittelfinger einen Kreis und sagst:

»Ta«. Dann Daumen und Ringfinger mit »Na« und schließlich einen Kreis mit dem kleinen Finger und die Silbe »Ma« kombinieren. Dies übst du zuerst an deiner führenden Hand und anschließend mit beiden Händen gleichzeitig, bis du nicht mehr darüber nachdenken musst. Nun kombinierst du deine stoßweise Ein- und Ausatmung mit den gedachten Silben und den Handbewegungen. Anschließend das Ganze mit einem Schritt pro Silbe und Handbewegung zusammenbringen. Geschafft!

Eine Mischung aus Meditation und Gehen, die grundlegend entspannt und beruhigt. Die stoßweise Atmung bringt gezielt Sauerstoff zu deinen Zellen und, wenn du dein Gehtempo etwas erhöhst, kann das fast in Sport ausarten.

Waldbaden

Die medizinische Wirkung des Waldes wird in Japan schon länger von den staatlichen Gesundheitsbehörden als Therapie anerkannt. Schon reines Sitzen im Wald oder an einen Baum lehnen zählt in Japan zum Waldbaden. Es ist eine ganzheitliche Therapie, Erholung pur für Körper, Geist und Seele. Hierzulande sind Spaziergänge durch den Wald, verbunden mit Meditation und Atemübungen, die wichtigsten Faktoren dieser Waldtherapie. Auf Usedom gibt es sogar Deutschlands ersten anerkannten Heilwald. Studien aus Japan zeigen, dass Waldbaden Killerzellen gegen Krebs aktiviert. Bäume, Sträucher und Gräser im Wald verströmen chemische Botenstoffe, sogenannte Terpene, die unser Immunsystem positiv beeinflussen. Nach einem längeren Aufenthalt im Wald steigt die Zahl der natürlichen Killerzellen, die Krebszellen erkennen und deren programmierten Zelltod einleiten.

Ein Spaziergang durch den Wald tut mir grundsätzlich gut. Ich schaue beglückt ins Grün um mich herum und merke, wie sich mein Stress, allein durch die Ruhe und die frische, duftende Luft reduziert. Eine halbe Stunde Waldspaziergang – besser noch eine Stunde – wirkt wie eine Sauerstofftherapie, denn die Waldluft ist besonders sauerstoffreich. Waldbaden ist eine ganzheitliche Therapie, Erholung pur für Körper, Geist und Seele.

Kombiniere einmal Waldbaden mit *BreathWalk*®. So hast du den doppelten Effekt. Nur mehr ist mehr. Waldbaden ist zu einem Teil meines Lebens geworden. Alle Anspannung und Ängste lassen von mir ab und ich bade meine Sinne in den Wundern des Waldes. Ich sehe und rieche ganz bewusst und berühre auch Bäume zärtlich.

EMOTIONEN UND IMMUNSYSTEM

Seit vielen Jahren beobachten Ärzte, dass Menschen nach überaus stressauslösenden Ereignissen oder großen seelischen Erschütterungen krank werden. Der US-amerikanische Psychologe Oscar Carl Simonton beschreibt eine Methode, mit der die Höhe seelischer Erregungszustände im Leben eines Menschen objektiv gemessen werden kann. Dazu wird mithilfe einer Skala einzelnen belastenden Ereignissen ein Zahlenwert zugeordnet. Die Summe der Zahlenwerte im Leben eines Menschen kann so über das Ausmaß der Stressbelastung Auskunft geben. Die Liste umfasst mehr als 40 Punkte, ganz oben stehen: Scheidung, Trennung, Trauer, Wechsel am Arbeitsplatz, Entlassung und Körperverletzung oder Krankheit. Eigentlich bin ich kein Freund von Listen und Skalen, aber ich war doch neugierig. Meine Punktzahl war (leider) beachtlich. Natürlich kann man mithilfe dieser Skala nicht die Wahrscheinlichkeit von Erkrankungen bestimmen, denn der entscheidende Faktor ist die Art und Weise, wie wir mit Stressfaktoren umgehen. Aber allein die Liste zu betrachten und mein Leben im Jahr vor der Diagnose zu reflektieren, brachte mir ein wenig mehr Klarheit. Ich steckte irgendwie fest, fühlte mich gefangen in meiner viel zu kleinen Welt, in einem Leben, das mir nicht mehr entsprach. Ich konnte nicht kämpfen, ich konnte nicht fliehen – zumindest kam es mir so vor. Ich erstarrte. Ich hielt alles einfach nur aus.

Für ganzheitliche Medizinsysteme wie Ayurveda und TCM ist Krankheit eine Blockade auf psychischer, physischer und spiritueller Ebene. Mein

Tumor war also die Blockade auf körperlicher Ebene. Was aber ist meine psychische beziehungsweise emotionale Blockade? Welche unterdrückten Emotionen habe ich in den letzten Jahren oder auch Jahrzehnten mit mir rumgeschleppt?

Wir alle haben im Lauf des Lebens Krebszellen in unserem Körper. Normalerweise erkennt das Immunsystem diese fehlerhaften Zellen und sortiert sie einfach aus. Ist unser Immunsystem allerdings geschwächt, können sich die Krebszellen eine Zeit lang verstecken beziehungsweise über einen längeren Zeitraum in unserem Körper überleben. Befinde ich mich also in einem Zustand von Stress, werden vor allen Dingen Stress- und Entzündungshormone ausgeschüttet. Diesen Zustand nennt man »Fight or Flight«-Modus (Kampf oder Flucht). Unser Körper ist normalerweise so eingerichtet, dass ihm das Programm »Flüchten oder Standhalten« bei Gefahr nicht schadet. Wenn sich diese Reaktion allerdings nicht frei äußern kann, das heißt, ich nicht vor dem »Tiger« weglaufen und auch nicht gegen ihn kämpfen kann, dann bin ich lang anhaltend in diesem Stressmodus gefangen – wenn ich nicht einen anderen Weg finde, mit meinem Stress umzugehen.

Stress schwächt unser Immunsystem, indem er unsere Neuropeptide (Botenstoffe im Nervengewebe) verändert. Durch positive Neuropeptide wie Serotonin oder Relaxin fühlen wir uns glücklich und entspannt. Cortisol oder Adrenalin gehören zur Kategorie der Stresshormone und haben, wenn sie dauerhaft ausgeschüttet und nicht zwischendurch abgebaut werden, einen negativen Effekt auf unser Immunsystem. Fast jede Zelle unseres Körpers kann diese emotional gesteuerten Neuropeptide empfangen und auch herstellen. Eine Emotion kann somit jede Zelle des Körpers negativ oder positiv beeinflussen, nicht nur, aber auch die Zellen unseres Immunsystems.

Typische Stressverstärker laut Psychologe und Autor Dr. Gert Kaluza sind innere Glaubenssätze wie: »Sei perfekt! Sei beliebt! Sei unabhängig! Behalte die Kontrolle! Halte durch!« Wow – volle Punktzahl für mich. Wir versuchen, mit unseren Problemen fertigzuwerden, aber wir verfügen alle nur über ein bestimmtes Maß an Kraft. Wenn wir zu große Anstrengungen auf die Anpassungen an unsere Umwelt verwenden müssen, bleibt uns weniger Energie zur Verhinderung von Krankheiten. Die gute Nachricht ist, dass wir durch gezieltes Stressmanagement unser Immunsystem relativ schnell wieder stärken können. Eine Studie mit Brustkrebspatientinnen zeigte, dass bereits nach einem zehnwöchigen Entspannungskurs die Teilnehmerinnen einen höheren Wert an weißen Blutkörperchen im Blut aufwiesen – und somit die Abwehrkräfte des Körpers gestärkt waren.

BEDÜRFNISSE (BE)ACHTEN

Jede Krankheit bietet auch die Möglichkeit, Probleme zu bewältigen. Ich persönlich habe viel von der Idee profitiert, dass laut Simonton Krankheit auch als eine Art Erlaubniserteilung fungieren kann. Mein Brustkrebs gestattete mir, ein Verhalten an den Tag zu legen, das ich normalerweise, wenn ich gesund wäre, nicht zeigen würde. Ich hatte so etwas wie »Urlaub« von der Arbeit, bekam Liebe und Zuwendung von allen Seiten und war einfach von den Verantwortlichkeiten und Anforderungen meines Lebens befreit. Ich konnte mich abgrenzen, musste nicht mehr funktionieren und stark sein, konnte leichter Nein sagen und formulieren, was ich will. Krebs als Möglichkeit, mir eine Atempause zu erzwingen, ist natürlich ein sehr hoher Preis, und ich habe mir versprochen, nie wieder auf diese Weise eine Auszeit zu erlangen. Diese Chance in der Krankheit zu erkennen und sie mir einzugestehen, fiel mir zunächst nicht leicht. Aber die Auseinandersetzung damit half mir, meinen eigenen Bedürfnissen mehr Aufmerksamkeit zu schenken und auch meine Verhaltensregeln und Glaubenssätze kritisch zu betrachten.

Wenn ich zurückschaue, sehe ich mich gefangen in einem Leben, das mir so nicht mehr entsprach. Eigentlich wollte ich beruflich und privat viel freier und selbstbestimmter leben. Ich spürte unheimlich viel Wut in mir, weil ich das Gefühl »Ich kann mich nicht befreien« hatte. Ich fühlte mich klein, ungeliebt und machtlos. Mein Herz und mein Verstand waren voller Zweifel, denn ich wollte mich befreien und zu mir stehen, aber ich traute mich einfach nicht. Stattdessen hielt ich alles aus – still, erstarrt. Weder zeigte ich meine Wut noch meine Verzweiflung, ganz zu schweigen von einem tiefen seelischen Schmerz, den ich empfand. Eine große dunkle Traurigkeit lag ganz tief in mir vergraben. War der Tumor ein letztes Zeichen meines Körpers, mich aus meinem selbst gebauten Gefängnis zu befreien? Das Signal, mir selbst Gehör und Platz zu verschaffen, bevor der Tumor zu viel Platz in mir einnimmt?

Solange ich zurückdenken kann, habe ich immer mein Sein und mein Tun infrage gestellt, sobald sich Gegenwind oder Kritik einstellten. Selbst wenn ich innerlich wusste, dass es okay ist, wie ich bin, und ich eigentlich alles »richtig« gemacht hatte, bin ich doch zurückgewichen, habe nachgegeben. Oder ich verhielt mich neutral, ohne Gegenwehr und versteckte meinen Unmut vor anderen. Ich trat nicht für mich und meine Überzeugungen ein. Mein unsichtbarer Glaubenssatz lautete: »Du solltest besser den Erwartungen und Wünschen deines Gegenübers entsprechen!« Verrückt, aber so fühlte ich mich sicher.

Heute sage ich mir jeden Morgen den Satz vor: »Ich bin richtig, genau so, wie ich bin.«

Schaden durch unterdrückte Gefühle

Psychischer Stress wie Wut, Trauer, Depression oder Verzweiflung beeinflussen unser limbisches System und damit die Aktivität des Hypothalamus, der wiederum zuständig ist für unser Immunsystem und also auch für unsere krebshemmenden Mechanismen.

Für mich war also zunächst wichtig, meine unterdrückten Gefühle überhaupt zu erkennen, meine Einsamkeit, Angst, Verzweiflung, Wut. Dazu habe ich ab der Diagnose eine Psychoonkologin aufgesucht und mit ihr in vielen Sitzungen geklärt, was mich in diesen emotional blockierten Zustand gebracht hat. Krebs ist ein Signal, dass in meinem Leben – und vermutlich auch in deinem – etwas Irritierendes ist, für den Körper und auch für den Geist. Gedanken und Emotionen sind natürlich nur ein Teil der möglichen Ursache für eine Krankheit. Der Abschied von toxischen Emotionen ist genauso wichtig, wie sich allgemein weniger Umweltgiften in Nahrung und Kosmetika auszusetzen. So werden wir zu Kriegerinnen des Loslassens!

Nähe und Distanz sind auch so ein Thema bei mir. Einerseits traute ich mich nicht, genügend Raum einzunehmen, mir so viel Platz zu verschaffen, wie ich benötigte. Andererseits habe ich mein bisschen Raum auch nicht verteidigt, wenn jemand die Grenze überschritten hatte. Die von mir nicht gewollte Nähe halte ich so lange aus, bis es nicht mehr geht, und dann gehe ich total auf Distanz und schieße mit dieser Reaktion weit übers Ziel. Mal ganz zu schweigen von dem Erstaunen meines ahnungslosen Gegenübers. Ich finde schwer die Mitte oder eine gute natürliche Balance, bin immer unsicher. Als ob ich im Unterrichtsfach »Wie nehme ich mir auf natürliche Weise meinen Raum« – das englische Wort *space* drückt es fast besser aus – gefehlt hätte. Außerdem ist mein eigenes Bedürfnis nach Nähe und Distanz sehr unterschiedlich. Manchmal brauche ich das Alleinsein zum Sammeln meiner Kräfte, und dann kann ich wieder gestärkt und fröhlich ins Außen gehen, Menschen treffen und mich in den Trubel stürzen. All das gilt es erst zu sehen, zu beachten und dann zu akzeptieren.

Meine Reise beginnt jeden Tag aufs Neue mit der Entscheidung rauszugehen und das Leben zu genießen, der Freude zu folgen.

ANGST ESSEN SEELE AUF

Angst ist eines der Gefühle, das wohl am meisten unser Immunsystem beeinflussen kann. Allein der Satz »Sie haben Krebs« beeinträchtigt unser Energiefeld und blockiert unseren Geist. Man sieht nicht mehr die Möglichkeiten und die Chancen auf Heilung, man bleibt im Kampf-oder-Flucht-Modus. Deshalb ist es sehr sinnvoll, sich zuerst mit seiner Angst zu beschäftigen. Mich von der Angst zu lösen, fühlte sich für mich wie das Einsinken in eine Art inneren Frieden an. So kann mein Körper vom Kampf-oder-Flucht-Modus in den Ausruhen-und-reparieren-Modus umschalten. Ich atme tiefer, meine Zellen erreicht mehr Sauerstoff und die Mitochondrien freuen sich. Ich bin achtsam und präsent, und wenn ich Angst habe, kann ich jetzt dazu stehen und sagen: »Ja, ich habe Angst, und das ist in Ordnung.« Ich atme, ich bin der Angst gegenüber achtsam und die Angst wird gehen.

Es geht nicht darum, niemals Wut, Angst oder Verzweiflung zu empfinden, sondern vielmehr darum, nicht zu lange an diesen Gefühlen festzuhalten. Angst ist gut für eine schnelle Reaktion, aber lähmend für unser Gehirn, wenn sie zu lange andauert. Wenn wir es schaffen, aus unseren Traumata und Emotionen Gefühle werden zu lassen, die einfach durch uns hindurchfließen wie Wellen, dann fällt es leichter, sie loszulassen. Eine Emotion, ein Gedanke kommt, du betrachtest ihn, sagst »Hallo« oder »Aha«, und lässt das Gefühl weiterziehen. Ajahn Brahm, ein buddhistischer Mönch, sagte einmal: »Detachment of what is happening helps to let go of the emotion« (sich vom Geschehen zu lösen hilft, die Gefühle loszulassen). Dies zeigt den buddhistischen Ansatz, mit Gefühlen umzugehen. Ich versuche, mich innerlich von dem, was gerade passiert, zu lösen, um einfach nur meine Gefühle zu betrachten und sie dann loszulassen, durch mich hindurchfließen zu lassen. Sei der Beobachter deines Geistes.

Kein Wunder, dass der Buddhismus diese Techniken praktiziert, denn durch Meditation wird die Aktivität deines präfrontalen Kortex erhöht. Dieser jüngste Teil deines Gehirns vermittelt zwischen deinen Emotionen und der äußeren Welt. Er sagt dir: »Beruhige dich. Da ist kein Tiger.« Oder, wenn negative Gefühle aus deinem Angstzentrum kommen, dann erkennt er: »Ah, diese Emotionen sind nicht förderlich für mich«, und du kannst dich schneller beruhigen.

Bei einem Wutausbruch hat es sich für mich bewährt, mit mir eine Abmachung zu treffen. Ich gebe mich zehn Minuten der Wut hin, schreie, tobe und schlage in Kissen, und dann lass ich die Wut los. Du kannst natürlich auch in den Wald gehen zum Schreien, aber mir persönlich tun dabei die armen gefühlvollen Bäume leid. Die haben schon genug am Hals beziehungsweise Stamm durch die fremden Menschen, die fröhlich und ungefragt durch den Wald stapfen und sie umarmen ...

Das Entweder-oder-Prinzip

Freude, Liebe und Entspannung signalisieren dem Körper, dass er die Zeit nutzen soll, um beschädigte Zellen zu reparieren, zu verdauen oder Infektionen zu bekämpfen. Angst und Stress signalisieren ihm Kampf oder Flucht – aber: Beide Zustände schließen sich gegenseitig aus. Es gilt also, den »Fight or Flight«-Modus auszuschalten. Ein wirksamer Weg, um das zu erreichen, ist, sich möglichst von seinen unterdrückten Emotionen zu befreien. Indem ich das Alte loslasse und im Hier und Jetzt verweile, kann jeder Moment ein emotionaler Neuanfang sein.

Meine emotionalen Wunden zu heilen, bedeutet Vergebung, sowohl mir selbst als auch anderen Menschen gegenüber, die mich verletzt haben. Wenn ich glaube, in meinen giftigen Gefühlen gefangen zu sein, weiß ich tief in meinem Innersten, dass ich dieses Trauma wahrscheinlich schon ein Leben lang mit mir herumtrage. Ich weiß, dass ich mich damit beschäftigen muss, wenn sich in meinem Leben etwas ändern soll.

Ich gestatte mir, mein Denken und Fühlen zu verändern, neue und positive Erfahrungen zu machen. So unterstütze ich mein limbisches System und lasse allmählich mehr neuronale Netze für Freude, Wohlbefinden und Kreativität entstehen. Wir haben alle diese Fähigkeit, sie ist uns angeboren: Der chilenische Schamane und Anthropologe Alberto Villoldo spricht vom goldenen Buddha in uns. Vergebung bedeutet, aus den Lektionen deines Lebens zu lernen. Schmerz ist Teil des Lebens, aber Leiden ist die Option, die ich wähle.

ANREGUNGEN UND TIPPS

Hol dir Hilfe

Suche in deiner Umgebung nach qualifizierten Psychoonkologen oder auch Psychotherapeuten, die mit Gesprächstherapie oder Energieheilung arbeiten, und konsultiere sie zumindest vorübergehend. Auch Therapeuten oder Heilpraktiker mit einer Ausbildung in Kinesiologie oder Körpertherapie finde ich sehr hilfreich. Meist gibt es in den Brustzentren vor Ort schon die Möglichkeit, einen Psychoonkologen aufzusuchen. Schau dir die verschiedenen Möglichkeiten an und entscheide, welche Methode und vor allem welche Therapeutin zu dir passt.

Schreibe Briefe

Schreibe Briefe an Menschen, mit denen du noch etwas emotional aushandeln musst. Sie können schon verstorben sein oder noch leben. Das ist egal. Schreibe Briefe an Menschen, denen du vergeben willst oder von denen du dich verabschieden willst. Diese Briefe schickst du nicht ab, sondern verbrennst sie und vergräbst die Asche, wenn du möchtest und kannst, im Garten. Vielleicht möchtest du auch einen Brief an dich selbst schreiben?

Die Liste deiner emotionalsten Momente

Erinnere dich an emotionale Momente in deiner Vergangenheit, positive und negative, und liste sie auf. Versuche, dir so gut wie möglich die Ereignisse vor Augen zu führen, und gehe noch einmal ganz in das alte Gefühl hinein. Wenn du diese Liste später verbrennst, kannst du dich mental von allen unterdrückten Emotionen lösen.

Atemübungen

Kleine Atemübungen oder auch geführte Atemmeditationen sind sehr hilfreich und bringen dir mehr emotionale Balance. Eine sehr einfache und effektive Atemübung ist folgende: Atme tief durch die Nase ein und mit gespitzten Lippen wie durch einen Strohhalm wieder aus. Dadurch lenkst du deine Aufmerksamkeit auf den Atem, dein Zwerchfell senkt sich durch die tiefe Nasenatmung und durch das geführte langsame Auspusten der Luft entspannt sich dein ganzer Körper.

Auch die »16 Sekunden«-Meditation ist eine sehr schöne und leichte Übung, um ganz schnell aus einem Gedankenkarussell herauszukommen. Dazu atmest du 4 Sekunden ein, hältst 4 Sekunden deinen Atem an, atmest 4 Sekunden wieder aus und hältst wiederum 4 Sekunden deinen Atem an.

Eine gute Beruhigungsübung für Herz, Lunge und Kreislauf ist die »kohärente Atmung«. Setz dich entspannt und gerade hin und atme 5 Sekunden sanft ein. Dabei dehnt sich dein Bauch, während du in den unteren Teil deiner Lunge atmest. Nun atme 5 Sekunden aus und ziehe den Bauch wieder ein, während sich deine Lungen leeren. Jeder Atemzug sollte sich wie ein Kreislauf anfühlen. Wiederhole das mindestens zehn Mal, mit einer Stoppuhr oder einer passenden App (siehe Anhang).

Die Liste der Chancen

Wir leben in einer Welt, in der Gefühle wenig Bedeutung haben. Deine emotionalen Bedürfnisse sind aber sehr entscheidend für dein Wohlergehen. Welchen Zweck erfüllt deine Brustkrebserkrankung, um Bedürfnisse zu befriedigen, die du bewusst und aktiv bisher nicht stillen konntest? Was bedeutet für dich die Zuneigung deines Umfelds oder die Auszeit durch deine Krankheit? Welche Stärken hast du in dir entdeckt durch die Brustkrebserkrankung? Welche neuen Qualitäten kommen an die Oberfläche?

Tagebuch

Tagebuch schreiben, vor allem morgens, ist auch in der Psychotherapie eine beliebte Übung, um das Augenmerk auf Gedanken und Gefühle zu richten. Du kannst diese Tagebucheinträge natürlich auch zur Mittagszeit machen oder vor dem Zubettgehen, um alle emotionalen Ereignisse des Tages zu notieren. Schreibe einfach auf, was du in dem Moment gefühlt hast, als etwas Positives oder Negatives passiert ist. Ich persönlich finde die Morgenseiten sehr fruchtbar, denn so kann ich auch etwaige Träume gleich aufschreiben. Außerdem fühle ich mich kurz nach dem Wachwerden noch weicher und durchlässiger, näher an mir selbst und in Gedanken noch nicht so sehr gepolt auf die Welt da draußen.

GEDANKEN UND KÖRPERINTELLIGENZ

In der klassischen Medizin gibt es Statistiken über Krankheitsverläufe, bei der sich die meisten Menschen in der Mitte befinden. Aber es gibt immer Menschen, die sich am Ende der Kurve befinden und der Wahrscheinlichkeit trotzen. Der Unterschied ist oft die emotionale Einstellung und die Entschlossenheit des Patienten, aber auch das Mitgefühl und die Empathie der behandelnden Ärzte. Was für einen Unterschied macht es, wenn uns jemand sagt: »Es wird Ihnen gut gehen. Nehmen Sie einfach dieses Medikament.« Wenn ich wirklich daran glaube, dann wird es mir sehr wahrscheinlich helfen. Wenn ein Teil meiner Heilung der Glaube an meine Ärzte und meine Medikation ist, aber die Ärzte keine Empathie zeigen oder mir kein positives, Erfolg versprechendes Gefühl vermitteln, dann denke ich als Patientin vielleicht: »Oh, ich weiß nicht, ob es funktionieren wird.« Das wiederum kann einen negativen Effekt auf meine Heilung und die Wirksamkeit meiner Therapie haben.

Es gibt eine Studie über die Kraft der positiven Beratung, bei der sich zeigte, dass die Zahl der Patienten, die positiv beraten wurden und in den kommenden Wochen symptomfrei waren, doppelt so hoch war wie die jener Patienten, die nicht positiv beraten wurden.

Der Glaube verändert also die Biologie unseres Körpers. Dein Denken im Allgemeinen und auch speziell auf deine Erkrankung gerichtet und deine Glaubenssätze haben einen Effekt auf dein Gehirn und deinen Körper.

DER PLACEBO-MECHANISMUS

Placebo kommt aus dem Lateinischen und bedeutet »Ich werde erfreuen«. Ich glaube also an dieses Medikament, an diese Therapie, an dieses Ärzteteam. Es wird wirken, es wird mich also zu guter Letzt erfreuen. Ein Mensch kann dir allerdings auch jede Hoffnung nehmen, indem er emotionslos ist oder dir gedankenlos eine negative Prognose gibt. Der Placebomechanismus und die positive Kommunikation mit deinen Ärzten oder Therapeuten, die deinen Glauben und deine Hoffnung stärken, haben einen großen Einfluss auf deine Genesung.

Dr. David R. Hamilton, ein bekannter Chemiker und Buchautor, der sich viel mit Gedankenmedizin beschäftigt hat, berichtet Folgendes aus einer Beobachtungsstudie:

Bei Menschen mit Spontanheilungen findet man meist zwei wichtige Punkte:

1. Sie glauben generell an die Möglichkeit, zu heilen.
2. Sie glauben an ihre *eigene* Heilung.

Ein Onkologe, der all seinen Patienten sagen würde, dass mindestens ein Fall von Spontanheilung bei jeder einzelnen Art von Krebs in jedem Stadium vorkommt, gibt Hoffnung. Die Möglichkeit auf Heilung ist da. Tatsächlich wäre es nicht gelogen, denn das ist statistisch die Wahrheit.

Hoffnung gibt dir den Willen zu leben. So kann der Glaube entstehen, es zu schaffen – vor allem der Glaube an die eigene Kraft und Macht, einen Weg zu finden, zu heilen und wieder gesund zu werden. Wenn du dich selbst als ohnmächtig empfindest, nimmt dir diese Opferhaltung jegliche Kraft und Resilienz (also die Fähigkeit, Krisen zu bewältigen). Manchmal ist Hoffnung alles, was wir haben. Du triffst *deine* Entscheidung. Du bist mächtig. Du übernimmst Verantwortung für dich und glaubst an dich und deine Intuition, den richtigen Weg, die richtige Therapie und die richtigen Menschen für deine Heilung zu finden.

Love is all you need

Wenn ich von Liebe umgeben bin, mit Menschen oder auch Tieren verbunden, in einer Umgebung tiefer Zuneigung, dann schüttet mein Körper das sogenannte Wohlfühlhormon Oxytocin aus, das sogar für bis zu 40 Prozent der Wundheilung verantwortlich gemacht wird. Heilung kann also auf allen Ebenen gefördert werden, wenn wir an Liebe, Mitgefühl, Dankbarkeit, Zuneigung und Güte denken. Oder besser nicht nur daran denken, sondern Liebe spüren, Liebe leben.

Dazu gehört unbedingt auch die Liebe zu mir selbst, der Glaube an meine eigene Wertigkeit und Würde! Ich denke, wir haben alle in unserer Kindheit einen guten Vorrat an Selbstliebe gehabt. Aber wenn wir älter werden und das Leben und die Gesellschaft uns prägen und auch verändern, verlieren wir oft unser Selbstwertgefühl. Doch die wichtige erste Stufe der Liebe ist Selbstliebe. Ein vollständiges, bedingungsloses Annehmen von dem, was ist. Erkenne deinen Wert und dich in deinem Sein, und dein Leid hat eine gute Chance, zu verschwinden.

Vielleicht hast du Angst davor, deinen Krebszellen Liebe entgegenzubringen? Vielleicht befürchtest du, dass Liebe deinen Tumor schneller wachsen lässt? Ganz im Gegenteil. Es ist bereits nachgewiesen, dass Endorphine beschädigte Zellen reparieren können, indem sie Entzündungen abbauen und die Aktivität der Immunzellen steigern. Ich glaube an die Annahme, dass Krebszellen im Prinzip nur beschädigte gesunde Zellen sind, die repariert werden müssen. Die Schulmedizin sieht leider nach wie vor die Zerstörung der Krebszellen als einzige Möglichkeit an, diese Krankheit zu bekämpfen. Es gibt kaum wissenschaftliche Erkenntnisse, ob und wie man beschädigte Zellen in gesunde Zellen umwandeln kann. Eine dazu kürzlich veröffentlichte bahnbrechende Studie an Patienten mit Prostatakrebs zeigt, dass die Männer, die mit Verstärkung von positiven Emotionen gearbeitet haben, ihr Prostatakrebsgen passiv schalten konnten und sich die Größe des Tumors in ihrem Körper verringerte. Haben diese positiven Emotionen die Krebszellen umgewandelt? Und welches Gefühl ist positiver als Liebe? Alles ist aus Liebe gemacht.

Die Verhaltensmedizinerin Joan Borysenko sagte in einem Interview, für sie bedeute Heilung, aus der Matrix herauszuspringen in diese andere Realität der Liebe. Das finde ich einen wundervollen Satz. Sich durch Liebe und Achtsamkeit den Möglichkeiten der Gegenwart zu öffnen, mit Aufmerksamkeit und Respekt für alles Leben, das existiert. Alles ist möglich. Hoffnung ist dein größter Verbündeter. Wenn wir uns selbst als magische Wesen schätzen und lieben, unsere Vergangenheit und emotionalen Wunden annehmen, dann merken wir, dass Heilung stattfinden kann.

DIE NEUROPLASTIZITÄT DES GEHIRNS NUTZEN

Das Gute an unserer Körper-Geist-Verbindung ist, dass wir unsere Gefühle auf den Körper übertragen können. Umgekehrt funktioniert das allerdings auch. Meine Körperhaltung und Mimik sagt meinem Gehirn, in welchem emotionalen Zustand ich mich gerade befinde. Fühle ich mich gut und geliebt, dann entspannen sich meine Schultern, mein Rücken wird gerade, ich halte den Kopf hoch und die Augen offen. Ich atme ruhig und mein Gesicht strahlt lächelnd. Wenn ich diese Körperhaltung einnehme, obwohl ich mich vielleicht gerade gar nicht so fühle, und das konsequent jeden Tag übe, dann signalisiere ich dem Gehirn über meine Körperhaltung meinen emotionalen Zustand. Das Gehirn denkt: »Hey, mein Mensch ist glücklich. Ich fühle mich wohl. Ich bin gut drauf. Ich bin wertvoll.«

Die Harvard Professorin Amy Cuddy nennt dies die Power-Pose. Sie rät allen Menschen, regelmäßig und täglich diese Wonder-Woman-Pose einzunehmen. Wir verdrahten dadurch unser Gehirn neu und nutzen seine Neuroplastizität, also seine Fähigkeit, sich zu verändern.

Nehmen wir doch alle jeden Morgen zehn Minuten diese Power-Pose ein! Was für eine tolle Möglichkeit, durch eine veränderte Körpersprache zu mehr Selbstliebe und Würde zu finden. Dieses Gefühl der Wertigkeit stärkt deinen positiven Glauben an den, wenn auch schwierigen, Prozess, der gerade in deinem Leben stattfindet.

Ich denke mich gesund

Wie wäre es, wenn ich mich gesund denken könnte? Inzwischen gibt es viele Beweise dafür, dass Gedanken, Überzeugungen und Gefühle die körperliche Gesundheit beeinflussen. Doch die meisten Menschen wissen mehr über psychosomatische Erkrankungen als über psychosomatische Heilung. Wenn ich daran glaube, dass Stress und Sorgen mich krank machen können, dann kann ich auch daran glauben, dass ich umgekehrt auf psychosomatischem Wege gesund werden kann, oder? Schließlich ergibt sich das aus dem Placeboeffekt, dass unser Geist eine heilende Kraft besitzt. Wie kann ich diese Kraft nutzen?

In einer Studie an der Harvard University wurde einer Gruppe die Aufgabe erteilt, jeden Tag für mindestens 20 Minuten fünf Töne am Klavier zu spielen. Die anderen Teilnehmer stellten sich nur vor, dass sie die Töne auf dem Klavier spielen. Von beiden Gruppen wurden nach einer gewissen Zeit Gehirnscans gemacht. Das erstaunliche Resultat war, dass die Scans in beiden Gruppen identisch waren: Man stellte bei allen Probanden eine erhöhte Aktivität in dem Bereich des Gehirns fest, indem sich die Muskulatur für die Finger befindet. Dein Gehirn kann also nicht unterscheiden, ob du etwas gerade wirklich tust oder ob du es dir nur vorstellst. Das ist die Kraft der Visualisierung. Sehr viele Hochleistungssportler nutzen Visualisierung als Vorbereitung auf den Wettkampf.

Unser Geist kann Erstaunliches leisten in Bezug auf unsere Genesung. Wenn wir lernen, die Verbindung von Körper und Geist zu nutzen und unseren Geist zielgerichtet einzusetzen, dann haben wir etwas sehr Machtvolles in Händen. Ein Gedanke ändert deine Genetik, sagt Bruce Lipton, US-amerikanischer Entwicklungsbiologe und Stammzellforscher. Quantenphysik und Heilung im Quantenfeld rücken immer mehr in den Fokus der Menschen. Alles ist aus Energie gemacht. Das, was uns solide, fest und unveränderlich erscheint, ist auf Quantenebene reine Energie beziehungsweise Schwingung. Stelle ich mir meine Krankheit also als Schwingung vor und nicht als solide, unveränderliche Materie, dann kann dieser Glaubenswandel eine neue Tür auf dem Weg meiner Heilung sein.

Die Kraft der Visualisierung

Wie kann nun Visualisierung ein Teil deiner Heilung werden? Du nimmst ein inneres Bild deiner Krankheit und verwandelst es in ein inneres Bild des Wohlbefindens. Ganz einfach, oder? Na ja, nicht so ganz.

Dieses Verfahren zur Veränderung von Erwartungen wenden wir ganz oft in allen möglichen Bereichen unseres Lebens an. Wir stellen uns Ereignisse bildlich vor, die wir herbeisehnen. Ein Sportler visualisiert seinen Wettkampfsieg, eine Schauspielerin ihre glänzende Premiere und eine Patientin stellt sich vor, wie der Tumor schrumpft und sie wieder gesund wird.

Während der Chemotherapie zum Beispiel stellen sich viele Patientinnen vor, die Zytostatika seien kleine Piranhas oder weiße Ritter auf einem Pferd. Sie imaginieren, wie der Tumor langsam schrumpft. Oder der Tumor ist ein Schneeball, der wie auf einer heißen Herdplatte schmilzt und immer kleiner und kleiner wird. Das wäre zum Beispiel auch ein sehr schönes und hilfreiches Bild bei einer Bestrahlungstherapie.

Diese Visualisierungstechnik hilft dir während deiner Therapie. Du unterstützt deinen Körper, sich von den Krebszellen zu befreien. Ich spreche hier ausdrücklich nicht vom Töten der Krebszellen, denn unsere Bilder sind individuell und – das kann bei dir anders sein – mir geht es nicht um ein Vernichten der Krebszellen, sondern um Transformation oder Auflösung. Dazu möchte ich dir ein sehr schönes Beispiel erzählen.

Der Autor David Hamilton erzählte beim Heal Summit 2020 von younity (siehe Anhang) die folgende Geschichte: Eine Patientin stellte sich vor, dass ein Hase in ihr wohnt. Und dieser Hase ist ganz verrückt nach Schokolade. Wie praktisch, denn ihre Tumore bestehen aus vielen kleinen Schokoladenstücken. Sie stellt sich also vor, wie der Hase über die Schokotumore herfällt und genüsslich einen nach dem anderen aufschleckt. Anschließend hüpft der Hase aus ihrem Körper, läuft in den Wald und erleichtert sich dort. Daraus wird Dünger und es wächst ein Baum hervor. An diesen Baum hängt sie ein Schild mit der Aufschrift »Heilungsbaum« und lädt alle kranken Tiere der Umgebung ein, zu diesem Baum zu kommen. Wie letztlich ihre Krebsgeschichte ausgegangen ist, weiß ich nicht, aber ich finde

es spannend, wie kreativ die Patientin den Visualisierungsprozess genutzt hat.
Sie hat unterschiedliche Bilder verwendet, um ihre Genesung zu fördern und gleichzeitig ihre Krankheit in etwas Gutes und Hilfreiches nicht nur für sich, sondern auch für andere zu verwandeln. Finde deine eigenen Bilder für deine Genesung. Wichtig dabei ist allerdings, dass dein Zielbild Wohlbefinden ist. Spiele mit Symbolen, gib deinen Abwehrzellen strahlende und mächtige Gestalten. Nutze für dich kraftvolle und heilende Farben und verbinde dich auf positive Weise mit deiner Behandlung. Deine Medikamente, dein Behandlungsgerät sind deine Verbündeten. Auch schöne Vorstellungsbilder über den Abtransport deiner abgestorbenen oder transformierten Krebszellen wie bei der Geschichte mit dem Hasen sind hilfreich. Es ist eine weitere Versinnbildlichung deines Glaubens, dich und deinen Körper endgültig vom Krebs befreien zu können.
Die Vorstellungsbilder für dein gesundes Selbst helfen dir, in deine Vitalität und Kraft zu kommen und dich aus der Opferrolle zu lösen. Stell dich selbst in ein Licht aus den schönsten Farben, die du dir vorstellen kannst. Du bist völlig gesund und fröhlich, vielleicht sogar in einer Situation oder bei einer Tätigkeit, die du sehr liebst. Um deinen inneren Bildern und Gedankenmustern näher zu kommen, kannst du deine Vorstellungsbilder auch zeichnen. Vielleicht merkst du, wie im Lauf der Zeit deine Zeichnungen immer positiver werden und du und dein Körper immer kräftiger und heiler. Zeichne den Eisberg, zeichne die Piranhas und schaue dir an, welche Größe deine Krebszellen in der Zeichnung haben. Sind sie zum Beispiel größer oder kleiner als deine weißen Ritter?

Meine erste Visualisierung

Bei meinem ersten Visualisierungsversuch stellte ich mir vor, dass meine weißen Blutkörperchen mit Schwertern ausgestattet sind, um die bösen Krebszellen aufzuspießen. Zu meinem Erstaunen hat das aber nicht bei allen Zellen funktioniert. Einige von den Krebszellen wollten einfach nur umarmt werden. Eine liebevolle Umarmung verwandelte sie in meiner Vor-

stellung in gesunde Zellen. Ich musste schmunzeln und erinnerte mich an eine Textzeile von Michael Jacksons »I'm a lover, not a fighter«. Von da an war für mich klar, dass es mir nicht darum geht, den Tumor zu töten oder meinen Krebs zu hassen. Vielmehr wurde mir klar, dass dieser Brustkrebs ein Teil von mir ist, der verstanden und geliebt werden möchte. Ich habe ihm sogar einen Namen verpasst: »Lumpi«. Niedlich, oder? Das war pure Absicht, denn ich wollte den Tumor personalisieren als einen etwas fehlgeleiteten, verrückten Teil von mir, nicht als großen, starken Feind.
In vielen weiteren Visualisierungen hat sich mir Lumpi, der Tumor, in unterschiedlichen Formen gezeigt. Meistens war er ein sehr schöner Amethyst und bei jeder Bilderreise bin ich über eine kleine Leiter zu ihm hinabgestiegen, habe ihm Liebe gesendet und gesehen, wie der Tumor von Mal zu Mal kleiner wurde. Ich wollte ihm klarmachen, dass ich verstehe, warum er entstanden ist, und bat ihn, in Liebe zu gehen, denn eine Koexistenz von uns beiden ist nicht möglich. Ich bedankte mich, schloss ihn liebevoll in meine Arme und stellte mir vor, wie ich ihn in eine Kugel aus Licht hüllte und ins Weltall entlasse.
Es gibt auch eine Meditation, bei der man seine inneren Organe anlächelt. Du kannst deinen ganzen Körper anlächeln, die Heilung deines Körpers liebevoll betrachten und zusehen, wie dein Tumor schrumpft und schrumpft. Als mein Tumor nach nur zwei Chemozyklen um 80 Prozent geschrumpft war, habe ich ein kleines Tänzchen aufgeführt: »My lovely tumor shrinking dance«. Das hat wirklich sehr viel Spaß gemacht und mir ein gutes Gefühl gegeben. Was auch immer es zu heilen gilt, kann mit Liebe geheilt werden. Daran glaube ich zutiefst.

DIE ENERGIE FOLGT DER AUFMERKSAMKEIT

Viele unserer Glaubenssätze übernehmen wir unbewusst von unseren Eltern, aus der Schule und von unserem Bekanntenkreis. Die meisten tief sitzenden Glaubenssätze werden in den ersten sieben Lebensjahren gebildet. Später betrachten wir andere Menschen und orientieren uns an ihrem Verhalten, an ihren Meinungen und ihren Glaubenssätzen. Deine Erfahrungen im Leben haben natürlich auch einen enormen Einfluss auf deine Glaubenssätze. Ob positive oder negative Erfahrungen – sie beeinflussen, was du über dich selbst, über andere Menschen und über das Leben im Allgemeinen denkst. Positive Gedanken wirken zwar wie der Placeboeffekt, allerdings sind negative Gedanken genauso machtvoll! Zu 95 Prozent leben wir unser unterbewusstes Programm, die Glaubenssätze, die wir in den ersten sieben Lebensjahren gebildet haben. Egal ob ein positiver oder negativer Glaubenssatz, das Gehirn macht sich ein Bild und übersetzt es in biochemische Prozesse. Unser Körper versucht dann, sich unserem Glauben oder unserer Wahrnehmung anzupassen, um ein dreidimensionales Bild zu bekommen. Das Gehirn kreiert also einen Körper, der dem Bild entspricht.

Die relativ neue Wissenschaft der Epigenetik geht sogar noch weiter, indem sie sagt: Gene sind veränderlich, sie können an- oder abgeschaltet werden. Das bedeutet, dass wir unsere Gene beherrschen können, zumindest ein Stück weit. Die Veränderung der Gedankenmuster und der Auffassung vom Leben kann also zur Heilung führen. Jeder Mensch ist der Architekt seiner eigenen Heilung, wenn ich hier noch mal Buddha zitieren darf. Du entscheidest durch deine Lebensweise, in welche Richtung deine Gene arbeiten. Wenn du mehr dazu erfahren möchtest, empfehle ich dir die Bücher des Stammzellenforschers Bruce Lipton (siehe Anhang).

Positive Gefühle verstärken

Was also kann ich tun, um meine positiven Gedanken zu verstärken, vor allem wenn ich die meiste Zeit in meinem unterbewussten Programm verbringe? Die meisten Patienten mit Komplettremission, also der vollständigen Heilung ihrer Krebserkrankung, arbeiten fleißig daran, Gefühle wie Liebe, Glück und Freude zu verstärken. Denn das Loslassen von belastenden Emotionen wie Angst, Wut oder Trauer bedeutet nicht zwangsläufig, dass man damit auch automatisch die positiven Emotionen in der Gegenwart steigern kann. Es zeigt sich aber, dass Glück und Freude, die man im täglichen Leben erfährt, einen enorm wichtigen Teil des Heilungsprozesses ausmachen.

Durch die positiven Emotionen verlassen wir den Flucht-oder-Kampf-Modus und unser Körper kann damit beginnen, Zellen zu reparieren und sich selbst zu heilen. Glücksgefühle sind wie Benzin für dein Immunsystem. Deine natürlichen Killerzellen sprinten los und suchen deinen Körper nach möglichen Krebszellen ab, um sie anschließend zu beseitigen.

In einer klinischen Studie konnte nachgewiesen werden, dass die Anzahl der Immunzellen nach dem Anschauen einer Komödie erhöht ist. So bewahrheitet sich das Sprichwort »Lachen ist die beste Medizin«. Dr. Kelly Turner berichtet in ihrem Buch *9 Wege in ein krebsfreies Leben* über eine Brustkrebspatientin, die therapeutischen Humor als ihren Heilungsweg erwählt hatte. Stapelweise schaute sie sich Eddie-Murphy-Kassetten an und wechselte damit vom Trauma zur Komik. Das intensive Lachen legte ihre Angst lahm. Sie nahm sich jeden Tag Zeit zum Lachen und je mehr sie übte, umso besser wurde sie darin, Spaß und Freude wiederzuerlangen.

Betrachte Glück als etwas, das täglich geübt werden kann. Die meisten Menschen denken, Glück sei uns in die Wiege gelegt. Das mag vielleicht auf manche Menschen zutreffen und ich muss ehrlich zugeben, dass ich sie darum beneide. Bei mir ist das auf jeden Fall nicht so. Aber ich kann versuchen, Freude zu finden, Freude zu suchen, der Freude zu folgen. Einfach mit lieben Menschen sprechen, ein schönes gemeinsames Abendessen, Musik hören, tanzen, singen, malen – alles tun, was mich glücklich macht.

Wenn ich mich freue, freut sich mein Immunsystem. Wenn ich lache, lacht mein Immunsystem. Wenn ich tanze, tanzt mein Immunsystem. Dazu passt als Beispiel die folgende Geschichte über meinen »Therapiekater«.

Im September 2018, also ein halbes Jahr vor meiner Krebsdiagnose, zog ich mit meinem Mann in eine neue Wohnung. Unser neuer Stadtteil liegt sehr nahe am Waldrand, nur ein paar Minuten zu Fuß, und man ist auf Feld, Wald und Wiesen. Wir begannen im Winter, spätabends spazieren zu gehen, denn ich hatte das Bedürfnis, mir am Ende des Tages noch ein wenig die Beine zu vertreten und frische Luft zu schnappen.

Bei einem der ersten Spaziergänge in einer sehr klaren, kühlen und dunklen Nacht spürte ich, dass uns jemand folgt. Als ich mich umdrehte, sah ich die Umrisse einer Katze, die unauffällig und in gebührendem Abstand hinter uns herschlich. Ich ging in die Hocke und rief das Kätzchen. Daraufhin lief es freudig auf uns zu, begrüßte uns ausgiebig nach Katzenart und legte sich auf den Boden, um sich mehrmals herumzurollen.
Wir gingen weiter und der Kater blieb während des ganzen Spaziergangs an unserer Seite, allerdings nicht ohne sich gefühlt alle zehn Meter wieder hinzulegen, um sich ausgiebig von einer Seite auf die andere zu rollen. Deshalb nannten wir das entzückende, getigerte Katerchen Rolli, zumal wir bis heute nicht wissen, wem die Katze eigentlich gehört. Fortan begleitete uns Rolli auf den nächtlichen Spaziergängen. Manchmal läuft er uns miauend entgegen, wenn er uns mit seinen feinen Öhrchen schon längst gehört hat, bevor wir ihn gesehen haben.
Für mich sind diese Begegnungen wie eine Glückstherapie, denn ich bin eine große Katzenliebhaberin. Unsere beiden letzten eigenen Katzen waren beide kurz vor der Diagnose nach 16 Jahren gemeinsamer Zeit verstorben. Ihr Tod hinterließ einen großen Schmerz in mir, denn vor allem meine Katzendame Whoopy war immer eine Seelentrösterin für mich. Als dann 2019 die Brustkrebsdiagnose in mein Leben hereinpolterte, waren diese täglichen Begegnungen und Streicheleinheiten mit Rolli eine wahre Freude für mich. Er vertrieb die dunklen Gedanken, zumindest für diese halbe Stunde am Abend, und ich bin meinem Tröstekater sehr dankbar, dass er den Weg zu mir gefunden hat. Für mich ist er der beste Therapiekater der Welt und mein täglicher kleiner Glücksanker.

Das Glück suchen

Natürlich ist es nicht immer einfach, Glück in seinen Alltag zu bringen, vor allen Dingen, wenn wir mit einer lebensbedrohlichen Erkrankung zu tun haben. Ich denke, ein wichtiger Aspekt für ein glückliches Leben ist, es möglichst mit sinnvollem Handeln zu füllen. Wenn ich das Gefühl habe, mein Leben und meine Arbeit machen Sinn, dann bin ich automatisch glücklich. Ich bin kreativ, ich kann mich entfalten, werde geschätzt und kann auch andere Menschen unterstützen und glücklich machen. Folge ich meiner Freude, bin ich automatisch glücklich. Den meisten Krebspatienten steht auch der Sinn danach, ihre Geschichte und ihre Erkenntnisse mit anderen Betroffenen zu teilen. Mir geht es genauso. Ich möchte mit anderen teilen, was ich gelernt habe. Deshalb gibt es dieses Buch. Das macht für mich Sinn und es bringt mir Freude.

Gesundheit steht in direkter Verbindung zur Freude. Wenn du gerade so gar keine Freude in dir aufspüren kannst, dann erinnere dich an die Wonder-Woman-Pose und die Macht deiner Körper-Geist-Verbindung. Lass deinen Körper sprechen und lächle drauflos, auch ohne Grund. Deine Mimik gibt Signale an dein Gehirn und dann veranlasst es die Ausschüttung von Glückshormonen.

Carlos Sauer, ein Schamane aus Brasilien, beschreibt, wie wichtig es ist, täglich Glück zu empfinden. Richte dein Augenmerk auf Glück, auf das Hier und Jetzt, auf das kleine Alltagsglück: den schönen Sonnenuntergang, deine morgendliche Tasse Tee, die Sonnenstrahlen auf deiner Haut. Bei einer Krebsdiagnose ist man ja oft schon dankbar für den nächsten Tag, die nächste gut überstandene Therapiesitzung, ein positives Untersuchungsergebnis oder eine Schale voll wohlschmeckender Heidelbeeren.

Das Einzige, was wir wirklich haben, ist das Hier und Jetzt. Deshalb übe ich Tag für Tag und tue alles, was ich kann, um jede Minute zu genießen. Das gelingt mir nicht immer, ja ich muss zugeben, dass ich oft echte Probleme damit habe. Mir geht es supergut, ich habe meine Therapie bestens überstanden – entgegen der schlechten Prognose. Ich hatte Glück, keine großen Schmerzen, tolle Ärzte an meiner Seite. Und ich hatte mich, ich war mutig, ich hatte Unterstützung in meinem Umfeld. Ich werde geliebt und mein Leben hat sogar eine schöne neue Wendung genommen, in dem ich die Gelegenheit bekam, dieses Buch zu schreiben. Ich müsste jeden Tag voller Dankbarkeit und Glück aus dem Bett hüpfen, was mir als Morgenmuffel allerdings generell schwerfällt. Aber dann gibt es Tage, da bin ich traurig, wütend, verletzt, störrisch, missmutig, ungeduldig ... Mein Ego lässt dann wenig Dankbarkeit zu. Fehlt mir am Ende die Demut? Ich schäme mich, mache mir Vorwürfe. Aber das ist mein Schattenthema, das ich auch annehmen muss, denn es ist ein Teil von mir. Auch das hat mich mein Krebs gelehrt: Dinge an mir selbst zu sehen, sie anzunehmen und mich in Dankbarkeit zu üben.

Was mir wirklich hilft, Dankbarkeit zu spüren, ist die Natur. Sobald ich im Wald bin, kann ich die Schönheit des Lebens fühlen und sehen. Mein Herz und mein Verstand sind sofort ruhig und entspannt. Ich bin Teil des großen Ganzen, dieser wundervollen Welt auf diesem großartigen und schönen Planeten. Dankbarkeit ist also ein guter Katalysator für dein Glücksempfinden. Man verweilt achtsam im Moment, mit offenen Augen und offenem Herzen. Ich bin dankbar für das, was ich gelernt habe, nicht für den Krebs. Mein Lernprozess ist, ein Geschenk in den Dingen zu sehen, die aussehen wie eine schreckliche Sache. Und ich habe mir selbst das Versprechen gegeben, niemals wieder durch so etwas lernen zu müssen.

Singen macht glücklich

Ein weiterer Glückskatalysator ist Singen. Singen macht glücklich, das kann ich aus meiner 30-jährigen Praxis als Sängerin und Coach bestätigen. Nicht nur ich selbst habe vom Gesang immer wieder energetisch profitiert. Auch meine Gesanglernenden verlassen stets mit einem Lächeln den Unterricht. Manche meinten sogar, Gesangsunterricht sei eine Art Psychotherapie für sie. Was ist da dran?

Singen ist auf jeden Fall gut, um den Kreislauf in Schwung zu bringen. Dazu reichen schon 10 bis 15 Minuten bewusstes und lautes Singen. Das kann ich persönlich bestätigen. Normalerweise bin ich eine Kalt-Füßlerin, ohne Wärmflasche gehe ich nicht ins Bett. Nach einem Konzert habe ich allerdings noch Stunden danach ganz warme Füße. das hatte unter anderem den Vorteil, dass ich on tour nie eine Wärmflasche mitschleppen musste. Die vielleicht wichtigste Sache beim Singen ist das Atmen. Professionelle Sänger und Sängerinnen atmen nämlich nicht in die Brust, sondern »in den Bauch« hinein, also in den unteren Teil der Lunge. Dieses tiefe Atmen versorgt unseren ganzen Körper mit mehr Sauerstoff, kurbelt den Stoffwechsel an und die Konzentrationsfähigkeit steigt. Musik wirkt generell positiv auf das vegetative Nervensystem, denn das tiefe Aus- und Einatmen aktiviert den Parasympathikus (eine Komponente des Nervensystems), der unter anderem für Entspannung sorgt.

Wie in vielen Untersuchungen nachgewiesen wurde, verbessert Singen die Stimmung und macht glücklich. Zur selben Zeit werden Stresshormone abgebaut, unser Gehirn veranlasst die Produktion des »Kuschelhormons« Oxytocin und die Zirbeldrüse wird zur Ausschüttung von Melatonin stimuliert. Melatonin, unser Schlafhormon, hast du ja schon als großen Mitkämpfer gegen deine Krebszellen kennengelernt (siehe Seite 133).

Singen im Chor, also in einer Gemeinschaft, hat eine noch stärkere Wirkung auf unser Gemüt, als allein zu singen. 2013 begab sich Anke Engelke für eine Fernsehdokumentation auf die Suche nach dem Glück. Sie gründete den »Chor der Muffligen«, um herauszufinden, wie und ob sich die Glücksgefühle der Sänger nach einer Probe ändern. Mittels eines psychologischen Fragebogens wurde die jeweilige Gefühlslage abgefragt. An zwei Terminen sollten die Sänger außerdem vor und nach einer Chorprobe Speichelproben abgeben. Der Chor probte drei Monate lang einmal wöchentlich, um sich unter professioneller Anleitung auf einen Auftritt in der Kölner Philharmonie vorzubereiten. Bei der ersten Probe wurde nur gesungen, bei der zweiten nur gesprochen, was zur Kontrolle des Experiments diente. Als Gradmesser für Glück suchte man in den Speichelproben nach Oxytocin. Generell waren die Oxytocinwerte sowohl nach der Chor- wie nach der Sprechstunde höher und die Chormitglieder waren entspannter und glücklicher. Allerdings konnte gemeinsames Sprechen nicht mit dem Singen mithalten. Nach der Chorprobe war der Glückspegel deutlich höher.

Na dann: Sing, sing, sing, let the happiness begin.

ANREGUNGEN UND TIPPS

Dankbarkeitsglas

Schreibe mindestens täglich drei Dinge auf kleine Zettel, für die du an diesem Tag dankbar warst. Diese wirfst du dann in ein großes Glas und am Ende der Woche holst du alle Zettel heraus und liest sie durch. Oprah Winfrey hat über Jahre hinweg einen riesigen Stapel an Dankbarkeitsbüchern geschrieben. Sie ist überzeugt davon, dass Dankbarkeit zu üben die beste Möglichkeit zu persönlichem Glück und Wohlbefinden ist. Das hätte zum einen ihre außergewöhnliche Karriere ermöglicht und sie zum anderen zu einem besseren und glücklicheren Menschen gemacht.

Wunderbuch

Du hast die Macht, Wunder geschehen zu lassen, für dich und für andere. Schreibe dafür jeden Morgen fünf Wunder auf. Vergrößere deine Wünsche und Ziele wie unter einer Lupe. Du kannst alles aufschreiben, jeder Wunsch ist möglich, für dich, für die Welt, für deine Liebsten, die Natur, das Universum, völlig egal. Jedes Wunder darf in dein Leben kommen. Denke diese fünf unmöglichen Gedanken jeden Morgen. Gedanken, die du normalerweise beiseiteschieben würdest oder bei denen dein Verstand sofort abwinkt. Jetzt erst recht. Du kreierst Wunder!

Glaubenssätze verwandeln

Letztlich sind Glaubenssätze Geschichten, die wir uns selbst erzählen. Diese Geschichten können uns motivieren, Mut machen und uns glücklich machen. Sie können uns aber auch demotivieren, einschüchtern und unglücklich machen.
Schau dir deine negativen Glaubenssätze in Bezug auf deine Heilung an. Wie lauten sie? »Ich kann sowieso nichts verändern«, »Das Leben ist schmerzvoll und schwierig« oder »Krebs ist unheilbar«, »Ich bin doch nur ein kleines Licht, was kann ich schon tun?«, »Ich bin ein Pechvogel«. Schreibe alles auf, sei ehrlich und schonungslos zu dir. Diese Liste musst du niemandem zeigen.
Anschließend nimmst du ein neues Blatt Papier und verwandelst alle negativen Glaubenssätze ins Positive. Zum Beispiel: »Ich habe die Kraft und die Macht, alles zu verändern«, »Mein Leben ist leicht und voller Freude und Zuversicht«, »Mein Körper ist gesund und kraftvoll«, »Ich selbst heile meinen Brustkrebs«.
Diese Liste deiner positiven Glaubenssätze kannst du immer wieder erweitern im Lauf deiner Therapie und natürlich auf die Belange deines ganzen Lebens ausweiten. Das Blatt mit den negativen Sätzen verbrenne bitte und vergrabe die Asche in der Erde. Dieses Ritual unterstützt dein inneres Bild der Transformation. Du erschaffst dein neues, strahlendes, gesundes Ich.

Singen, tanzen, Spaß haben

Singe jeden Tag Lieder, die dein Herz hüpfen lassen. Entweder du schmetterst die Charts rauf und runter oder du legst deine Lieblings-CD ein und singst mit. Vielleicht findest du auch auf den Onlineportalen eine Playlist, die dich berührt und inspiriert. Morgens unter der Dusche trauen sich die meisten Menschen zu singen. Das liegt vielleicht daran, dass man sich unbeobachtet fühlt, oder auch an dem schönen Raumklang eines Badezimmers. In Zukunft kannst du dir die Wartezeit an einer roten Ampel mit Singen vertreiben, egal, was die Insassen im Auto nebenan denken mögen! Oder suche dir einen Chor in deiner Nähe, denn gemeinsames Singen macht noch glücklicher.

Wenn du schon immer Singen lernen wolltest, dann ist jetzt der richtige Zeitpunkt für Gesangsunterricht.

Auch das passive Musikhören erhellt deine Stimmung, vor allen Dingen, wenn das Lied mit einer positiven Situation aus der Vergangenheit verknüpft ist. Vielleicht ist dir das auch schon passiert: Du hörst ein Musikstück aus vergangenen Tagen, und sofort katapultiert es dich in den damaligen emotionalen Zustand. Vielleicht ist es das Lied deiner ersten großen Liebe oder ein Song aus einem besonders schönen Urlaub. Dein Gehirn hat dieses Lied schon längst mit deinen damaligen Gefühlen verknüpft.

Auch andere körperliche Aktivitäten wie Tanzen, Yoga, lange Spaziergänge oder Fahrradfahren könntest du gezielt und ganz ohne zusätzlichen Stress in deinen Alltag einbauen.

Entdecke wieder deine Hobbys, Dinge, die dir früher sehr viel Spaß bereitet haben, die du aber inzwischen vielleicht vernachlässigt hast. Malen, fotografieren, kochen ... suche dir eine Tätigkeit aus und praktiziere sie mindestens dreimal pro Woche.

Lachen

Wenn du schon immer gerne in geselliger Runde warst, dann ist jetzt die richtige Zeit, deine lustigen Freunde einzuladen. Die Betonung liegt hier auf »lustig«, denn jetzt brauchst du Menschen um dich, die dich aufmuntern und ihrerseits Fröhlichkeit verbreiten. Bitte überlege dir, ob dir ein Mensch Energie gibt oder Energie entzieht. Schränke deine Zeit ein mit Menschen, die dir Energie entziehen, und steigere die Zeit mit Menschen, die dir Energie geben. Manchmal weiß man nicht genau, warum man sich bei einer bestimmten Person unwohl fühlt oder warum man sich insbesondere nach der Begegnung wie energetisch ausgesaugt vorkommt. Vertraue ganz deinem Gefühl. Du sollst dich gut und gestärkt fühlen mit den Menschen, mit denen du dich freiwillig umgibst.

Healing Space nach Joan Borysenko

Dies ist eine erste Visualisierungsübung, wenn dein Gedankenkarussell im Kopf überhandnimmt. Anstatt bei unguten Gedanken und Bildern alles zu »verschrecklichen«, imaginierst du dein zukünftiges, gesundes, glückliches und geheiltes Ich.

Stell dir einen wundervollen Ort vor, möglichst mit allen Details. Vielleicht ist es ein Ort, an dem du schon einmal warst. Oder du kreierst einen neuen Platz, einen neuen Ort, eine neue inspirierende Umgebung. Das kann eine Blumenwiese sein, ein Strand am Meer, ein Berggipfel, eine gemütliche warme Hütte mit Kaminfeuer, ein Segelboot, eine Eisscholle ... Es ist dein Wohlfühlort. Sieh dich um. Was siehst du? Wie fühlt sich dieser Ort an? Welche Geräusche gibt es hier? Bist du allein oder gibt es auch andere Menschen oder auch Tiere? Male dir in deiner Vorstellung die Farben, die Geräusche und die Beschaffenheit dieser Landschaft in allen Einzelheiten aus. Atme diesen Ort mit allen Sinnen ein und reinige deine »Gedankenfestplatte«. Dies ist dein sicherer Raum, dein Healing Space. Imaginiere dich an diesen Ort und verweile dort, um dich auszuruhen, Energie zu tanken und die angstvollen Sorgen zu vertreiben.

Visualisierung nach O. Carl Simonton

Seit 1997 bietet Dr. Simonton auch in Deutschland ein komplettes psychoonkologisches Programm für an Krebserkrankte an. Ich beschreibe dir hier nun eine gekürzte Visualisierung nach der Simonton-Methode:

Mache es dir auf einem Stuhl oder einem Sessel bequem und schließe deine Augen. Lenke dein Bewusstsein auf deinen Atem. Atme ein paarmal tief ein und jedes Mal, wenn du ausatmest, sprich im Stillen das Wort »entspanne«. Fühle, wie sich dein Gesicht und deine Augen entspannen. Gleite nun langsam Stück für Stück deinen Körper entlang, vom Kopf bis zu den Füßen, bis sich jeder Körperteil entspannt anfühlt.

Stell dir nun vor, du befindest dich an deinem Wohlfühlort, deinem Healing Space. Bleib dort eine Weile, und dann stellst du dir deinen Brustkrebs vor, entweder in seiner wirklichen oder in seiner symbolischen Gestalt. Vielleicht möchtest du mein Visualisierungsbild benutzen? Ich habe mir immer vorgestellt, wie ich auf einer Leiter hinabsteige und mich in meine Brust zu meinem Tumor begebe.

Versuche, dir nun vorzustellen, dass dein Tumor aus schwachen, ungeordneten Zellen besteht. Während du dir den Krebs bildlich vorstellst, mache dir klar, dass dein körpereigenes Abwehrsystem stark, gesund und funktionsfähig ist. Wirst du zurzeit gegen deine Brustkrebserkrankung behandelt, so stell dir vor, wie sich die Behandlung in deinem Körper auswirkt. Bei einer Chemotherapie stellst du dir vor, wie das Medikament in deinen Körper und deine Blutbahnen eindringt.

Die normalen Zellen sind intelligent und stark und nehmen das Gift nicht so bereitwillig auf. Die Krebszellen dagegen sind schwach und so ist es leicht, sie abzutöten. Wenn du mit dem Bild des Tötens Schwierigkeiten hast, dann stell dir vor, wie sich deine Krebszellen in völlig normale und gesunde Zellen verwandeln. Anstatt Tötung visualisierst du Transformation.

Nun stelle dir vor, wie deine weißen Blutkörperchen sich in jede Körperzone begeben, in der sich Krebs gebildet hat. Es ist ein riesiges Heer von weißen Blutkörperchen. Sie sind sehr stark und angriffslustig, lebhaft und gewandt. Sieh nun zu, wie der Tumor schrumpft. Beobachte, wie die abgestorbenen Zellen von den weißen Blutkörperchen fortgetragen und durch Leber und Nieren aus dem Körper gespült werden. Stelle dir den schrumpfenden Tumor so lange vor, bis er völlig verschwunden ist.

Sieh dich selbst voller Energie und mit einem stärkeren Willen ausgestattet. Du bist geborgen im Kreis deiner Familie, geliebt und umsorgt, während der Krebs schrumpft und schrumpft und schließlich ganz verschwindet.

Zum Schluss stellst du dir wieder dein gesundes und glückliches neues Ich vor. Visualisiere, wie du deine Lebensziele erreichst, dass es dir und deiner Familie gut geht, dass sich die Beziehungen zu den Menschen vertiefen. Wenn du zwingende Gründe für deinen Wunsch hast, gesund zu sein, dann werden diese dir helfen, tatsächlich gesund zu werden. Nutze daher diese Minuten, um zu klären, was dir in deinem Leben wirklich wichtig ist.

Gratuliere deinem Geist für die persönliche Arbeit an deiner Heilung. Liebe und umarme dich, spüre dich noch einmal in deinem Healing Space und öffne dann wieder deine Augen. Werde dir bewusst, dass du dich hier und jetzt in deinem Zimmer befindest.

Dr. Simonton empfiehlt, diese Übung dreimal täglich durchzuführen und dem Geschehen gegenüber bewusst und wachsam zu bleiben.

SPIRITUALITÄT UND HEILUNG

Ich möchte dir einen weiteren möglichen Aspekt der Heilung vorstellen: die Verbindung zu einer höheren Energie, einer allgegenwärtigen Kraft, dem großen Geist, Gott oder wie auch immer du es nennen möchtest. Das Entdecken der spirituellen Energie meiner Seele war und ist für mich das größte Geschenk auf meiner Reise zu körperlicher und psychischer Heilung. Spiritualität bedeutet für mich, mich mit mir selbst in der Tiefe zu beschäftigen und mich als Teil des großen Ganzen zu empfinden, als Teil des Universums im Einklang mit der Natur und ihren Gesetzen. Eine gewisse spirituelle Praxis hilft mir, neues Vertrauen in mich und mein Leben zu finden und mit meinem Inneren in Berührung zu kommen. Auch du kannst dein Leben neu entdecken und es nach deinen Bedürfnissen verändern. Finde die Melodie deines Lebens, das Lied deiner Seele, und du gehst gestärkt aus dieser Krankheit hervor.

BRUSTKREBS AUS SPIRITUELLER SICHT

Spirituelle Energie beschreiben die meisten Menschen wie ein schönes, warmes und liebevolles Gefühl, das sich in ihnen ausbreitet. Durch Meditation, Chanten (Singen von Mantras und spirituellen Liedern) oder auch Yoga geht man in eine tiefe Einkehr, sucht die Stille in sich selbst. Die Vorstellung hinter den spirituellen Heilmechanismen ist, dass man in diesem Zustand der Einheit von Körper und Geist Licht und Energie in seine Seele zieht. Der Körper nimmt diese Energie auf, und genau durch diesen Prozess kann er sich selbst heilen.

Die Verbindung zur Quelle, zur spirituellen Energie ist einer deiner Schlüssel zur Heilung. Wir sind alle eng miteinander verbunden, bestehen alle aus der gleichen kosmischen Energie. Das tiefe Gefühl des Einsseins mit dem Universum und der universellen Liebe gibt uns Frieden und Gelassenheit. Bin ich ein Körper mit einer Seele oder eine Seele mit einem Körper? Bei Ersterem suche ich die Ursache für meine Krebserkrankung wahrscheinlich hauptsächlich im physischen Bereich. Glaube ich jedoch, dass die spirituelle Energie, meine Seele, genau so viel, wenn nicht sogar mehr Fürsorge braucht, werde ich den spirituellen Aspekt meiner Heilung in den Vordergrund stellen. Viele Religionen betrachten den Körper als Hülle der Seele. Die Verbindung zur universellen Energie ist demnach die beste Möglichkeit seine (Körper-)Hülle zu heilen.

Unser Alltagsleben ist geprägt von Geschäftigkeit, Trubel und machen, machen, machen. Wir sind eigentlich weniger »human beings«, wohl eher »human doings«. Der Prozess der Spiritualität führt uns zu uns selbst, zum Zustand des reinen Seins: Ich tue nichts, ich denke nichts, ich will nichts. Im Einklang mit mir selbst bin ich mir meines ursprünglichen Daseins bewusst, spüre, was in meiner Seele passiert, und schaffe so eine gesunde Verbindung zwischen meinem Körper und meiner Seele. Der erste wichtige und oft schwierigste Prozess ist die Beruhigung des Geistes, die Gedankenspirale. Die kennst du sicher auch, oder? Unaufhörlich sprudelt sie ungeordnete Sätze und Emotionen hervor.

Um den Geist zur Ruhe zu bringen, gibt es verschiedene Möglichkeiten. Entweder ich konzentriere mich in der Meditation auf meinen Atem, oder ich beobachte still all meine Gedanken aus der Distanz. Auch ein Gebet zu sprechen oder ein Mantra zu rezitieren ist eine Möglichkeit, meine Gedanken verstummen zu lassen. Der rasende Geist muss zur Ruhe kommen. Nur so können wir uns unserer innewohnenden universellen Energie zuwenden und den Teppich für unsere ganzheitliche Heilung ausbreiten. Wenn der denkende Verstand zur Ruhe kommt, kann die spirituelle Energie wieder fließen.

Wissenschaft und Spiritualität

Mittlerweile können Wissenschaftler den Effekt einer spirituellen Übung auf unser Gehirn und unseren Körper messen. Bei einer Meditation schüttet unser Körper unter anderem vermehrt Melatonin aus. Wie du weißt, ist es nicht nur ein schlafförderndes Hormon, sondern auch sehr willkommen, um den Körper bei der Krebsbekämpfung zu unterstützen. Meditation wirkt zudem nachweislich stresslindernd und somit stärkend auf unser Immunsystem. Spirituelle Praktiken lassen sich gut mit dem Forschungsfeld der Epigenetik verbinden. Diese untersucht die Auswirkungen von menschlichem Verhalten auf unsere Gene. Im Klartext bedeutet das: Wir beeinflussen durch unser Verhalten, welche Gene in unserer DNS aktiviert oder deaktiviert werden. Eine spirituelle Übung kann gesundheitsfördernde Gene aktivieren und Onkogene (zum Beispiel BRCA-Mutationen bei Brustkrebspatientinnen) deaktivieren. In den letzten Jahren gab es einige Studien, die untersucht haben, wie Spiritualität das Krebsrisiko verringern kann. Bei Teilnehmern, die täglich meditierten, zeigte sich eine signifikante Verlängerung der Telomere und ein Rückgang von Entzündungen und Stresshormonen. Telomere sind die Endabschnitte eines Chromosoms und werden sowohl mit dem Alterungsprozess als auch mit chronischen Krankheiten in Verbindung gebracht. Möglichst lange Telomere sind also höchst erstrebenswert. Übrigens: Auch Omega-3-Fettsäuren lassen unsere Telomere wachsen. Cool, oder?

Die meisten wissenschaftlichen Arbeiten gibt es über spirituelle Praktiken wie Yoga, Meditation und Tai-Chi, weil dabei der positive Effekt auf Gesundheit, Stresslevel und Immunsystem leichter messbar ist. Ein Gebet, chanten, Mantren sprechen oder auch Trancereisen führen uns ebenso in Kontakt mit der universellen Energie, dem grenzenlosen Bewusstsein, dem großen Geist oder einer göttlichen Instanz. Im Schamanismus bedeutet

Heilung Vergebung, Mitgefühl, Dankbarkeit und die Hinwendung zum großen Geist, zu Mutter Erde und dem lebendigen Universum. Das fördert dein Bewusstsein, deine Spiritualität und führt zu einem langen und gesunden Leben.

2 Prozent medizinischer Heilung sind Spontanremissionen, also eigentlich Wunder, denn sie entsprechen nicht der Prognose. Glaube also der Diagnose, aber nicht der Prognose! Warum? Identifiziere ich mich mit der Prognose, dann gehe ich den »Krebsweg« und falle in die sogenannte Normalverteilung der Statistik, also dorthin, wo sich der Hauptteil der Patienten mit dem Verlauf und der Prognose befindet. Ich möchte aber nicht im fetten Teil der Kurve sein, sondern dort, wo Wunder geschehen. Dr. med Klaus-Dieter Plattsch, Arzt für innere Medizin, Psychotherapie und TCM, prägte in einem Artikel den Ausdruck »sich der Heilung öffnen«. Das empfinde ich als stimmiges Bild. Ich öffne mich meiner Heilung, meinem Wunder und der spirituellen Energie als bedingungslose Liebe. Das ist mein Weg – und das kann auch dein Weg sein.

Vom Warum zum Wofür

Im letzten Kapitel haben wir die möglichen individuellen Ursachen deiner Erkrankung beleuchtet, wie ungesunder Lifestyle mit entsprechender Ernährung, unterdrückte Gefühle, den Zusammenhang zwischen Ängsten, Hoffnungslosigkeit und einem geschwächten Immunsystem. All dies wird bereits in der Öffentlichkeit und in Büchern hinreichend diskutiert. Gleichzeitig gibt es vermehrt junge Frauen, die sich bewusst ernähren, Sport treiben, Yoga machen und trotzdem an Brustkrebs erkranken. Allerdings wird die vereinfachte Suche nach Ursache und Wirkung dieser komplexen Erkrankung sicherlich nicht gerecht. Versteh mich nicht falsch, all diese Punkte habe ich in diesem Buch selbst angesprochen, aber nicht, um sie dir als »Schuld«, sondern als positive Chance für deine Therapie aufzuzeigen. Dein Heilungsweg ist wie ein Baukasten, du hast verschiedene Möglichkeiten, dein Heilungsmosaik zusammenzustellen. Du kannst entscheiden, an welchen »Baustellen« du ein wenig intensiver arbeiten möchtest, um zu heilen und langfristig gesund zu bleiben. Ich habe dir viele Werkzeuge für deine Baustelle in die Regale gelegt. Du entscheidest, welche du mitnimmst und ausprobieren möchtest und welche letztendlich hilfreich für dich sind, oder eben nicht.

Von der kausalen Schuldfrage möchte ich mich vollkommen distanzieren, denn es geht nicht darum, Makel zu finden und ein Scheitern anzuprangern. Das große Warum bringt mich in meinem Heilungsprozess vielleicht einen Schritt weiter, weil ich meine Ernährung ändere und mich mehr bewege. Aber es soll nicht dazu führen, dass du mit dir haderst: Hätte ich doch früher schon mehr Gemüse gegessen und Sport getrieben ... solche Gedanken bringen dich nicht weiter!

Wäre es nicht schön, anstatt nach der Ursache für meine Krebserkrankung nach dem Sinn dahinter zu fragen? Was möchte mir mein Brustkrebs sagen? Worauf möchte mich mein Körper hinweisen? So komme ich vom Warum zum Wofür! Ich erzeuge damit keine Schuldgefühle, sondern bin gedanklich in meinem zukünftigen Leben und dabei, was ich für mich und meine Gesundheit verbessern möchte. Diese psychologische Deutung nach C. G. Jung führt uns zur Sinnfrage, auf der Basis der Vorstellung, dass innere und äußere Zusammenhänge oft gleichzeitig auftreten. Mein Brustkrebs ist gleichzeitig mit einem oder mehreren emotionalen, inneren Notfällen aufgetreten. Die Krankheit ist Ausdruck meiner inneren Welt.

Die spirituelle Suche kann dich zu deinem Wofür und vielleicht sogar zu deinem Wohin führen. Ich habe mich gefragt: Welche Vorstellung habe ich von meinem Leben? Welche Vorstellung habe ich von mir? Erachte ich mein bisheriges Leben als sinnvoll? Übernehme ich Verantwortung für meine Gesundheit, für meine Entscheidungen im Umgang mit der Erkrankung und vor allem für meinen Umgang mit mir selbst? Die Reise sollte mich zu meinem wahren Selbst führen, zum Grund meiner Seele.

Es geht darum, das Leben mit seinen Aufs und Abs anzunehmen, diese Erkrankung als individuelle Chance zu sehen, das Leben neu auszurichten. So ergibt mein Brustkrebs für mich Sinn und ich suche nicht in der Vergangenheit nach Schuld, weder bei mir noch bei anderen.

Rituale

Spiritualität bedeutet für mich, mich in Übungen und Ritualen einer neuen Sichtweise hinzugeben, mich selbst neu zu entdecken im inneren Raum der Stille. Diese innere Kathedrale, mein heiliger Raum, mein Healing Space ist frei von Ängsten und Sorgen. Weder Schuld noch gar Scham sollen ihren Weg dorthin finden, nicht einmal mein Krebs wird dort reingelassen. Rituale als Ausdruck der Spiritualität ziehen dich in dein inneres Energiefeld, dorthin, wo alles heil ist und die Welt ein Stück weit draußen bleibt. Du bist geschützt und wirst geschützt.

Gefühle wie Frustration, Ungeduld oder Aufregung dauern oft nicht länger als 20 Minuten, sie fließen durch uns hindurch. Emotionen wie Hass, Wut oder Angst dagegen sind uralte Überlebensprogramme, die im limbischen Gehirn gespeichert sind. Setzt sich eine Emotion jahrelang fest, kann daraus eine Krankheit entstehen. Aber im Zustand der Entspannung, außerhalb unseres Stressmodus, kann unser Geist Gesundheit kreieren. Nach 30 Minuten Entspannung sieht unser Gehirn die Möglichkeiten im Leben, nicht nur die Probleme. Schamanische Heiler setzen oft als Ritual die Trommelreise ein, um das Gehirn aus dem Flucht-Kampf-Modus in die Entspannung zu holen, ins »Gotthirn«, wie es der Schamane Alberto Villoldo nennt.

Durch Rituale wird uns bewusst, was wir loslassen müssen. Sie laden uns ein, unsere Glaubensstruktur zu ändern. Viele Menschen haben Morgenrituale wie Meditation, ein Gebet oder eine Visionsübung, um mit offenem Herzen und einem guten Gefühl in die Welt zu gehen. Ein Abendritual vor dem Schlafengehen oder eine Selbstliebe-Übung helfen dir, dich mit deinen bewussten und unbewussten Teilen zu verbinden, dich in Liebe und Achtsamkeit zu üben und der Heilung Raum in deinem Leben zu geben. Rituale verbinden uns auch mit unserer Vergangenheit, mit den Wurzeln unserer Existenz, der großen Glaubenskraft unserer Ahnen. Sie helfen uns, das Leben zu bewältigen, gerade in schwierigen Zeiten.

Feuerrituale zum Beispiel haben seit Jahrtausenden ihren Platz im Menschsein. Etwas dem Feuer zu übergeben, bedeutet Transformation. Alles, von dem ich mich lösen will, übergebe ich dem Feuer. Du kannst zum Beispiel deine Ängste visualisieren und dann in ein kleines Ästchen oder Streichholz hauchen. Anschließend verbrennst du das Hölzchen und übergibst die Angst dem alles transformierenden Feuer. Wir geben unser Schicksal, unsere Bestimmung, den Grund aller Angst ins Feuer und verabschieden das in uns, das schon gestorben ist. Ein Abschied, um uns verfügbar für die Bestimmung zu machen, die auf uns wartet. Im Buddhismus nennt man das die Praxis der Vergänglichkeit.

Am Ende meiner Chemotherapie habe ich von einer Freundin einen Strauch mit neun Hölzern bekommen. Das ist ein sehr alter Brauch, der besonders im Allgäu heute noch verbreitet ist. Das Bündel wurde früher zum Schutz in der Weihnachtszeit vor die Haustüre gelegt. Die neun Hölzer zu verbrennen, war meine Zeremonie, mich von der Therapie zu verabschieden, die Heilung zu ehren und meinen Tumor dem reinigenden Feuer zu übergeben. Anschließend habe ich die Asche im Wald unter einem ganz bestimmten Baum vergraben. Die genaue Bedeutung der neun Hölzer findest du bei den Tipps und Anregungen ab Seite 213.

Mein Tumor, der Amethyst

In meinen Visualisierungsübungen erschien mir mein Tumor in Form eines Amethysten. Anfangs war es ein großer Stein, eher eine Grotte, in die ich mich hineinlegen konnte. Bis zum Ende meiner Therapie wurde der Stein immer kleiner und kleiner und letztlich zu einem kleinen Handschmeichler. Einige Zeit später habe ich einen sehr interessanten Vortrag über Steine und ihre Bedeutung gehört, in dem auch das spirituelle Thema des Amethysten vorgestellt wurde. Das hat mich buchstäblich von den Socken gehauen:

Der Amethyst steht für eine Herzensbefreiung. Eine alte Einheit geht verloren, etwas Neues kommt hervor, eine Verhandlung mit dem Schicksal. Er symbolisiert auch Kummer und unterdrückte Wut, Nein fühlen und Ja sagen. Bingo! Doch die Wandlung, die Herzensbefreiung, erfordert eine authentische Tat. So wie die Prinzessin im Märchen »Der Froschkönig« irgendwann den Frosch voller Wut und Ekel an die Wand wirft. Damit entspricht sie zwar nicht den gesellschaftlichen Normen, aber sie folgt ihrem Gefühl und befreit damit nicht nur den Prinzen vom Froschdasein, sondern auch sich selbst, denn sonst hätte sie weiterhin ihr Versprechen halten müssen, Tisch und Bett mit dem unliebsamen Frosch zu teilen. Die Geschichte hat noch eine weitere Wendung. Im Märchen lösen sich auf der Heimreise ins neue Reich beim Kutscher, dem eisernen Heinrich, schließlich drei der eisernen Bänder um sein Herz, eines nach dem anderen. Eine authentische Tat befreit die Kraft des Herzens!

Durch den Krebs weiß ich nun um die Kraft des Heilens, die Kraft des Herzens und der Liebe. Der Panzer um mein Herz hat mich zwar vor Verletzungen geschützt, aber mich auch gefangen gehalten. So konnte keine Liebe zu meiner Seele durchdringen, keine Liebe zu mir selbst entstehen. Das passt auch sehr gut zu meinen Herzchakra-Meditationen und meinen Visionen in der medialen Ausbildung. Immer wieder kommt mein Herz ins Spiel, die immense Trauer, die ich dahinter spüre, und die Aufforderung des großen Geistes (in meinem Fall der großen Mutter), mein Herz zu befreien. Nur so kann ich mich und andere heilen.

Mein Tumor, der Amethyst, führte mich von einer alten Einheit in meine neue Welt. Eine Kette mit einem Amethyst als Anhänger, die ich mir von einer befreundeten Goldschmiedin anfertigen ließ, ist das Ritual, mit dem ich die Botschaft ehre. So trage ich Lumpi und sein Andenken immer bei mir. Lumpi – ein komischer Name für den Tumor, ich weiß. Ich wollte ihn ein wenig verniedlichen, damit er nicht als so machtvoller »Feind« dasteht. Auch das ist ein Ritual, um meinen Brustkrebs als Teil von mir anzuerkennen. Mein Körper hatte eine Botschaft an mich und ich habe versucht, sie zu hören und anzunehmen. Der Tumor war nicht mein Feind, er war der Überbringer einer Nachricht. Den soll man ja bekanntlich nicht bestrafen, deshalb habe ich Lumpi als Kompromiss die Transformation in einen schönen Anhänger angeboten. Die weitere Existenz in meinem Körper steht nicht zur Diskussion.

ANREGUNGEN UND TIPPS

Neunerlei Hölzer

Für diesen alten Brauch werden Zweiglein oder Äste, je nach Vorliebe und Stärke des Bündels, von neun verschiedenen Strauch- und Baumarten aus der Umgebung zu einem Bündel zusammengefügt. Verziert wird das Ganze mit einer roten Schleife. Dieses Schutzbündel hatte eine liebe Freundin für mich am Beginn meiner Chemotherapie angefertigt und mir am Ende der Therapie überreicht. So hatte ich Schutz und Hilfe für die anstrengende Zeit und konnte damit mein abschließendes Feuerritual machen.

Jeder Baum und Strauch im Bündel steht für eine bestimmte Wirkung:

Die Fichte steht für Licht in der Dunkelheit, die Eiche für Kraft und Mut, die Kiefer bringt Wärme in unser Gemüt und die Rose steht für Liebe. Holunder ist der Schutzbaum für Haus und Hof. Die Haselnuss bringt uns Leichtigkeit und der Apfelbaum steht für Fruchtbarkeit auf allen Ebenen. Der Ahorn gilt als Schutzbaum für das Vieh. Aus ihm wurden in alten Zeiten die Zapfen der Türen hergestellt. Die Mistel eignet sich auch sehr gut. Sie gilt als Schutzpflanze, besonders in der dunklen Zeit. Auch Lindenzweige kannst du für dein Bündel verwenden. Sie stehen für Gerechtigkeit, Geselligkeit und Kommunikation.

Wähle die Hölzer für dein Bündel nach Belieben oder nimm einfach das, was du in deiner Umgebung findest. Wichtig ist, dass nur neun Hölzer in deinem Bündel sind.

Der heilige Kreis

Dieses Ritual habe ich nach Désirée Baierls Ideen in ihrem Buch *Brustkrebs schamanisch begegnen* abgewandelt. Nahezu in allen Kulturen verwenden Energieheiler und Schamaninnen den Kreis als Form, um die Energiemuster eines Menschen für heilende Veränderung zugänglich zu machen. Zuerst wählst du ein Thema oder eine Situation, für die du eine Veränderung möchtest. Ich habe zum Beispiel vor der Operation für meine Gesamtsituation, also meinen Brustkrebs, einen heiligen Kreis geformt. Ich wollte mit guten Energien in die OP gehen und mich danach vom Thema Krebs endgültig verabschieden. Du kannst für deinen eigenen heiligen Kreis einzelne oder auch mehrere Themen aufgreifen, Ängste, Sorgen oder auch private Konflikte. Wenn möglich, solltest du den Kreis auf Mutter Erde legen, also im Garten oder auf eine Wiese in der Nähe. Dort bleibt der Kreis für eine Woche liegen.

Nun sammelst du Naturmaterialien, die den Rahmen deines Kreises bilden. Das können Blüten, Zweige, Blätter oder Baumrinde sein, alles, was dir ins Auge fällt. Daraus formst du deinen heiligen Kreis. Nimm eine klare innere Haltung ein, ver-

binde dich emotional und energetisch mit deinem Thema und sei dir bewusst, dass du eine rituelle Handlung durchführst.
Ruf dir noch mal dein Thema ins Bewusstsein und begib dich auf die erneute Suche nach Naturmaterialien. Diesmal kannst du zusätzlich auch Steine, Moos, Federn, Nüsse oder Ähnliches einsammeln. Nun wählst du einen Gegenstand, der für dein Thema steht, holst die Emotionen in dir hoch, die damit verbunden sind, und bläst sie in den Gegenstand. Dann platzierst du den Gegenstand im Kreis an einer Stelle, die dir richtig erscheint. Die weiteren Gegenstände stellen Aspekte deines Themas dar. Du hauchst jeweils deine Gefühle und Gedanken in das Utensil und platzierst sie im Kreis.
Nun betrachte dein fertiges Bild. Wie wirkt es auf dich? Möchtest du noch etwas ändern? Wenn ja, tu es. Ab jetzt solltest du mindestens sieben und höchstens 28 Tage lang täglich deinen Kreis besuchen. Die Energien von Erde und Himmel plus deiner eigenen Seelenenergie arbeiten nun mit deinem Bild. Wann immer du den Kreis besuchst, schau ihn dir genau an. Was hat sich verändert? Wenn du etwas ändern oder umarrangieren möchtest, tu es. Eine energetische Veränderung in dir drückt sich in einer Veränderung im Kreis aus und umgekehrt. Manchmal sind Wind, Regen oder kleine Tiere wichtige Helfer im Veränderungsprozess. Begrüße das und freu dich darüber.
Am letzten Tag ist alles fertig. Wie gefällt dir dein Bild? Wie fühlt es sich an? Ich habe von meinem Kreis immer wieder Fotos gemacht, um die Veränderungen festzuhalten.
Zum Abschluss entfernst du die Gegenstände aus dem Kreis und bläst die Energie, die du einst hineingegeben hast, wieder heraus. Puste in Richtung Erde und übergib den Gegenstand wieder der Natur. Dasselbe tust du mit den Gegenständen, die deinen Kreis gebildet haben. Danke allen Kräften, die an der Verwandlung mitgeholfen haben, und danke auch dir selbst.

Gayatri-Mantra

om bhur bhuvah svaha
tat savitur varenyam
bhargo devasya dhimahi
dhiyo yo nah prachodayat

Als ich das erste Mal dieses Mantra vor vielen Jahren hörte, trieb es mir sofort Tränen in die Augen. Es berührte mich auf so tiefer Ebene, ohne dass ich wusste, wofür es steht oder worum es darin geht. Mir war einfach klar: Das ist mein Mantra. Es beinhaltet alles, was mein Herz und meine Seele brauchen. Ich rezitiere oder chante es in jeder Lebenslage, beim Spazierengehen, im Auto im Stau, bei

Heilsessions oder am Abend vor dem Schlafengehen. Immer wenn ich mich mit der universellen Quelle in Verbindung setzen möchte, ist das Gayatri-Mantra mein Gefährte.

Von allen Mantras hat das große Gayatri-Mantra die höchste und machtvollste Kraft. Gayatri ist wie eine undurchdringliche spirituelle Rüstung, die dich beschützt und dich mit dem Licht der spirituellen Erleuchtung segnet. Es ist ein aufrichtiges Gebet um Licht, das sich an den allmächtigen, höchsten Geist richtet. Gayatri wird dich vor allen Gefahren bewahren und dir die unendliche Kraft geben, alle Schwierigkeiten zu überwinden. Es trägt dich zum höchsten Gipfel der Kraft, des Friedens und der Freude. Dein Leben wird tatsächlich gesegnet sein.

Im Anhang findest du eine Internetadresse zu einer sehr schön gesungenen Rezitation des Mantras. Ich hoffe es berührt deine Seele ebenso wie die meine.

DIE WELT DER ENERGIEMEDIZIN

Ich glaube daran, dass wir spirituelle Wesen in einem physischen Körper sind. Die Erfahrung dieses neuen Bewusstseins ist für jeden Menschen unterschiedlich. Auch ohne religiösen Hintergrund kann man spirituell sein. Ob durch Meditation, ein Gebet, eine Vision oder die erfahrbare Schönheit der Natur, man verbindet sich mit einer tiefen friedvollen Energie, einer göttlichen Energiequelle, je nachdem, wie du es nennen möchtest. Wir sind Teil dieser Schöpfungsenergie, wir sind *eins.*

Der Mensch und die Krankheit sind auf vielfältige Weise miteinander verbunden. Für die energetische Heilkunst ist der Tumor nicht auf der Ebene zu heilen, auf der er entstanden ist. Das ist so zu verstehen, dass du dich über deine Gedankenwelt hinaus in die Metaebene deines Bewusstseins, in deine Seelenwelt begibst. Aus Sicht der Heiler und Heilerinnen dieser Welt gibt es auf der seelischen Ebene keine Zeit. So kannst du durch gezielte Meditation und Trance in das Erleben gehen, dein Leben rückwärts anschauen und das Thema deines Lebens oder deiner Seele finden, oder das, wofür der Tumor steht. Das scheint der Weg zu sein, um an die Ressourcen der geistigen Welt zu gelangen. Die Energiemedizin kann dir auf diesem Weg beistehen und dir helfen, in die geistige Welt, in das universelle Energiefeld zu blicken.

Wenn wir bereit sind, tief nach innen zu gehen begegnen wir der universellen Energie. Von hier erschaffen wir Heilung. Wir sind mehr als Körper und Verstand. Wir sind Licht und Energie.

DIE SICHT DER SCHAMANEN

Die spirituellen Heiler dieser Welt arbeiten mit dem leuchtenden Energiefeld, dem Lichtkörper, der uns umgibt. Indianische und tibetische Mystiker haben schon vor Tausenden von Jahren diese Aura als »Blaupause des physischen Körpers« beschrieben. Buddha zeigt sich in blauen und goldenen Kränzen, Christus erscheint mit einem Heiligenschein. Jedes Lebewesen auf der Erde besteht aus Licht. Wir sind Licht, das mit lebendiger Materie verknüpft ist. Das ganze Universum besteht aus Vibration und Licht. Buddha wies uns den Weg zur Erleuchtung und Jesus lehrte uns, dem Licht zu folgen, um uns vom Leid zu befreien.

Das leuchtende Energiefeld ist eine unsichtbare Matrix, die die Anatomie unseres Körpers bestimmt. Durch Energiearbeit kann diese Blaupause verändert, die Qualität der Information verbessert werden. Die spirituellen Heilerinnen sehen im Energiefeld vier Schichten: die physische Schicht, also unseren Körper, die mentale, die psychische und die kausale Schicht. Physische Traumata werden in der äußeren Schicht des Lichtkörpers gespeichert, emotionale Erlebnisse in der zweiten, Seeleneindrücke in der dritten und spirituelle Abdrücke in der vierten und tiefsten Schicht. Für die Schamanen enthält das leuchtende Energiefeld sozusagen eine Schablone, die zeigt, wie wir leben, wie wir heilen, und auch, wie wir vielleicht sterben werden.

Eine genetische Disposition für Krebs, erlebte Familiendramen und traumatische Erfahrungen zeigen sich wie Abdrücke oder Wunden in unserem Lichtkörper. Damit man keine Krankheiten oder Dramen erleben oder ausleben muss, verändert die schamanische Heilkunst das im Feld existierende Muster für die Krankheit. Sie behandelt zuerst dein leuchtendes Energiefeld und im zweiten Schritt folgt dein Körper dieser Heilung. Auch unser Lichtkörper signalisiert uns, meist schon vor unserem physischen Körper, Störungen. Wir spüren Trauer, Einsamkeit, Verlustängste und emotionale Wunden, von denen wir manchmal gar nicht mehr den Ursprung kennen. Sie begleiten uns schon seit der Kindheit oder wir haben gelernt, dass das

Leben sich eben so anfühlt. Aber wir reagieren nicht auf diese ersten Signale unseres Lichtkörpers, wir ertragen, verdrängen, negieren sie oder ergeben uns unserem Schicksal, bis eventuell letztlich unser physischer Körper in Form einer Krankheit äußert, dass etwas nicht in Ordnung ist.
Schamanen behandeln deshalb nicht die Krebserkrankung, sondern schaffen die Voraussetzung für emotionale, psychische und spirituelle Heilung, indem sie sich zuerst deiner Aura, deinem Lichtkörper zuwenden. Sie behandeln dich als Menschen, nicht deine Symptome. Bei jeder Erkrankung muss zuerst die Ursprungswunde behandelt werden, die sich nicht im Körper, sondern in unserem Energiefeld befindet.

Chakren und der Illuminationsprozess

Schamanen bezeichnen die Chakren als Teil der Anatomie deines leuchtenden Energiefelds, sozusagen die Organe deiner Aura. Du kannst sie dir als wirbelnde Scheiben vorstellen, die sich ein paar Zentimeter außerhalb des Körpers drehen. Mithilfe der Chakren nehmen wir die Welt auf. Sie bestimmen die Funktionsweise unseres Nervensystems, steuern unsere Stimmungen und beeinflussen unser körperliches und emotionales Wohlbefinden. Darüber hinaus sind sie mit den endokrinen Drüsen (Schilddrüse, Hirnanhangsdrüse et cetera) verbunden, die unseren Hormonhaushalt und Stoffwechsel bestimmen. Durch die Arbeit an und mit den Chakren können Schamanen die Welt der Materie hinter sich lassen und in die Sphäre der Energie eines Patientenkörpers eintreten.
Die Chakrenlehre ist zwar vor allem aus dem Buddhismus und Hinduismus bekannt, doch auch in Südamerika arbeitet man mit den Chakren. Manche nennen sie Auge des Lichts oder Lichtbrunnen. Die östliche Tradition geht davon aus, dass sich die Chakren auf den menschlichen Körper beschränken. Für den südamerikanischen Schamanen reichen sie weit über den Körper hinaus und verbinden uns mit den Bäumen, Flüssen und Wäldern, ähnlich wie im keltischen Schamanismus.
Da spirituelle Heiler glauben, dass wir eins sind mit einem gütigen Universum, ist der erste Schritt der schamanischen Heilpraxis der sogenannte Illu-

minationsprozess, denn er bringt uns zurück ins Gleichgewicht mit dem Universum. Auf drei verschiedenen Wegen führen uns Heilerinnen zur Illumination. Zuerst reinigen sie die Chakren von allen Rückständen, die sich dort abgelagert haben. Dann machen sie die Energie um die negativen Abdrücke im Lichtkörper unschädlich und beseitigen im dritten Schritt direkt die Abdrücke im leuchtenden Feld. Abschließend werden Prägungen für Krankheiten aus der Matrix entfernt und mit Licht überschrieben. Das Reinigen und anschließende Überschreiben der Abdrücke in der Matrix mit hellem, weißem Licht ist vor allem bei den Schamanen des Amazonas ein gängiger Illuminationsprozess. Jeder Abdruck im Energiefeld steht mit einem Chakra in Verbindung, durch das er seine Information ans Nervensystem abgibt. Mithilfe der »Lichtüberschreibung« befreien die spirituellen Heiler deinen Körper von störenden Energien, damit die Wunden nicht länger dein Leben bestimmen.

Heilung der Seele

Seele ist wahrscheinlich das beste Wort für jenen Teil in uns, der unserem Eintritt in diese körperliche Welt voranschreitet und wohl über den Tod hinaus weiterbesteht. Energiemedizinmänner und -frauen glauben, dass die Seele sowohl alle früheren Inkarnationen speichert, als auch, dass sie das Potenzial all dessen enthält, was wir werden können.

Nach der Chakrenreinigung und dem Illuminationsprozess findet im letzten Schritt die Behandlung der Seele statt. Dies ist sehr wichtig, denn Krebs entsteht nach Ansicht der Energiemedizin oft aus einer seelischen Wunde. Bei jedem Trauma zersplittert unsere Seele, das unschuldige, vertrauensvolle Selbst flieht und zurück bleibt der verletzte Seelenanteil, der nach einer Möglichkeit sucht, wieder heil zu werden. Der zurückbleibende Seelenanteil schließt einen Vertrag, einen Pakt, die Schamanen nennen es »Seelenvertrag«, um zu überleben, in Sicherheit zu sein oder einfach um weiter geliebt zu werden. Diese »Verträge« fühlen sich an wie unsere negativen Glaubenssätze. »Ich bin nicht gut genug«, »Ich bin ein Unglücksrabe«, »Ich bin nicht liebenswert«, »Ich darf nicht glücklich sein«, »Ich bin schuld«,

»Ich muss immer stark sein« ... Der Verlust unseres Seelenanteils bedeutet, dass uns ein Stück unseres Energiepotenzials nicht mehr zur Verfügung steht, denn durch die negativen Glaubenssätze behindern wir uns selbst in unserer Entfaltung. Auch Seelenverträge, die du von deinen weiblichen Vorfahren »geerbt« hast, sind mögliche innere Glaubenssätze. Ein negativer Seelenvertrag deiner Vorfahrin kann bis in dein jetziges Leben reichen und dich in der Potenzialentfaltung behindern. Gerade wir Frauen verlieren häufig Teile unseres Selbstwertgefühls und unserer Eigenständigkeit, denn das Leben als Frau ist seit Jahrhunderten durch Dienen und Abhängigkeit geprägt. Urweibliche Talente und Kräfte, das nährende *Yin*, unsere mitfühlende und emotionale Energie werden bis heute kritisch beäugt, bedeuten mitunter Gefahr für »Leib und Seele«, denke nur an die Hexenverfolgung. Schau dir das Leben und die Gedankenmuster der Frauen aus deiner Ahnenreihe an. Vielleicht erkennst du einen roten Faden.

Der Schamane oder die Schamanin versucht also, zuerst auf der Ebene deiner Seele zu arbeiten und damit eine Veränderung im Körper hervorzurufen. Auf der Suche nach deiner Ursprungswunde bereisen die Energieheiler die Landschaft deiner Seele, bis das verlorene Fragment gefunden und zu dir als Klientin zurückgebracht ist. Dies nennt man die Rückholung der abgespaltenen Seele und ist mit der Praktik der Verwandlung des Seelenvertrags eines der zwei machtvollsten Mittel der spirituellen Heilung.

Nachdem die Behandlung auf Seelenebene gelöst ist, begeben sich die Schamanen in die Matrix, ins Energiefeld, in dem wir aus ihrer Sicht sowieso alle gleichzeitig sind. Hier begegnen sie Spirit, dem großen Geist oder der göttlichen Energie. Die spirituelle Heilung ist wie eine Vereinbarung mit dem großen Geist, den Auftrag anzunehmen und den Weg unserer Bestimmung zu gehen.

BUDDHA SAGT ...

... dass jeder Mensch der Architekt seiner eigenen Heilung ist. Das höchste Heil wird in der ursprünglichen Lehre des Buddha als die vollkommene

Abwesenheit aller Formen von Leiden und auch aller Ursachen des Leidens definiert. Vergleichst du Buddha mit einem Arzt, stellt sich seine Diagnose wie folgt dar. Erstens: Was ist das Leiden? Zweitens: Wie entsteht das Leiden? Drittens: Wie kann das Leiden überwunden werden? Viertens: Wie soll das erreicht werden?

Dies sind die »Vier Edlen Wahrheiten«, die das Zentrum der buddhistischen Lehre bilden.

Buddhas Lehre ist eine Erfahrungsreligion, nach der alle Ereignisse in diesem und auch in einem früheren Leben unsere jetzige Existenz beeinflussen. Folglich ist also jedem Menschen die Möglichkeit gegeben, aus seinen Erfahrungen eine eigenverantwortliche geistige Haltung zu entwickeln und letztlich den Pfad der Erleuchtung zu gehen. Dies bedeutet, dass sich ein Mensch bewusst wird, dass es gar kein Ich gibt, kein persönliche innere Instanz, sondern nur Gedanken in einem Gefäß, in einem Körper, den wir bewohnen dürfen. Wir können unser Denken erforschen, um uns des gegenwärtigen Moments bewusst zu werden, in dem alles eins ist im Hier und Jetzt, und schließlich die Instanz entdecken, die jenseits der Gedanken existiert.

Das Befolgen des Achtfachen Pfads dient dir als Anleitung zum Glücklichsein. Diese grundlegenden acht Schritte sind das Anerkennen der vergänglichen Wirklichkeit und der Tatsache, dass alles dem Leiden unterworfen ist, sowie das Gebot, in seinen Vorhaben kein Leid zu verursachen und das Glück bei anderen zu fördern. Teile des Achtfachen Pfads sind auch, der *rechten Rede zu folgen*, die frei von Lügen, Beleidigungen und Hetze sein soll, ethisch richtiges Handeln, keinem anderen Lebewesen zu schaden, nicht Heilsames zu überwinden, und die Aufforderung, Heilsames zu pflegen. Zu guter Letzt befreit uns die *rechte Achtsamkeit* vom Leid und ihren Ursachen und die *rechte Sammlung* hält den Geist von Gier, Hass und Verblendung frei.

Im Buddhismus ist die Unwissenheit über die wahre Natur der Dinge die Ursache allen Leidens. Wenn wir verstehen, welche Bedingungen im eigenen Leben zum Leiden führen, können wir Abstand von solchen Handlungen nehmen. Das Wissen, dass alle Wesen miteinander verbunden sind, könnte mit dem Satz ausgedrückt werden: »Je besser es den anderen um mich herum geht, desto besser geht es auch mir.« Mit dem ersten Gebot Jesu: »Liebe deinen Nächsten wie dich selbst«, könnte genau dieselbe Botschaft gemeint sein, oder?

Aufmerksamkeit als heilende Qualität

Das buddhistische Konzept der Achtsamkeit ist eine Übungsmethode, Leid zu überwinden. Über viele Jahrhunderte war dieses Wissen praktisch nur Buddhisten zugänglich. Mit Menschen wie dem vietnamesischen Mönch Thích Nhất Hạnh änderte sich das. Er übersetzte das Wissen der Lehrreden Buddhas in eine einfache und leicht verständliche Sprache.

Die Aufmerksamkeit erhält eine heilende Qualität, wenn ich beginne wahrzunehmen, was mit mir und meinem Körper geschieht. Ich erkenne die Situation an, so wie sie ist. Ich erforsche mein Innerstes und begegne jedem Gefühl, Schmerz, Leid und, in meinem Fall, dem Tumor mit Freundlichkeit, Liebe und Mitgefühl. Ich versuche, den Schmerz nicht zu bekämpfen, nicht in den Widerstand zu gehen, denn die »buddhistische Leidensformel« ist die Kombination aus Schmerz und Widerstand. Erst im Widerstand entsteht aus Schmerz auch Leid. Ich versuche, zum Beobachter zu werden und so lange wie möglich im Zustand des inneren Friedens zu verweilen. Die buddhistische Praxis der Achtsamkeit ist vergleichbar mit dem Verweilen in der inneren Stille, beim großen Geist, in der universellen Matrix des Energiefeldes. Ein stiller Geist ist nicht unbedingt ein leerer Geist. Irgendetwas ist einem auch in einer stillen Meditation immer bewusst. »So wie ein See ohne Wellen, er ist still, aber nicht leer.« (Ajahn Brahm)

Das Leiden und das Glück ergeben sich aus einem Zusammenspiel mehrerer Bedingungen, es gibt aber keinen kausalen Zusammenhang, so beschreibt es Buddha. Wie bereits erörtert, gehört das Leiden nach buddhistischer Auffassung unausweichlich zu jeglichem Leben, doch natürlich möchte jeder Mensch Leid verhindern und letztlich überwinden. Auf welche Weise und wie rasch man auf diesem Weg voranschreitet, ist jedem jedoch selbst überlassen.

Zusammenfassend besagt die Lehre Buddhas, dass die Motivation zur Heilung dem Erleben des Leidens entspringt und die Ursache des Leidens im Blockieren der Lebensprozesse liegt. Das Leiden zu verringern, ist nur möglich, wenn man sich von den krank machenden Wiederholungen befreit und den Weg zur Heilung in innerer Einkehr und Reflexion geht. Erkenne ich die Muster, die zu meiner Krankheit geführt haben, befinde ich mich im Prozess des Verstehens und Loslassens, der mich zur Heilung führt.

Liebevolle Güte – friedvolles Akzeptieren

Metta wird im Buddhismus die heilende Kraft der liebevollen Güte genannt, also Fürsorge, Mitgefühl, Akzeptanz und Respekt für dich selbst und für andere. Begegnest du sogar dem Jetzt mit Metta, wäre der Weg zur Erleuchtung gar nicht mehr so weit. Es gibt mittlerweile viele wissenschaftliche Studien, die bestätigen, dass Mitgefühl Auswirkungen auf die körperliche und psychische Selbstheilungskraft hat. Liebevolle Güte ist die Fähigkeit, die Tür unseres Herzens zu öffnen, egal, was geschieht und was wir erleben. Metta ist weder vom eigenen Tun noch vom Tun des anderen abhängig. Durch die Metta-Meditation erzeugen wir Wohlwollen jedem Lebewesen gegenüber und lernen die liebende Güte weiter auszubauen. Du übst dich darin, im gegenwärtigen Augenblick zu verweilen – mit all der Rastlosigkeit deiner Gedanken und ohne das Verlangen, an diesem Moment das Geringste ändern zu wollen.

Auch wenn wir lernen, mit unseren Gedanken und Verhaltensweisen heilsamer umzugehen, das Ego versucht immer zu kontrollieren. Dies ist unser Geist, das Gefühl eines Selbst, das Kontrolle ausüben möchte. In der Stille der Meditation kannst du das Gefängnis deines Denkens verlassen. Du schließt Frieden mit dir, deinem Leben, deinem Handeln, deinem Sein und mit allem um dich herum. Gehe in die Stille, erwarte nichts, freue dich auf nichts, fokussiere nichts. Tue einfach gar nichts und lasse alles auf dich zukommen. Liebende Güte und Loslassen sind ein und dasselbe.

Wie kannst du das, was du beim Meditieren lernst, im Umgang mit deiner Krebserkrankung nutzen? Akzeptiere die Erkrankung und kämpfe nicht dagegen an. So kommst du mehr und mehr in die Entspannung, verlässt den Stressmodus und dein Immunsystem wird gestärkt. Angst ist ein weiterer Versuch deines Ego, Kontrolle auszuüben. Versuche, alles friedvoll loszulassen, und betrachte auch deine Angst mit Güte. Vor allem: Stress dich nicht beim Meditieren. Du darfst Fehler machen, du darfst Schwierigkeiten beim Loslassen haben. Es ist okay, wütend zu sein oder einen schlechten Tag zu haben. Es ist okay, Schwierigkeiten mit der Dankbarkeit zu haben, gerade angesichts dieser Herausforderung in deinem Leben. Akzeptiere dich mit all deinen Schattenseiten und schenke dir und diesem Moment Mitgefühl. Begrüße dein »Makel-Monster«, sei lieb zu deinen inneren Ungeheuern, Wüterichen, Schlaubergern und Miesmachern – und sie werden verschwinden.

Der bekannte buddhistische Mönch und Buchautor Ajahn Brahm bezeichnet liebevolle Güte als Zuflucht im Gleichmut. Nimmst du dich deines Geistes an und kümmerst dich um dich selbst, dann kann dich diese Fürsorge zum eigentlichen Heilprozess führen. Im Englischen bedarf es nur der Veränderung eines einzigen Buchstaben, von *cure* zu *care*! Durch Fürsorge erfahren wir auf einer tiefen Ebene das Gefühl, ganz und heil zu sein.

Eine holistische, also ganzheitliche, Sicht von Heilung ist im Buddhismus die Erfahrung der Ganzheit und des Heilseins, indem wir dem Selbst jenseits des Ego (das, was wir denken zu sein) Raum geben. Wir entwickeln Mitgefühl und Güte nicht nur für uns selbst, sondern für alle Lebewesen dieser Welt und darüber hinaus. Frieden in unserem Geist und Denken aufrechtzuerhalten, ist spirituelle Heilung.

DIE NEUE ENERGIEHEILUNG

Die Energiearbeit ist eine revolutionäre Methode zur Reparatur von Gehirn und Körper auf Quantenebene. Sie erlaubt es dir, mit deinem inneren Arzt in Verbindung zu treten. Aus zahlreichen wissenschaftlichen Studien wissen wir, dass mindestens 75 Prozent aller körperlichen Krankheiten einen

emotionalen oder mentalen Hintergrund haben. Die moderne Forschung hat längst bestätigt, welche enorme Auswirkungen Gedanken und Emotionen auf unsere DNA und unsere Zellen haben.
Die Quantenphysik machte die bahnbrechende, in meiner Vorstellungskraft immer noch schwer nachvollziehbare Entdeckung, dass, sobald wir Bewusstsein in eine Sache bringen, sie sich unseren Erwartungen entsprechend verhält. Durch unser Denken und unsere Gefühle kreieren wir konstant unsere eigene Realität. Egal, ob wir uns dessen bewusst sind oder nicht. Ganz schön abgefahren, oder? Anfang des 20. Jahrhunderts haben Wissenschaftler herausgefunden, dass Licht, also Energie, sowohl die Eigenschaften von Wellen als auch von Teilchen annehmen kann. Das bedeutet, dass Elektronen, Protonen und Neutronen sich wie Wellen verhalten, wenn sie nicht beobachtet werden. Andererseits stellte man fest, wenn ein Beobachter seine Aufmerksamkeit darauf richtet, treten die punktförmigen Teilchen in Erscheinung. Dann sehen wir etwas als Materie, als Objekt zum Beispiel. In ihrem wellenartigen Zustand scheinen die einzelnen Partikel unsichtbar zu sein. Dies ist die Grundlage des neuen Denkens: das Konzept der Quantenwelt als Basis für die neue Art der Energieheilung.
Das wiederum bedeutet, dass wir mit unserem Bewusstsein durch den Beobachter-Effekt Einfluss auf die Realität haben. Unser physischer Körper besteht aus Energie und Bewusstsein, denn Gedanken und Emotionen beinhalten konzentrierte elektromagnetische Energie. Somit bietet sich uns die Möglichkeit, tiefgehende und heilende Prozesse allein durch die Arbeit mit unserem Bewusstsein anzuregen.

Quantenheilung

Quantenheilung oder auch Matrix Healing nennt sich die praktische Anwendung aus den Erkenntnissen der modernen Quantenphysik. Die Quantenmedizin betrachtet unseren Körper als ein komplexes Resonanzsystem rhythmisch schwingender Einheiten. Wir alle besitzen ein individuelles Schwingungsmuster und wenn dieses in Disharmonie gerät, fühlen wir uns krank und unwohl.

Einer der führenden US-Neurowissenschaftler und spirituellen Lehrer, Dr. Joe Dispenza, hat sich selbst auf beeindruckende Weise durch geführtes Bewusstsein von einer schwerwiegenden Erkrankung geheilt. Seiner Beschreibung nach wirkt Quantenheilung durch Intention und bewusstes Denken auf unser Energiefeld ein und gibt damit den Impuls, das System wieder in eine harmonische Schwingung zu bringen. Dies geschieht durch eine gedankliche Verbindung der jeweiligen physischen, mentalen oder emotionalen Problematik mit der Ebene, in der das Thema bereits gelöst ist. Man lenkt also sein Bewusstsein auf den gelösten Zustand in der vermeintlichen Zukunft, und in diesem kann die Quantenwelle eine Wandlung bewirken. Dadurch werden die Selbstheilungskräfte aktiviert und die Blockaden können sich auf allen Ebenen auflösen.

Bei Matrix Healing geht es darum, unsere Wahrnehmung zu erweitern. Unsere linke Gehirnhälfte filtert und analysiert permanent jede einzelne Erfahrung anhand unseres Wahrnehmungsmodells. Wenn wir erkennen, dass wir diese Begrenzungen, die unsere linke Gehirnhälfte an Bildern produziert, nicht bedingungslos akzeptieren müssen, sind unmittelbare Veränderungen möglich. Richard Bartlett, der Gründer von Matrix Energetics, nennt das den Raum zwischen unseren Wahrnehmungen, in denen alles Mögliche geschehen kann. Alles, was wir tun müssen, ist, die Vorstellung hinter uns lassen, die Wirklichkeit einzig mit unserem Verstand definieren zu wollen.

Stell dir das Quantenfeld wie schwebende Energiewolken oder Gedankenformen vor, die das Energiefeld wie ein Magnet ständig polarisieren und verändern. Quantenheilung bietet die Möglichkeit zur Transformation. Du kannst dein Thema zugleich auf körperlicher und seelischer Ebene lösen. Ähnlich wie bei den Schamanen arbeitet man im Energiefeld des Patienten und versucht, die natürliche Ordnung im Organismus wiederherzustellen. Zudem gehen Quantenphysiker davon aus, dass alle Möglichkeiten oder Realitäten parallel existieren. Deshalb funktioniert Transformation, indem wir gedanklich in unsere heile Zukunft gehen und uns die Matrix-Quantenenergie zunutze machen. Das kennst du schon als meinen Tipp »Healing

Space« (siehe Seite 202). Du imaginierst und manifestierst damit dein gesundes Ich in der Zukunft. Die Materie, in diesem Fall dein Körper, folgt deinen Gedanken.

Albert Einstein sagte einmal, dass Probleme nicht auf derselben Bewusstseinsebene behoben werden können, auf der sie entstanden sind. Das bedeutet, dass wir uns jenseits unseres Wahrnehmungsmodells bewegen müssen, um das wirklich kreative Potenzial des Bewusstseins im allumfassenden Feld oder Weltall zu erreichen. Indem wir aufhören, uns als getrennt vom Ganzen zu betrachten, können wir loslassen und wie ein Kind spielen. Ich erinnere mich noch an die intensiven und fantasievollen Gedankenspiele meiner Kindheit. »Du solltest jetzt die Mutter sein …«, »Wir sind gefährliche Piraten auf einem Schiff …«, »Ich bin Superwoman …« Jede Szene, jede Situation ist im kindlichen Spiel vollkommen real. Ich erschaffe eine Realität in diesem Moment des Spiels. Ich erschaffe Wunder. Übertragen wir das ins Erwachsenenalter, ist das Energiefeld unser Spielplatz. À la Pippi Langstrumpf: Ich mache mir die Welt, wie sie mir gefällt.

Zeitloses Jetzt

Für die meisten von uns ist Zeit linear. Auf Vergangenheit folgt Gegenwart, folgt Zukunft. Alles unterliegt dem Prinzip von Ursache und Wirkung. Die Quantenphysik zeigt, dass Vergangenheit und Zukunft auf nicht kausale Weise verbunden sind, aber durchaus bedeutungsvoll miteinander verwoben. Es gibt kein Jetzt im Vergleich zu einem Damals. Alles existiert gleichzeitig im schwingenden, pulsierenden Feld, der Matrix, dem Quantenfeld. Das bedeutet: Wir können in die Zukunft blicken, um Antworten zu erhalten, und die Zukunft wird für die glücklichen »Zufälle« sorgen, die eine Lösung herbeiführen.

Imaginiere das Universum als leuchtende Matrix, über die alles miteinander verbunden ist. Begibst du dich mit deinem Bewusstsein auf eine Reise, dann gibt es nur das zeitlose Jetzt, die Schöpfungsmatrix, die höhere Intelligenz, die alles erschaffen hat. Diese Kraft, die uns erschaffen hat und unser Herz schlagen lässt, kann uns auch heilen. Ich gebe dieser Intelligenz ein klares Signal, einen Plan, indem ich mein Bewusstsein in die Zukunft richte und, wie Joe Dispenza es nennt, mit höheren Emotionen wie Liebe, Güte und Mitgefühl fülle. Sie sind wie ein Katalysator, um die besten Möglichkeiten für mich im Quantenfeld zu wählen. Eine klare Absicht für die Zukunft in Verbindung mit einer höheren Emotion überzeugt den Körper und das Gehirn, nicht mehr in der Vergangenheit, sondern in der Zukunft zu leben. Du befreist dich aus dem linearen Zeitmuster und bittest die Zukunft um Führung. Deine klare Absicht verändert deine Energie, deine Hirnchemie, deine Genetik. Du wirst wortwörtlich jemand anderes.

Wir verbringen viel Zeit damit, zu beten und zu hoffen und uns in einer Meditation auf eine bestimmte Bewusstseinsebene zu heben. Der Unterschied ist nun, aus der Meditation herauszugehen, als ob unsere Gebete schon erhört worden wären. Du erreichst einen Punkt, an dem du dich ganz fühlst, eins mit dir selbst, zufrieden und glücklich.

Ab dem Moment des wohlwollenden Jetzt (wie im Buddhismus), in dem du nicht mehr Körper bist, nichts besitzt, keine Identität hast, bist du reines Bewusstsein. Jetzt verschmilzt dein Bewusstsein mit dem großen Bewusstsein. Du gehst über Zeit und Raum hinweg und kannst mit deiner Energie deinen Körper heilen.

Im Spektrum des Quantenfelds gibt es unendliche Möglichkeiten, die im jetzigen Moment existieren. Der Prozess der inneren Reise ermöglicht die bewusste Interaktion mit einer unsichtbaren Energie, von der wir alle ein Teil sind. Sobald du offen bist für die neuen Möglichkeiten und dich nicht länger auf das dir Bekannte und Vertraute fokussierst, fängst du an Synchronizität, Glücksfälle oder »Zufälle« zu erfahren. Dr. Joe (wie Dispenzas Anhänger ihn liebevoll nennen) bezeichnet das Unerwartete als Ausdruck der göttlichen Intelligenz in uns. Im energetischen Zustand des Mitgefühls, der Güte, des Muts und der Liebe kann Krankheit als Zustand nur schwer existieren. Ein Geist, der über das Körperliche hinausgeht, ist Mittel zur Bewusstwerdung und Urheber der eigenen Gesundheit. Der Glaube an uns selbst und die unbegrenzten Möglichkeiten macht das Leben *wundervoll*, im wahrsten Sinne des Wortes.

ANREGUNGEN UND TIPPS

Keltische Baumrituale

Im magischen Weltbild der Kelten ist alles mit allem verwoben, Körper, Geist und Seele. Alles, was die eine Ebene berührt, wirkt auch auf allen anderen Ebenen. Das gilt auch für Bäume. Bäume sind großartige Lehrer mit enormer Magie. Die moderne Form der keltischen Energiearbeit oder Ritualarbeit mit Bäumen verhilft uns zu einem neuen Verständnis von Spiritualität. Die Geistwesen der Pflanzen, genannt Devas, gelten als Engel der Natur. Sie sind für die richtige Umsetzung der universellen Matrix zuständig. Durch magische Baumrituale bauen wir eine tiefe spirituelle Verbindung zu dem Land, der Natur, der Erde auf, mit der wir energetisch verbunden sind, und zu den Kräften *(spirits)*, die dort wirken.

Während meiner Therapie habe ich mich magisch von Bäumen angezogen gefühlt. Eine Gruppe Buchen hatte es mir besonders angetan. Von ihnen ging so ein Gefühl der liebevollen Ruhe aus. Ich habe mich oft an den Stamm gelehnt und einfach nur ganz tief geatmet. Das löste sofort eine friedvolle Stille in mir aus. Da war ich also, redete mit Bäumen und umarmte sie. So etwas hätte ich früher belächelt, wohlwollend, aber doch kopfschüttelnd – nicht meine Welt. Außerdem haben mir immer die Bäume leidgetan, die einfach ungefragt umarmt werden. Das würde mir als Mensch auch nicht gefallen. Bei einer geführten Medizinwanderung hatte ich später wundervolle, berührende Visionen mit einer alten Kiefer und einer prächtigen Eiche. Das hat meine Einstellung den »tree-huggern« gegenüber geändert.

Während der Medizinwanderung zu deinem Kraftbaum kannst du dich ganz von deiner Intuition leiten lassen. Gehe in dein Herz, lausche und fühle den Wald und wähle einen Baum, der dir sympathisch ist. Frage respektvoll um Erlaubnis, dich nähern zu dürfen, und spüre, welche Position du zum Baum einnehmen möchtest. Du kannst dich mit dem Gesicht zum Baum stellen, den Baum umarmen, mit dem Rücken an den Stamm lehnen oder auch eine Position im Sitzen mit dem Rücken am Baum einnehmen. Lass dir Zeit, die Schwingungen des grünen Heilers aufzunehmen. Genieße den Duft, was du siehst, was du hörst. Du kannst auch einfach die Augen schließen und spüren, welche Emotionen in dir hochkommen. Zum Abschluss löse dich vom Baum und bedanke dich für seine Hilfe.

Quantenfeldmeditation

Diese Übung habe ich abgewandelt nach Dr. David R. Hamiltons Beitrag beim Heal Summit 2020 von younity.

Lenke deine Aufmerksamkeit auf den Teil deines Körpers, an dem du arbeiten willst. Stell dir vor, wie du in diesen Teil des Körpers eindringst, und sieh dich um.

Wie sieht es dort aus? Kannst du etwas fühlen, hören oder riechen? Was auch immer du dir ausmalst, es ist richtig und gut. Dann stell dir weiter vor, wie du tiefer bis in die Zellebene eindringst. Du stehst nun von Angesicht zu Angesicht deinen Zellen gegenüber. Wenn deine Reise zu deinem Tumor geht, dann kannst du dir nun vorstellen, wie deine Tumorzellen aussehen.
Konzentriere dich darauf, was du siehst, fühlst, hörst oder eventuell sogar riechst. Nun gehst du ins Zentrum der Zelle zu deiner DNA. Konzentriere dich wieder darauf, was du siehst und empfindest. Bewege dich gedanklich noch tiefer in deine DNA. Sie besteht aus Atomen. Imaginiere nun, wie du in die Atome eindringst. Deine Atome wiederum bestehen aus Protonen und Elektronen. Du kannst sie dir wie einen Nachthimmel aus Sternen vorstellen.
Visualisiere den Nachthimmel und gehe nun in einen dieser Sterne. Stelle dir vor, wie du tiefer und tiefer gehst – bis in das Quantenfeld. Du siehst ein Meer aus völliger Ruhe. Wellen aus reiner Energie umgeben dich. Sieh dich um. Spüre tief in dieses Quantenfeld hinein. Nun stellst du dir die Wellen deiner Krankheit vor. Wie sehen sie aus? Wie fühlen Sie sich an? Kannst du etwas hören? Deine innere, klare, kraftvolle Stimme sagt jetzt: »Schluss!« Visualisiere, wie die Wellen deiner Krankheit verschwinden. Sie sind aus Raum und Zeit entfernt!
Nun kreierst du neue Wellen, als ob du einen Stein in einen stillen See werfen würdest, woraus Wellen entstehen. Imaginiere eine für dich passende Farbe, nimm einen Stern und lass ihn in das Quantenfeld fallen, tiefer und tiefer und tiefer. Wenn er mit einem »OM« landet, erzeugt er Wellen des Wohlbefindens. Diese breiten sich im Zentrum des Quantenfelds aus. Bemerke deine farbigen Wellen, die Höhe oder auch die Schnelligkeit, mit der sie sich bewegen. Kannst du das Rauschen deiner Wellen hören? Dann mache dasselbe noch einmal. Lass den Stern des Wohlbefindens tief fallen und, wenn er mit einem »OM« landet, kreiert er wieder Wellen der Genesung, die das Quantenfeld füllen. Wieder geht deine Aufmerksamkeit zu den Farben, dem Klang und auch zur Textur der Wellen. Wie hoch sind eigentlich deine Wellen? Wiederhole alles ein drittes Mal.
Nun bringe deine Aufmerksamkeit zurück zum Nachthimmel und erkenne, was sich verändert hat. Beobachte deinen Nachthimmel. Hat sich die Farbe verändert? Ist es ein anderer Klang, fühlst oder empfindest du eine Veränderung? Lenke deine Aufmerksamkeit von hier zurück zu den Atomen und erkenne auch hier Veränderung. Vertraue auf das, was du siehst, spürst, fühlst, riechst oder hörst. Das ist deine Bestätigung für eine Veränderung.
Die Atome formen wieder deine DNA, du gehst zurück aus deiner DNA zur Zelle und zu dem Körperteil, von dem du gekommen bist. Beobachte, was sich verändert hat. Vertraue auch hier dem, was du siehst, fühlst oder empfindest. Nun gehe zurück zu deinem Atem und öffne die Augen, sobald du bereit dazu bist.

PHÖNIX STEIGT WIEDER AUF

Dieses Buch für dich zu schreiben, war für mich wie eine weitere, noch tiefere Reise in meinen eigenen Heilungsprozess. Dafür bin ich unendlich dankbar. All die Facetten meines Therapiewegs konnte ich noch mal beleuchten, den Gefühlen nachspüren und letztlich auch für mich mehr Klarheit und Frieden finden.

Meine Brustkrebsreise war und ist für mich ein kreativer Prozess, bei dem ich mich der Heilung geöffnet habe, um aus der Stagnation herauszukommen. Fließende Energie ist in allen Heilkünsten dieser Welt immer Ausdruck von Gesundheit, Freude und Kreativität. Ich wünsche mir, dass auch du dich für eine neue Energie öffnest, denn das kann die Grundbedingung für deinen Heilungsprozess sein. Deine eigene innere Kraft kann so Teil des schöpferischen Kosmos werden. Körper, Seele und Psyche durchdringen sich gegenseitig und ich denke, jeder Mensch hat das Potenzial, aus sich selbst heraus gesund zu werden. Vertraue dir und übergib deine Heilung an das, was viel größer ist als wir selbst. An die Quelle des Lebens, das Allumfassende, an den großen Geist, die göttliche Essenz, an die Liebe.

Ich fühle mich ein bisschen wie Phönix, der aus der Asche steigt. Aus all dem Schlamassel steige ich gestärkt und leuchtender hervor. Aus tiefstem Herzen wünsche ich auch dir: Sei ein Phönix, auch wenn der Weg anfangs dunkel erscheint und du dich mit Ängsten und Selbstzweifeln plagst. Du steigst empor, du bist eine Kämpferin, du bist *deine* Heilerin.

Wie Andra Day in »Rise Up« singt:

And I'll rise up	*Und ich werde aufsteigen*
I'll rise like the day	*Aufsteigen wie der neue Tag*
I'll rise up	*Ich steige auf*
I'll rise unafraid	*Steige auf ohne Angst*
I'll rise up	*Ich steige auf*
And I'll do it a thousand times again	*und ich werde es tausendmal wieder tun*
And I'll rise up	*Ich erhebe mich*
High like the waves	*Hoch wie die Wellen*
I'll rise up	*Ich steige auf*
In spite of the ache	*auch wenn es wehtut*
I'll rise up	*Ich steige auf*
And I'll do it a thousand times again	*und ich werde es tausendmal wieder tun*

Ich wünsche dir Liebe, Inspiration, Mut und Selbstvertrauen für deine Reise!

Deine Ricarda Kinnen

DANKE

Ricarda Kinnen dankt:

Mein tiefer Dank gilt zuallererst meinem Mann, Lebensgefährten und Freund Calle. Unerschrocken und mitfühlend hast du mich auf meiner Brustkrebsreise begleitet und, obwohl nicht vom Fach, unzählige Informationen zu ganzheitlicher Therapie gesammelt und mich bei all meinen Entscheidungen unterstützt und gestärkt. Mit liebevoller Strenge überwachst du auch jetzt noch meinen Zuckerkonsum und wurdest auch während der Therapie nicht müde, nachts um halb zwei Stadt-Land-Fluss zu spielen, weil ich einfach nicht schlafen konnte. Selbst meine spirituellen Pfade hast du aktiv mitgestaltet und bist der Fels in meiner Brandung, so abgedroschen das für andere vielleicht auch klingen mag.

Danke und tausend Küsse an meinen liebsten großen Sohn Nico, an meine Eltern und meinen Bruder Michael. Mit unerwarteter Tapferkeit seid ihr meinen unkonventionellen Therapieentscheidungen begegnet und habt mir immer das Gefühl gegeben, dass mein Weg der richtige ist und ich die Kompetenz besitze, das zu entscheiden.

Ein riesiges Dankeschön an meine Freundin und Irisiana-Projektleiterin Inga Heckmann, ohne die es dieses Buch definitiv nicht geben würde. Danke, dass du an mich geglaubt und mich ermutigt hast, dieses Buch zu schreiben. Ein Lebenstraum ist damit in Erfüllung gegangen.

Danke an meinen Co-Autor Dr. med. Jens Wurster für die sofortige Bereitwilligkeit, dein Fachwissen mit mir und den Leserinnen zu teilen. Deine positive und bestärkende Art als behandelnder Arzt gibt mir immer wieder Halt und Hoffnung, wenn ich beginne, unsicher und ängstlich über die Zukunft nachzudenken.

Tausend Dank an meine zwei besten Freundinnen Petra und Tina. Ihr wart die ganze Zeit an meiner Seite, habt mir genügend Raum gegeben, wenn ich ihn gebraucht habe, und mir durch kleine Nachrichten und Zeichen immer gezeigt, dass ich in euren Herzen und euren Gedanken bin.
Lieben Dank an meine Freundin und Mentorin Liza. Sofort nach der Diagnose hast du mir Beistand geleistet und mir so viele sehr wertvolle Kontakte hergestellt. Du hast mich schon vor langer Zeit auf das Gedicht »Sei Königin« aufmerksam gemacht – als noch keiner von uns ahnte, wie wertvoll es für mich werden würde.
Liebsten Dank an meine Schulfreundin Astrid. Du hast mir dieses wertvolle Neunerlei-Hölzer-Bündel geschenkt und wir waren sofort, auch wegen unserer langen gemeinsamen Geschichte, wieder sehr stark verbunden.
Ein herzliches Dankeschön an meinen Freund Jimi. Du bist auch mitten in der Nacht zu mir gespurtet, einfach um da zu sein, wenn ich allein war und ängstlich dauernd auf mein Fieberthermometer geschaut habe.
Liebsten Dank an meine Freundin und »Leidensgenossin« Kerstin. Die Gespräche mit dir sind immer so hilfreich, denn du hattest das alles schon mitgemacht und wusstest immer genau, wie es mir gerade geht. Und natürlich Danke für den wunderschönen Amethyst-Anhänger, den du für mich angefertigt hast.
Mein Dank geht an meinen langjährigen Hausarzt Dr. Brand für die persönliche Unterstützung bei der Therapiefindung. Danke an Dr. Eustachi für die vielen Beratungsgespräche auf Augenhöhe und an das BCI – Breast Care Institute in München von Prof. Dr. Schaller.
Vielen lieben Dank an all meine Freunde und Familienangehörigen, deren Unterstützung und Liebe mir lieb und teuer ist.
Zu guter Letzt ein riesiges Dankeschön an dich, liebe Leserin. Dieses Buch soll dir Hoffnung machen und dich bestärken auf deinem Weg. Danke für dein Vertrauen.
Halt, eines noch: Danke an Whoopy und Paul, die mir sicher aus dem Katzenhimmel meinen lieben Therapiekater und Glücksanker gesendet haben. Danke, Rolli, für die herz- und seelenerwärmenden Spaziergänge mit dir.

Dr. Jens Wurster dankt:

Vor allem möchte ich meinen krebskranken Patientinnen und Patienten danken, die mir immer wieder vor Augen geführt haben, wie wichtig es ist, das Leben und die Gesundheit mit Demut und Dankbarkeit zu betrachten. Viele von ihnen sind meine Helden geworden, weil sie den Krebs überwanden, indem sie sich bewusst dafür entschieden haben nicht aufzugeben, sondern bereit waren, ihr Leben auf Gesundheit und Heilung auszurichten.
Des Weiteren danke ich meinem homöopathischen Lehrer, Dr. Dario Spinedi, mit dem ich über 20 Jahre lang Seite an Seite unzählige Tumorpatienten behandelt und begleitet habe. Ich habe ihm nicht nur das homöopathische Wissen zu verdanken, sondern durfte auch miterleben, wie sehr menschlicher und liebevoller Umgang die Heilung unterstützen kann.
Mein zutiefst empfundener Dank gilt ebenso meinem Kung-Fu Meister Winston Omega, der mir einen Einblick in die spirituelle Welt ermöglicht und so eine neue Dimension der Heilung gezeigt hat.

ANHANG

LITERATUR

Dr. Jean-Lionel Bagot: *Krebs und Homöopathie*, Narayana Verlag, 2015

Désirée Baierl: *Brustkrebs schamanisch begegnen*, Arun Verlag, 2012

Prof. Dr. med. Richard Béliveau, Dr. med. Denis Gingras: Krebszellen mögen keine Himbeeren, Goldmann, 2015

Ajahn Brahm: *Die Kuh, die weinte*, Lotos Verlag, 2006

Ajahn Brahm: *Wie hilft der Bär beim Glücklichsein?*, Lotos Verlag, 2018

Dr. Johanna Budwig: *Die Original Öl-Eiweiß-Kost*, Knaur, 2017

Dr. Joe Dispenza: *Werde übernatürlich*, Koha Verlag, 2017

Ursula Goldmann-Posch, Rita Rosa Martin: *Überlebensbuch Brustkrebs*, Schattauer, 2012

Dr. David R. Hamilton: *Achte auf Deine Gedanken. Warum der Geist die Materie beherrscht*, Allegria 2011

Dr. David R. Hamilton: *Achte auf Deine Gefühle. Wie der Geist den Körper heilt*, Allegria, 2012

Inga Heckmann: *Von der Kunst, Yoga & Achtsamkeit im Alltag zu leben*, Irisiana, 2015

Bruce Lipton: *Intelligente Zellen. Wie Erfahrungen unsere Gene steuern*, KOHA Verlag 2016

Margret Madejsky: *Lexikon der Frauenkräuter*, AT Verlag, 2015

James Nestor: Breath – Atem, Piper Verlag, 2021

Wolfgang Janni und Annette Rexrodt von Fircks: *Im Mittelpunkt leben. Wieder stark werden nach Brustkrebs*, Goldmann Verlag, 2018

David Servan-Schreiber: *Das Antikrebs-Buch*, Goldmann Verlag, 2012

O. Carl Simonton, Stephanie Matthews Simonton, James Creighton: *Wieder gesund werden*, Rowohlt Verlag, 2017

Dr. med. Michael Spitzbart: *Schutz vor Krebs*, Scorpio Verlag, 2018

Dr. med. Ulrich Strunz: *Das neue Anti-Krebs-Programm*, Heyne Verlag, 2012
Dr. Kelly Turner: *9 Wege in ein krebsfreies Leben*, Irisiana, 2015
Alberto Villoldo: *Das geheime Wissen der Schamanen*, Goldmann Verlag, 2001
Alberto Villoldo, David Perlmutter: *Das erleuchtete Gehirn*, Goldmann Verlag, 2001
Zeitschrift *momentum*, Gesellschaft für Biologische Krebsabwehr e. V., Heidelberg
Broschüre »Brustkrebs ganzheitlich und individuell behandeln«, Gesellschaft für Biologische Krebsabwehr e. V., Heidelberg
Deutsche Zeitschrift für Onkologie, Thieme Verlag

ÖFFENTLICHE INSTITUTIONEN UND PUBLIKATIONEN

Deutsches Krebsforschungszentrum, Krebsinformationsdienst DKFZ, Heidelberg, www.dkfz.de

Deutsche Krebsgesellschaft e. V., DKG, Berlin, www.krebsgesellschaft.de

Randomisierte Studie zu Lebensqualität von Tumorpatienten mit zusätzlicher homöopathischer Behandlung: https://theoncologist.onlinelibrary.wiley.com/doi/10.1002/onco.13548

INITIATIVEN UND VEREINE

Gesellschaft für Biologische Krebsabwehr e. V. Heidelberg: Beratung für ganzheitliche Krebstherapie, www.biokrebs.de

LebensHeldin! e. V.: eine gemeinnützige Initiative, die will, dass Frauen mit der Diagnose Brustkrebs der Krankheit mit Lebensmut begegnen können, www.lebensheldin.de

Stärker gegen Krebs: Initiative mit Beratung und Informationen für eine Krebserkrankung, www.staerkergegenkrebs.de

Kurvenkratzer-Influcancer: Digitale Erfahrungsplattform zum Lebensumstand Krebs, www.influcancer.com

Cancer Unites – Krebs verbindet ist eine unabhängige Patientenorganisation sowie eine kostenlose Plattform von Krebspatienten für Krebspatienten, www.cancerunites.de

Das K Wort: Informationen, Tipps und Austausch zu Diagnose, Therapie und deinem Alltag, www.daskwort.de

yeswecan!cer: gGmbH, Organisation, die an Krebs erkrankte Menschen unterstützt, www.yeswecan-cer.org

WE CARE Initiative: Supportplattform für Angehörige von Brustkrebspatientinnen, www.wecaremuc.de

PODCASTS

2 Frauen, 2 Brüste: Podcast mit Paulina Ellerbrock und Alexandra von Korff

Leben mit Krebs/Let's talk about cancer: Podcast mit Karen Abel

Welt von Beyond: Podcast mit Anne Vonjahr

Bayern. Buddha. Happiness: Antenne Bayern Podcast mit Kathie Kleff

APPS

Die YES!APP: deine digitale Selbsthilfegruppe bei Krebs

Mika: deine Krebs-App, informiert und motiviert durch die Krebstherapie

BamBu: Meditation, Achtsamkeit, Entspannung

GENEXPRESSIONSTESTS

Oncotype DX®

Mamma-Print®

uPA/PAI-1-Test (FEMTELLE®)

EndoPredict®

Prosigna®

WIEDERERKRANKUNGSRISIKO-TEST:

www.predict.nhs.uk

HIER HABE ICH MEIN ONKOBIOGRAMM MACHEN LASSEN:

Wissenschaftliches Netzwerk Bioxsys, Prof. Dr. Schaller (BCI – Breast Care Institute, München)

KOMPLEMENTÄR ARBEITENDE KLINIKEN

Clinica Santa Croce, homöopathische Klinik, Via al Parco 27, CH-6644 Orselina, die weltweit bekannte Krebsklinik

Klinik St. Georg, Ganzheitliche Krebsbehandlung, Rosenheimer Str. 6, 83043 Bad Aibling (über die bayerische Grenze bekannt für alternative Behandlungsformen)

PLATTFORMEN FÜR SPIRITUALITÄT UND PERSÖNLICHES WACHSTUM

younity: Onlinekurse, Events und Kongresse zu den Themen Spiritualität, Heilung, Meditation

homodea: Spiritualität und Selbstfindung

MANTRA VON SEITE 214

Gayatri-Mantra, a special selection from Oreade, https://www.youtube.com/watch?v=qrmn0AiQtiU

KONTAKT ZU DEN AUTOREN

Dr. med. Jens Wurster: https://dr-wurster.com

Ricarda Kinnen: https://ricardakinnen.de